Progress in pediatrics in Guangdong

广东儿科学进展

张智伟　龚四堂　蒋小云　主编

2022

SPM 南方传媒
广东科技出版社
全国优秀出版社
·广州·

图书在版编目（CIP）数据

广东儿科学进展. 2022 / 张智伟，龚四堂，蒋小云主编. —广州：广东科技出版社，2023.7

ISBN 978-7-5359-8092-2

Ⅰ.①广… Ⅱ.①张…②龚… ③蒋… Ⅲ.①儿科学 Ⅳ.①R72

中国国家版本馆CIP数据核字（2023）第091209号

广东儿科学进展（2022）

Guangdong Erkexue Jinzhan (2022)

出 版 人：严奉强
策划编辑：刘锦业
责任编辑：刘锦业　方　敏
封面设计：彭　力
责任校对：于强强
责任印制：彭海波
出版发行：广东科技出版社
（广州市环市东路水荫路11号　邮政编码：510075）
销售热线：020-37607413
https://www.gdstp.com.cn
E-mail：gdkjbw@nfcb.com.cn
经　　销：广东新华发行集团股份有限公司
排　　版：创溢文化
印　　刷：广州市岭美文化科技有限公司
（广州市荔湾区花地大道南海南工商贸易区A幢　邮政编码：510385）
规　　格：787 mm × 1 092 mm　1/16　印张15.75　字数315千
版　　次：2023年7月第1版
2023年7月第1次印刷
定　　价：88.00元

《广东儿科学进展（2022）》

编委会

目　录
Contents

第一章
心血管病学

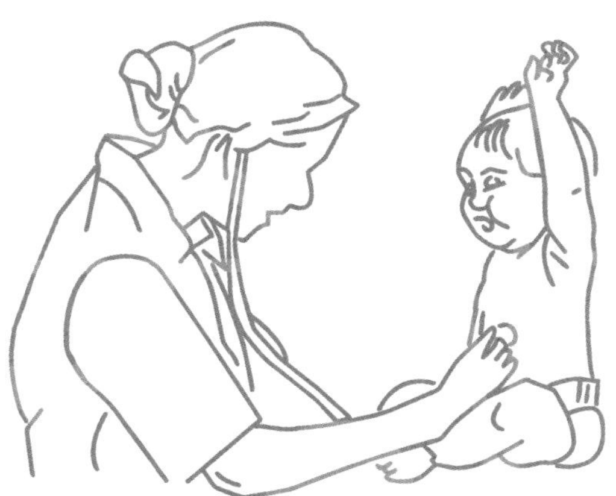

儿童常见心律失常的诊治及进展

■张智伟　梁东坡
（广东省人民医院　广东省医学科学院　广东省心血管病研究所）

心律失常是儿科的常见病，该病的发生率在儿童成长过程中有两个高峰期，第一个高峰期是婴儿时期，第二个高峰期是青春期。儿童急诊常见的心律失常多表现为喂养困难、烦躁、心悸、胸闷、呼吸困难甚至是晕厥和休克，类型多为快速型心律失常和严重的缓慢型心律失常。在儿童普通门诊中，心律失常大多数是无症状的。一部分是通过常规体检或者因其他非心脏疾病来就诊被发现，这类心律失常以室性早搏多见。还有一部分则是来咨询导管消融、起搏器植入的指征和时机时被发现。儿童的心脏发育及心律失常的机制与成人不同，且多数非专科儿科医生对该领域不熟悉，故本文结合近年来心律失常的进展及本中心（广东省儿童心脏中心）经验，对儿童常见心律失常的诊治进行综述，旨在为儿童心律失常的诊治提供参考。

1　窄QRS波心动过速

1.1　阵发性室上性心动过速

窄QRS波心动过速一般为QRS时间≤0.12 s、心率＞100次/min的心动过速。绝大多数的窄QRS波心动过速为阵发性室上性心动过速（paroxysmal supraventricular tachycardia，PSVT），其心电图为无窦性P波，P'波与QRS波有固定关系，RR间期绝对规律。对于血流动力学稳定的患儿，推荐首选迷走神经刺激（冰敷、婴儿胃管插入、改良Valsalva

动作），若刺激迷走神经无法转律，国外药物指南推荐首选静脉注射腺苷[1]，而在我国，大多数中心采用三磷酸腺苷“弹丸式”快速静脉注射。有经验的中心也可以使用经食道心房调搏术，术中可进行心律失常的鉴别诊断。同步电复律仅用于血流动力学不稳定的患儿。其他用于终止心动过速的药物有普罗帕酮、维拉帕米和胺碘酮（表1）。1岁以下的患儿禁用维拉帕米。李小梅等比较了普罗帕酮、胺碘酮和三磷酸腺苷终止儿童阵发性室上性心动过速的有效性和安全性，发现普罗帕酮和胺碘酮的转律效果明显优于三磷酸腺苷[2]。影响三磷酸腺苷疗效的常见原因主要是没有快速推注给药或折返性心动过速终止后再次由期前收缩诱发，三磷酸腺苷对自律性心动过速仅能暂时减慢，药物代谢后即可恢复。在安全性上，三磷酸腺苷不良反应率最高，尤其需要鉴别避免用于房性心律失常合并潜在间歇性预激的患儿。不良反应包括：长时间心室停搏；气道痉挛；延迟的化学感受器反射加速心房率，导致心房颤动；房性心律失常加快房室结传导，导致快速心室率，但因其半衰期短，症状多为一过性。普罗帕酮可能导致患儿出现严重低血压休克，但多见于心脏结构异常或心功能不全的患儿。胺碘酮无不良反应发生，但转律时间较长。婴幼儿对抗心律失常药物的反应较差，本中心常选用胺碘酮作为转律药物。胺碘酮无负性肌力作用，合并器质性心脏病或心功能不全的患儿耐受性较高，可维持长时间静脉输注，虽然转律较慢，但安全性高且能减慢患儿的心室率，用

表1　儿童及婴幼儿血流动力学稳定窄QRS波心动过速急诊处理药物方案建议

药物	剂量
普罗帕酮	1.0～1.5 mg/（kg・次），必要时5～10 min重复用药，总量＜5 mg/kg。 维持量：4～7 μg/（kg・min）
胺碘酮	负荷量：5～10 mg/kg，60 min泵入； 维持量：5～15 μg/（kg・min）
三磷酸腺苷	0.2～0.4 mg/kg快速静脉推注，从0.2 mg/kg起始用药，无效2 min后可重复用药。第1次静脉推注剂量为0.2 mg/kg；第2次静脉推注剂量为0.3 mg/kg；第3次静脉推注剂量为0.4 mg/kg
维拉帕米	0.1 mg/kg 缓慢注射（＞2 min）

药时需要注意对血管的刺激、监测QTc间期和甲状腺功能。对于使用2种或以上抗心律失常药物及经食道心房调搏术均无法转律的患儿，建议转至有经验的中心进行射频消融，以免长时间的心动过速导致心功能不全，或者使用多种抗心律失常药物导致恶性心律失常（图1）。

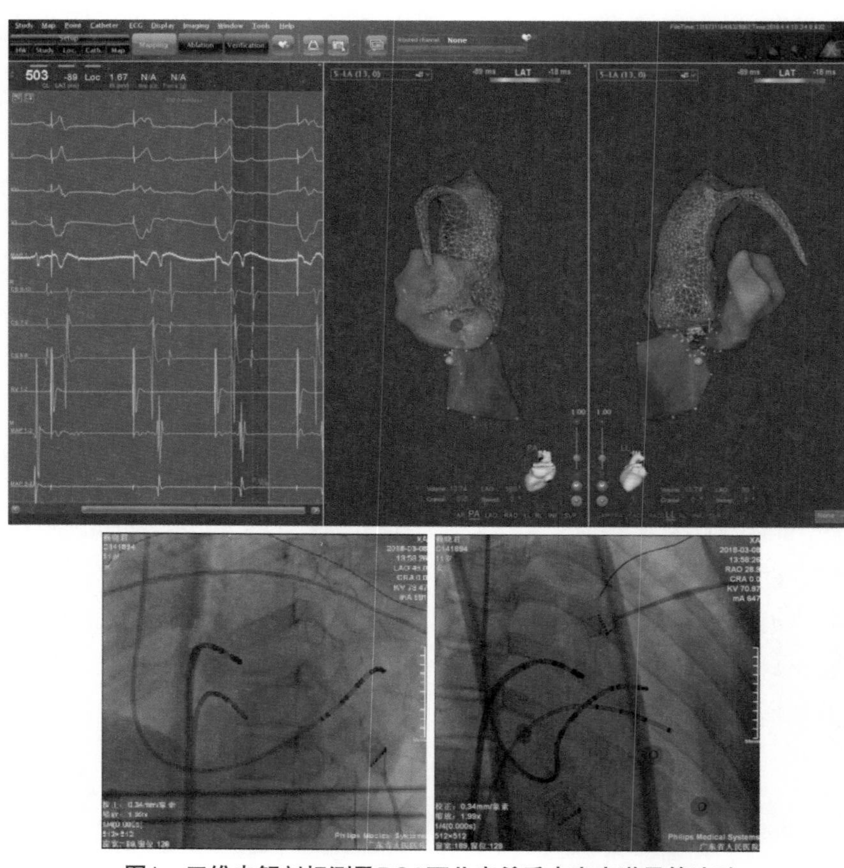

图1　三维电解剖标测及DSA下儿童希氏束旁旁道导管消融

婴幼儿的PSVT大部分会自愈，除了少数顽固性或危及生命的心动过速需要进行射频消融外，大部分婴幼儿只需要口服抗心律失常药物来预防PSVT的发作，指南推荐在1岁内可选择口服药物预防[3]（表2），对于顽固发作患儿，本中心常选择的方案为索他洛尔或胺碘酮联合普萘洛尔。1岁以后仍有心动过速发作，PSVT自愈的概率会大大降低，口服药物预防心动过速发作的效果取决于患儿发作的频率、持续时间和症状的严重性，对于心脏结构功能正常的患儿，若发作不频繁、耐受性好，且能自行转律，则无须使用药物预防，建议指导家长学习迷走神经刺激的方法。“pill-in-the-pocket”策略可用于耐受性好，发作时间长的青少年患者，前提是需了解患者是否存在心功能不全、心动过缓和预激。有研究表明，地尔硫卓（120 mg）或普萘洛尔（80 mg）终止PSVT效果优于安慰剂和氟卡尼（1～3 mg/kg）[4]。其他“pill-in-the-pocket”策略药物方案有索他洛尔、β受体阻滞剂联合Ⅲ类抗心律失常药物或钙离子拮抗剂，维拉帕米是使用最广泛的药物。当患儿到了合适的年龄和体重进行导管消融时，不建议长期口服药物预防PSVT发作，因为目前导管消融术的安全性和有效性是明显优于口服药物预防的，导管消融的指征可参考《中国儿童心律失常导管消融专家共识》[5]。

表2 预防PSVT发作的口服抗心律失常药物建议

药物	剂量	禁忌证及注意事项	减量或停药	房室结抑制
普萘洛尔	1～3 mg/kg，分3次	支气管哮喘	心动过缓	中度
阿替洛尔	0.3～1.3 mg/kg，每日1次	支气管哮喘	心动过缓	中度
维拉帕米	4～8 mg/kg，分3次	负性肌力	心动过缓	重度
氟卡尼	2～7 mg/kg，分2次	肌酐清除率＜50 mg/mL、左室射血分数（left ventricular ejection fraction，LVEF）降低。谨慎用于有传导系统疾病的患儿	QRS间期较用药前增加＞25%	无
普罗帕酮	200～600 mg/m^{2}或10～15 mg/kg，分3次	心功能不全。谨慎用于肾功能不全或有传导系统疾病的患儿	QRS间期较用药前增加＞25%	轻度
索他洛尔	2～8 mg/kg，分2次	左心室肥厚、心功能不全、QT间期延长、低钾血症、肌酐清除率＜50 mg/mL、支气管哮喘	QT间期＞500 ms	与大剂量β受体阻滞剂相似
胺碘酮	负荷量：10 mg/kg × 10 d 维持量：5 mg/（kg · d）	注意与QT延长的药物联合使用。与维生素K拮抗剂、地高辛联用时需减量	QT间期＞500 ms	轻度

1.2 房性心动过速

房性心动过速（atrial tachycardia，AT）约占窄QRS波心动过速的10%，心电图上可见与窦性P波不同的P'波，心室率波动在110～200次/min。当起源点靠近窦房结时，P'波形态与窦性P波相似，常被误诊为窦性心动过速。当心室率快时，AT难以与PSVT鉴别，使用抗心律失常药物可见AT呈不等比例下传，动态心电图检查可发现AT的“温醒现象”，即心率逐渐加速，以及夜间迷走神经兴奋时AT呈不等比例下传。儿童的AT多为自律性增高，多数患儿无器质性心脏病，AT持续发作会引起心动过速性心肌病，当心率＜150次/min时，患儿耐受性好，这会导致发现AT时患儿已经出现心动过速性心肌病。抗心律失常药物或电复律对AT治疗效果较差，心室率较快时的急诊处理可选择静脉注射胺碘酮。治疗上可采取转复节律或心室率控制方案，节律控制的药物有氟卡尼、胺碘酮；心室率控制的药物有β受体阻滞剂、钙离子拮抗剂和地高辛。有学者提出对于心耳起源的AT，伊伐布雷定［0.05～0.28 mg/（kg·d），分2次服用，最大剂量10 mg，2 次/d］效果明显[6]。射频消融是一线治疗的选择，尤其对于持续发作的患儿。与成人不同，儿童无休止AT靶点常在左房近肺静脉和心耳。心耳起源AT单次射频消融疗效欠佳，部分患儿需进行心耳切除或内外科镶嵌治疗。

1.3 紊乱性房性心动过速

紊乱性房性心动过速亦称多源性房性心动过速，有3种或3种以上的P'波形态，RR间期不规则，PR间期多变，常被误诊为房颤。这类心律失常多见于婴幼儿，部分患儿发病时间可追溯到胎儿期。若无心功能不全，根据心室率可选择观察或者使用药物控制。药物治疗一般首选洋地黄及β受体阻滞剂；围心脏手术期或心功能不全患儿则首选胺碘酮治疗。该病一般预后良好，多数患儿3岁内自愈。部分患儿病情迁延，可能发展为病态窦房结综合征或其他遗传性心律失常。

1.4 心房扑动

心房扑动（atrial flutter，AF）在儿童时期不常见，会发生在健康心脏，但发作频繁、持续时间长会导致心动过速性心肌病，也可能继发于心脏手术后。心房扑动需要鉴别是典型房扑还是外科切口相关的房扑，因为外科切口相关的房扑经导管心脏射频消融成功率高，疗效确切（图2）。AF的治疗可采取转复心律、控制心室率或抗凝治疗。但目前缺乏有关儿童AF血栓风险及抗凝治疗的临床研究。与AT不同的是，AF多为折返机制，经食管心房超速抑制转为窦性心律的成功率为60%～70%，同步电复律的成功率为87%。

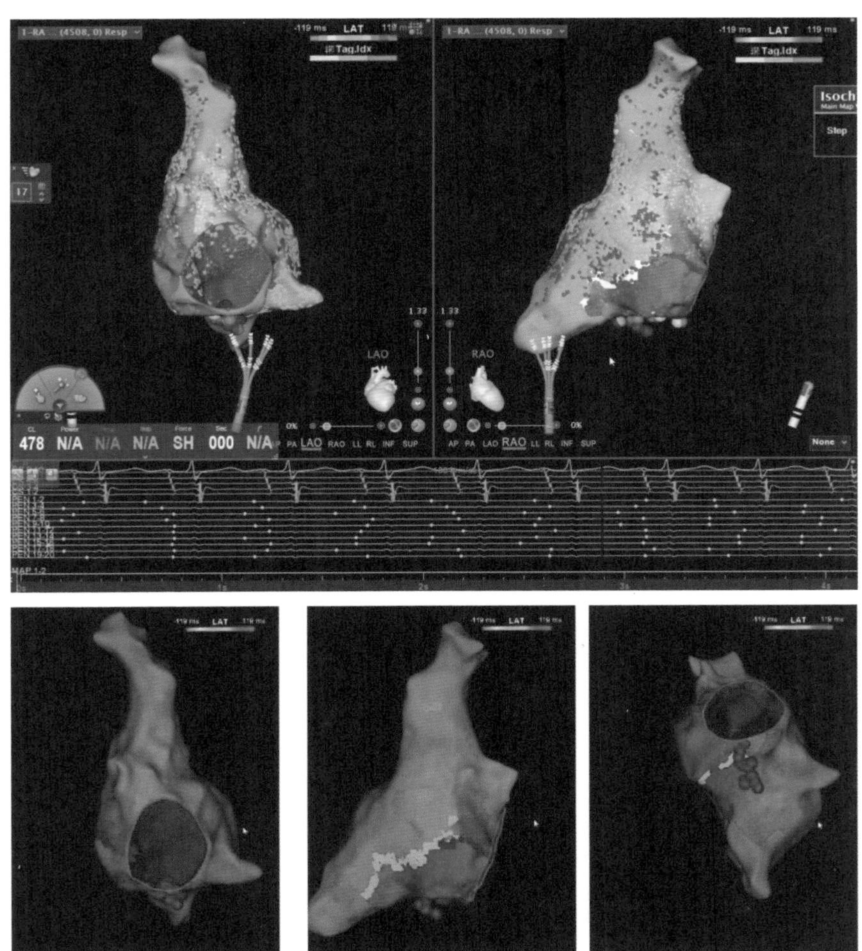

图2　三维标测下外科术后三尖瓣峡部依赖房扑消融

1.5　持续性交接区折返性心动过速

持续性交接区折返性心动过速（permanent junctional reciprocating tachycardia，PJRT）主要是由后间隔附近的慢旁路参与的房室折返性心动过速。该病会持续发作，由于心室率较慢，患儿发病症状隐匿，很容易导致心功能减退，甚至发展为心肌病、心脏扩大。该病常常被误诊为AT，但与AT不同，PJRT本质上是后间隔具有递减性的旁道参与的折返性心动过速，儿童AT多为自律性，有“温醒和冷却现象”、不等比例传导，PJRT表现为突发突止，反复发作。PJRT推荐的治疗方案为射频消融，药物治疗方案与PSVT类似，但药物治疗效果欠佳。

2　宽QRS波心动过速

宽QRS波心动过速一般为QRS时间＞0.12 s、心率＞100次/min的心动过速。宽QRS波心动过速必须予以足够重视，部分可能为阵发性室上性心动过速，除非有足够的证据支持是PSVT，原则上先按照室性心动过速（ventricular tachycardia，VT）处理。

对于血流动力学不稳定的患儿，电复律是首选治疗方案。对于血流动力学稳定的患儿，采用药物治疗，可选择利多卡因快速静脉注射然后持续泵入。若无效，可选择胺碘酮、艾司洛尔联合镁剂或者同步电复律（表3）。

表3　血流动力学稳定宽QRS波心动过速急诊处理药物方案建议

药物	剂量
利多卡因	1 mg/kg快速静推，间隔10 min，最多用3次，20～50 μg/（kg・min）维持
胺碘酮	负荷量：5～10 mg/kg，60 min泵入； 维持量：5～15 μg/（kg・min）
艾司洛尔	500 μg/kg快速静推
硫酸镁	25～50 mg/kg静推

2.1　阵发性室上性心动过速差异性传导

PSVT差异性传导表现为标准的左束支传导阻滞或右束支传导阻滞，无房室分离，且发作时血流动力学稳定，若患儿无心脏病病史，平素活动耐量正常，这时候PSVT差异性传导可能性很大，处理同PSVT。

2.2　逆向型房室折返性心动过速

逆向型房室折返性心动过速（anti-dromic atrioventricular reentrant tachycardia，AAVRT）发生机制为心房冲动经过旁道前传使心室先激动，随后经希浦系统、房室结逆传回心房，故心动过速时QRS波宽大畸形，呈完全预激。转律后为心室预激心电图表现。AAVRT本质仍为PSVT，需要根据发作时的血流动力学、病史和既往心电图来诊断。

2.3　Mahaim旁道介导的心动过速

Mahaim旁道占旁室旁道的3%，因为有缓慢传导，很少出现快速心室率或转变为恶性室性心律失常。平静心电图可能有轻度异常提示存在于Mahaim旁道，例如Ⅲ导联QRS波呈rS形，Ⅰ导联和V6导联无间隔q波，以及QRS波的终末有顿挫或切迹。激动经过Mahaim旁道和房室结同时前传时，存在不同程度的显性预激类左束支阻滞图形。心动过速发作时，若为AAVRT，QRS波呈类左束支阻滞图形，QRS电轴正常或者显著左偏。目前治疗方案主要为射频消融。药物治疗方案同PSVT。

2.4　分支室速

左后分支室速占分支室速的90%以上，多见于男性，无器质性心脏病病史，心动过速心率120～220次/min，表现为右束支伴左前分支阻滞，因症状类似PSVT，常常被误诊为PSVT。这类心动过速对维拉帕米敏感，也称为维拉帕米敏感型室速，心动过速发作时在排除心功能不全后首选维拉帕米（0.1 mg/kg 缓慢静推，1岁以下禁用）。射频消融仍为合适的患儿首选治疗方法（图3）。

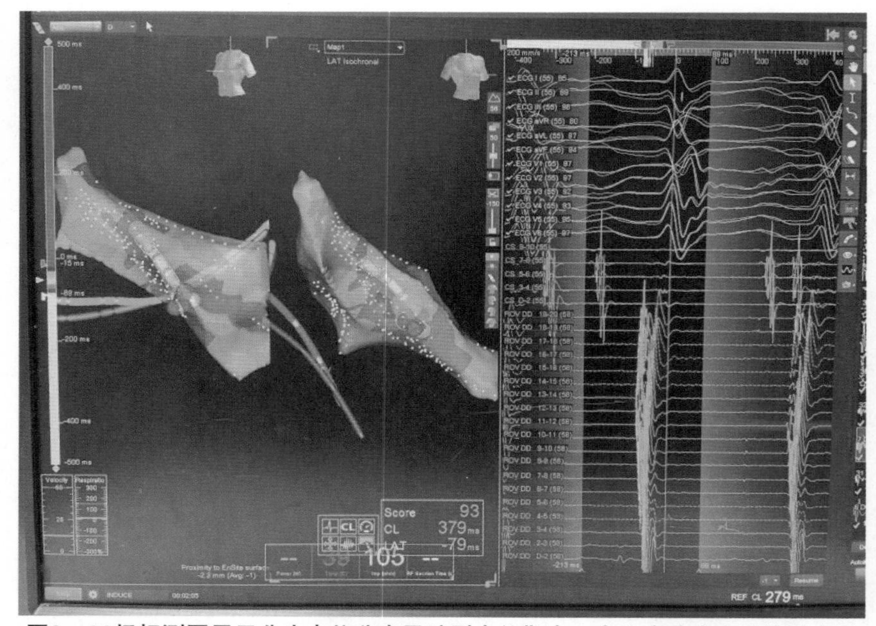

图3　20极标测图显示分支电位分布及碎裂电位靶点，在儿童分支室速消融中尽可能避免分支阻滞

2.5　流出道室性心动过速

流出道VT常起源于右室流出道，其机制是肾上腺素能受体介导的触发活动，引起细胞内环磷酸腺苷（cAMP）增加，导致细胞内钙增加，钙从肌质网内释放。由于腺苷对抗cAMP，流出道VT对腺苷敏感。部分患儿无明显症状，严重的可能出现晕厥。右室流出道VT需要注意排除致心律失常心肌病。

3　特发性室性期前收缩

特发性室性期前收缩（premature ventricular contractions，PVCs）是儿童最常见的心律失常类型，大多数患儿无症状，部分患儿出现心率快或运动时早搏的症状，这些症状随着年龄的增加而逐渐消失，不影响心脏功能，预后良好，可观察随访，若PVC无减少的趋势或者引起心脏扩大，可考虑药物治疗或射频消融治疗。若运动时早搏增加，则需要排除恶性心律失常。

4　离子通道病

4.1　长QT间期综合征

长QT间期综合征（long QT syndrome，LQTS）以常规12导联心电图心率校正QT延长和尖端扭转型室性心动过速（torsade de pointe，TdP）为特征，临床表现为反复黑蒙、晕厥甚至猝死，大多数患儿无器质性心脏病。临床实践中依据Schwartz评分来诊断LQTS（表4）。Schwartz评分＞3.5分，排除继发性，QT延长则被确诊为LQTS的可能性极大。部分静息状态下QTc正常的隐匿性患者或QTc处于临界值的患者需要做激发试验进一步检查与确诊。临床诊断LQTS建议做遗传咨询和基因检测，并进行基因型和表型分析，制订个性化精准治疗方案（表5）。

表4　遗传性长QT间期综合征Schwartz评分

	相关特征	评分
ECG	A. QTc/ms	
	≥480	3
	460～479	2
	450～459	1
	B. 运动负荷试验终止后第2～4 min QTc≥480 ms	1
	C. 尖端扭转型室性心动过速	2
	D. T波电交替	1
	E. T波切迹（3个导联以上）	1
	F. 静息心率低于年龄预测值	0.5
临床表现	A. 晕厥史	
	应激状态下发生	2
	非应激状态下发生	1
	B. 伴有先天性耳聋	0.5
家族史	A. 亲属中有确诊LQTS	1
	B. 直系亲属中有＜30岁心脏性猝死的	0.5

表5　长QT间期综合征基因型总结

类型	基因	蛋白	功能	遗传方式
LQT1	*KCNQ1*	KvLQT1	↓I Ks	常染色体显性/隐性
LQT2	*KCNH2*	HERG	↓I Kr	常染色体显性
LQT3	*SCN5A*	Hav1.5	↑I Na	常染色体显性
LQT4	*ANK2*	Ankyrin B	多离子通道作用	常染色体显性
LQT5	*KCNE1*	Mink	↓I Ks	常染色体显性
LQT6	*KCNE2*	MIRP	↓I Kr	常染色体显性
LQT7	*KCNJ2*	Kir2.1	↓I K1	常染色体显性
LQT8	*CACNA1C*	Cav1.2	↑I CaL	散发
LQT9	*CAV3*	Caveolin 3	↑I Na	常染色体显性
LQT10	*SCN4B*	Nav1.5 β4	↑I Na	常染色体显性
LQT11	*AKAP9*	Yotiao	↓I Ks	常染色体显性
LQT12	*SNTA1*	Syntrophin	↑I Na	常染色体显性
LQT13	*KCNJ5*	Kir3.4/GIRK4	↓I KACh	常染色体显性
LQT14	*CALM1*	Calmodulin1	↑I Ca	散发
LQT15	*CALM2*	Calmodulin2	↑I Ca	散发
LQT16	*CALM3*	Calmodulin3	↑I Ca	散发
LQT17	*TRDN*	Triadin	↑I Ca	常染色体隐性

在LQTS风险评估上，高危因素有QTc＞500 ms、基因型为明确的LQT2型和LQT3型、初始发生症状年龄＜10岁、有心脏骤停或反复晕厥史和药物依从性差。最近有学者在*Journal of the American College of Cardiology*上发表了有关采用超声指导LQTS的危险分层的文章，所采用的参数为机械电窗口（electromechanical window，EMW），即连续多普勒测定的QRS波起始到主动脉瓣关闭（中线）之间的时限（QAoC）与心电图的QT间期的差值，计算方法见图4。研究结果表明，具有LQTS相关致死性心脏事件史的患者，EMW值负值更加明显。[7]

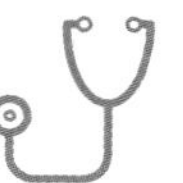

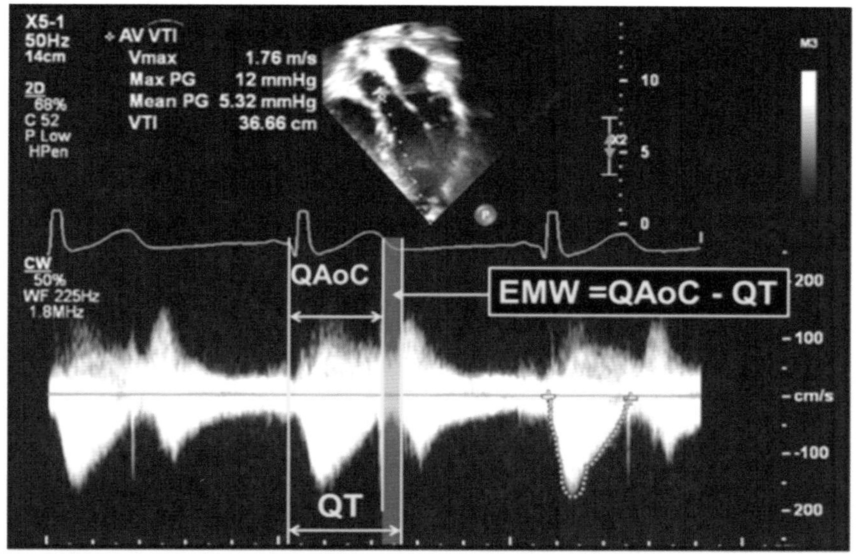

图4　多普勒超声测量EMW

LQTS急诊处理主要是针对尖端扭转型室性心动过速。TdP一般有自限性，患儿出现室颤时，应及时进行直流电复律。其他的处理包括：①终止所有导致QT延长的药物；②镇静；③补充钾镁；④静脉注射利多卡因；⑤提高心室率：临时起搏，使用异丙肾上腺素（可提高心室率，但亦会增加早期后除极，不建议使用）；⑥在提高心室率的基础上，静脉使用β受体阻滞剂。

LQTS的长期治疗和管理方法如下。药物治疗上，使用β受体阻滞剂是基础治疗，能有效减少心脏不良事件，非选择性β受体阻滞剂纳多洛尔和普萘洛尔是最有效的药物。LQT3型可使用钠离子内流阻滞剂（即美西律、氟卡尼和雷诺嗪）作为辅助性治疗。LQT2型可进行补钾，效果较好。新型靶向药Lumacaftor可影响基因突变的蛋白产物的胞内转运，对于有*KCNH2*转运缺陷的患者，Lumacaftor可显著缩短QTc。非药物治疗主要有植入型心律转复除颤器（implantable cardioverter defibrillator，ICD）植入和左心交感神经去除（left cardiac sympathetic denervation，LCSD）。ICD是一线的治疗选择，当ICD反复放电时，LCSD可减少室性心律失常的发作[8]。

LQTS处理流程见图5。

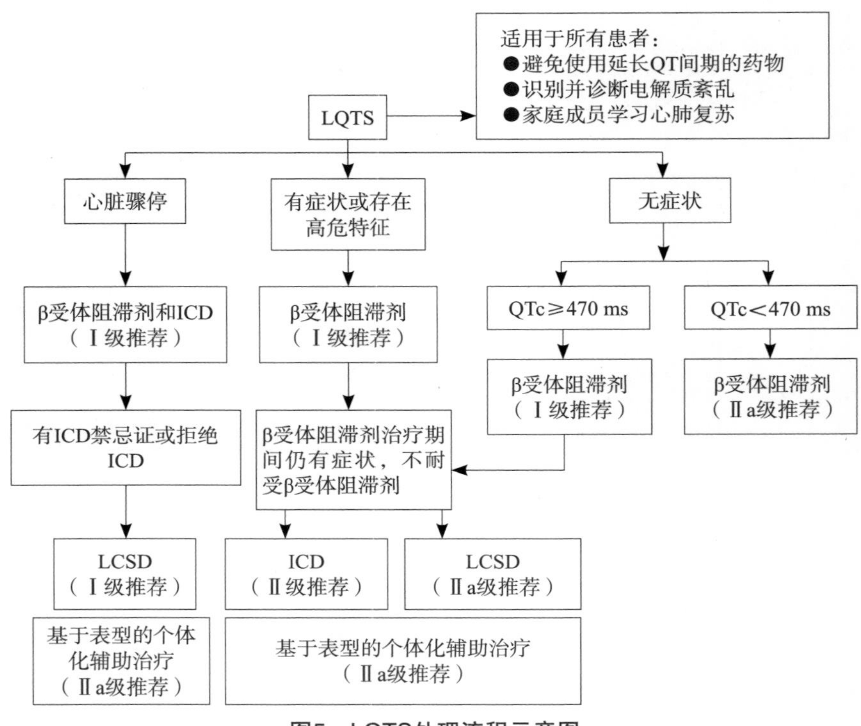

图5　LQTS处理流程示意图

4.2　儿茶酚胺敏感性室速

儿茶酚胺敏感性室速（catecholaminergic polymorphic ventricular tachycardia，CPVT）是以运动或情绪诱发的多形性或双向性室速为特点的恶性心律失常，常导致晕厥和猝死，多见于青少年，人群发病率为1/10 000。最常见的显性遗传基因为*RYR2*，隐性遗传基因为*CASQ2*，其他已知致病基因包括*CALM1*、*TRDN*等（表6）。急性期处理需要注意的是电除颤会引起儿茶酚胺分泌增加导致交感电风暴，因此，镇静、插管和稳定心律至关重要。艾司洛尔是急性期常用的治疗药物。稳定期的治疗包括生活方式的改变，主要是避免参加剧烈的体育活动以及避免精神紧张。β受体阻滞剂是无禁忌证CPVT患者的首选用药，单独服用β受体阻滞剂仍有晕厥的患者的治疗药物为氟卡尼。ICD能有效预防猝死，但植入ICD前后需要积极使用药物控制好心律以减少ICD放电。近年来，治疗恶性高热的药物丹曲林被用于CPVT的研究，丹曲林是RYR的拮抗剂，在CPVT的小鼠模型中，丹曲林能有效抑制VT的发作，但丹曲林用于CPVT的治疗仍需要进一步研究。基因治疗是CPVT治疗中一个令人期待的新研究领域。Bezzerides等人最近的一项研究表明，在小鼠CPVT模型中，将腺相关病毒介导的CaMKⅡ肽抑制剂输送到心脏可有效抑制CPVT相关心律失常[9]。这些抑制肽还成功逆转了CPVT人类诱导多能干细胞衍生心肌细胞（human induced pluripotent stem cell–derived cardiomyocyte，hiPSC–CM）模型中的心律失常。此外，规律间隔成簇短回文重复序列（clustered regularly interspaced short palindromic repeats，CRISPR）/Cas9基因编辑也被用于hiPSC–CPVT疾病模型中，以评估致病个体的药物敏感性[10]。

表6　CPVT的基因类型

CPVT类型	基因	蛋白	染色体位置	遗传方式	占比
CPVT1	*RYR2*	Ryanodine Receptor2	1q43	常染色体显性	55%～60%
CPVT2	*CASQ2*	Calsequestrin2	1p13.1	常染色体隐性/显性	2%～5%
CPVT3	*TECRL*	Trans–2，3–enoyl–CoA Reductase–like	7p22–p14	常染色体隐性	＜1%
CPVT4	*CALM1*	Calmodulin	14q32.11	常染色体显性	＜1%
CPVT5	*TRDN*	Triadin	6q22.31	常染色体隐性	1%～2%

5　儿童缓慢性心律失常

儿童缓慢性心律失常主要包括病态窦房结综合征和房室传导阻滞。先天性的病态窦房结综合征与*SCN5A*、*HCN2*、*HCN4*、*ANK2*、*MYH6*等基因相关[11]。先天性房室传导阻滞可能与母亲体内抗SSA/

Ro、抗SSB/La抗体相关[12]。获得性缓慢性心律失常常见的病因有炎症、手术和药物等。多中心回顾性研究发现最常见的导致房室传导阻滞的儿童心脏手术是大动脉转位的双调转术（15%），二尖瓣、三尖瓣置换术（7%）[13]。

目前儿童缓慢性心律失常的治疗方案主要包括药物及起搏器。阿托品是有症状及血流动力学不稳定的心动过缓的一线用药[14]。阿托品无效可选用异丙肾上腺素。对于Ⅱ度Ⅱ型或Ⅲ度房室传导阻滞伴室性逸搏，药物治疗效果欠佳。有研究表明对于先天性房室传导阻滞，孕期使用激素、丙种球蛋白有利于降低患儿病死率[15]。药物治疗只是一种临时的措施，对于有症状或不稳定的心动过缓应行起搏器治疗。根据《2013 EHRA/ESC心脏起搏器和心脏再同步治疗指南》[16]，患儿起搏器的Ⅰ类指征包括：

（1）症状性窦性心动过缓；

（2）伴有症状、心功能不全的严重Ⅱ度或Ⅲ度房室传导阻滞；

（3）先天Ⅲ度房室传导阻滞伴室性逸搏；

（4）婴儿先天Ⅲ度房室传导阻滞伴心室率＜55次/min，或伴有先天性心脏病心室率＜70次/min；

（5）1岁后的Ⅲ度房室传导阻滞平均心室率≤50次/min，心室停搏大于2～3个基础RR间期，或伴有变时功能不全的症状；

（6）外科手术后不可逆的严重Ⅱ度或Ⅲ度房室传导阻滞；

（7）与神经肌肉疾病相关的严重Ⅱ度或Ⅲ度房室传导阻滞[16]。

目前，儿童起搏主要分为心内膜起搏和心外膜起搏，建议对体重≥15 kg的患儿进行心内膜起搏，心内膜起搏阈值稳定，但受患儿血管路径的限制。心外膜起搏不受体重限制，但远期阈值不如心内膜稳定，膈肌刺激发生率较高。植入起搏器的患儿，尤其是右心室起搏的患儿，需要定期随访心功能。目前生理性起搏（如左束支起搏）逐渐在儿童中使用（图6），初步的研究显示其对心功能的保护效果显著，但远期疗效仍待进一步验证[17]。

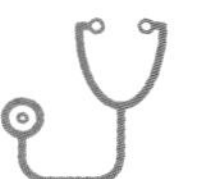

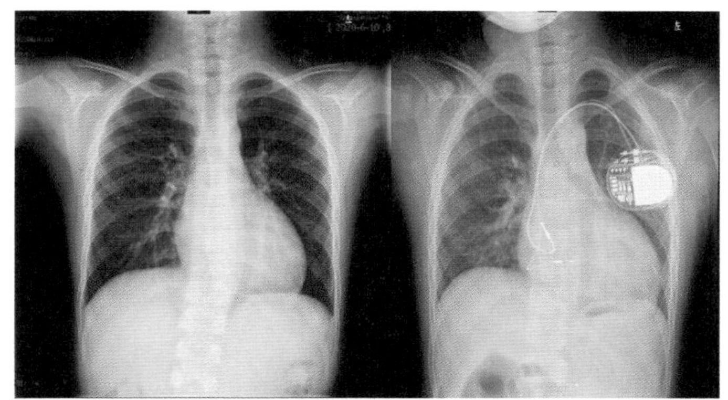

图6 广东省人民医院开展儿童生理性左束支起搏治疗

综上所述，儿童的心律失常的治疗与成人略有差异，总体原则基本相同。急性期的处理主要是稳定血流动力学、采用合适的方法终止心动过速。对于良性、可自愈的心律失常，尽量减少或者避免使用抗心律失常药物，可给予家属安慰，以减轻心理负担。对于恶性的心律失常，常常需结合基因检测进行个体化治疗。此外，儿科医生需掌握导管消融和起搏器的指征，适时地给予患儿恰当的治疗。

参考文献

［1］ PAUL T，PFAMMATTER J P. Adenosine：An effective and safe antiarrhythmic drug in pediatrics［J］. Pediatric cardiology，1997，18（2）：118–126.

［2］ 李小梅，戈海延，刘雪芹，等. 儿童室上性心动过速临床特征及治疗多中心研究［J］. 中华儿科杂志，2018，56（1）：13–18.

［3］ BUECKING C，MICHAELIS A，MARKEL F，et al. Evaluation of clinical course and maintenance drug treatment of supraventricular tachycardia in children during the first years of life. A cohort study from eastern Germany［J］. Pediatric cardiology，2022，43（2）：332–343.

［4］ ALBONI P，TOMASI C，MENOZZI C，et al. Efficacy and safety of out-of-hospital self-administered single-dose oral drug treatment in the management of infrequent，well-tolerated paroxysmal supraventricular tachycardia［J］. Journal of the American College of Cardiology，2001，37（2）：548–553.

［5］ 中华医学会心电生理和起搏分会小儿心律学工作委员会，中华医学会儿科学分会心血管学组，中国医师协会儿科分会心血管专业委员会. 中国

儿童心律失常导管消融专家共识［J］．中华心律失常学杂志，2017，21（6）：462–470.
［6］徐欣怡，郭颖，刘廷亮，等. 伊伐布雷定治疗儿童房性心动过速致心肌病一例［J］．中华儿科杂志，2021，59（1）：64–66.
［7］SUGRUE A，VAN ZYL M，ENGER N，et al. Echocardiography–guided risk stratification for long QT syndrome［J］．Journal of the American College of Cardiology，2020，76（24）：2834–2843.
［8］WILDE A A M，AMIN A S，POSTEMA P G. Diagnosis，management and therapeutic strategies for congenital long QT syndrome［J］．Heart，2022，108（5）：332–338.
［9］BEZZERIDES V J，CABALLERO A，WANG S，et al. Gene therapy for catecholaminergic polymorphic ventricular tachycardia by inhibition of Ca^{2+}/calmodulin–dependent kinase Ⅱ［J］．Circulation，2019，140（5）：405–419.
［10］KALLAS D，LAMBA A，ROSTON T M，et al. Pediatric catecholaminergic polymorphic ventricular tachycardia：A translational perspective for the clinician–scientist［J］．International journal of molecular sciences，2021，22（17）：9293.
［11］杨训，吕铁伟. 儿童缓慢性心律失常治疗进展［J］．儿科药学杂志 2020，26（7）：61–64.
［12］SAXENA A，IZMIRLY P M，HAN S W，et al. Serum biomarkers of inflammation，fibrosis，and cardiac function in facilitating diagnosis，prognosis，and treatment of anti–ssa/ro–associated cardiac neonatal lupus［J］．Journal of the American College of Cardiology，2015，66（8）：930–939.
［13］BRINKLEY K M，AYERS M D，SOKOL D K. Complete atrioventricular heart block from an epilepsy treatment［J］．Pediatric neurology，2018（80）：90–91.
［14］CARRON M，VERONESE S. Atropine sulfate for treatment of bradycardia in a patient with morbid obesity：What may happen when you least expect it［J］．BMJ case reports，2015（2015）：bcr2014207596.
［15］ZHOU K Y，HUA Y M. Autoimmune–associated congenital heart block：A new insight in fetal life［J］．Chinese medical journal（English），2017，130（23）：2863–2871.
［16］BRUGADA J，BLOM N，SARQUELLA–BRUGADA G，et al. Pharmacological and non–pharmacological therapy for arrhythmias in the pediatric population：EHRA and AEPC–Arrhythmia working group joint consensus statement［J］．Europace，2013，15（9）：1337–1382.
［17］熊淼，吕铁伟. 左束支起搏在儿童心血管疾病中的应用及展望［J］．临床儿科杂志，2022，40（4）：316–320.

人工智能在心血管疾病诊断中的应用现状

■ 王树水　黄平川
（广东省人民医院　广东省医学科学院　广东省心血管病研究所）

2016年AlphaGo战胜人类排名第一的围棋选手，被认为是人工智能（artificial intelligence，AI）一个重要的里程碑。人工智能经过近些年的发展，已经在多个领域取得了令人惊叹的成果。在超级计算机及芯片制程迭代等多重因素的利好下，人工智能已得到了飞速的发展，对人类的生产、生活以及社会发展产生了深远的影响。AI已应用于社会经济生活的多个方面，在医学领域，AI的应用研究也日益增多[1-4]。本文将从AI与医学，特别是心血管疾病的诊疗入手，阐述AI在医学领域应用的现状。

1　人工智能概述

AI，是指以计算机学科为基础，研究、开发用于模拟、延伸人的智能的理论、方法、技术及应用系统的一门新科学。AI领域的研究包括机器人、语言识别、图像识别、自然语言处理和专家系统等。AI赋予机器与人类相当或部分相当的智能，使其能帮助人类完成需要一定人类智能的任务，如模式识别、智能控制等[1, 3]。

2 人工智能在部分医疗领域中的应用

经过训练的人工智能可以在没有人类干预的情况下自行从现有的影像资料中进行学习与训练，并且可以实现各种信息的分层提取并加以利用[4]。卷积神经网络（convolutional neural network，CNN）是一类包含卷积计算且具有深度结构的前馈神经网络（feedforward neural network），是AI深度学习的代表算法之一。卷积神经网络具有表征学习能力，能够按其阶层结构对输入信息进行平移不变分类。Esteva等[5]使用CNN对包含129 450张已完成病理诊断的皮肤镜临床图片的数据集进行学习训练，其中包含了2 032种不同的皮肤疾病。结果显示人工智能在常见与致命疾病鉴别中展现出的能力可与专科医生相媲美。人工智能亦在胸部计算机断层扫描（computed tomography，CT）上展现出巨大潜能，Javaid等[6]采用人工智能对胸部CT血管旁结节与胸膜旁结节进行检测，采用10倍交叉验证，系统灵敏度为91.65%，准确率为96.22%，分析单张图像仅需3.8 s，大大提高了诊断效率。此外Yang等[7]与Park等[8]基于CNN算法的CT血管造影（CTA）诊断模型均显示人工智能提升了诊断效率与诊断敏感性、准确性。

在肿瘤学研究当中，人工智能亦展现出对大数据的分析与利用能力。Pawar等[9]在2020年通过机器学习对高通量基因表达（gene expression omnibus，GEO）微阵列数据集中的可能与乳腺癌、肺癌、结肠癌、卵巢癌等相关的基因进行重要性排序，最终筛选出了最可能的基因靶点——*GREB1*。

人工智能也在老药新用上有不错的潜能，Keiser等[10]使用人工智能对美国食品药品监督管理局（Food and Drug Administration，FDA）批准的3 665种药物及对应的数百个靶点进行分析，提出了包括百忧解对β受体的拮抗作用、酒石酸艾芬地尔对5-HT转运体的抑制作用等在内的尚未被实验证实的药物副作用或新适应证。

Shin等[11]指出演示学习在学习过程中可动态提高自身的能力，

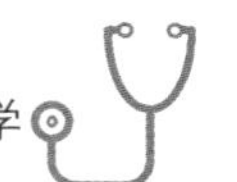

相比强化学习，演示学习可以在演示后即刻执行类似的操作，且大大减少了神经网络学习所需的参数量。它可以在手术机器人系统上成功运行，这标志着未来的外科医生有望成为纯粹的决策者，大部分精细的操作将由人工智能手术机器人实施。

在麻醉学中，Kendale等[12]使用人工智能对患者电子健康档案进行分析，成功训练出能够预测麻醉诱导后是否发生低血压的学习模型。人工智能在围术期管理、重症监护和门诊的疼痛管理等方面都能发挥日益重要的作用，在可以预见的未来，人工智能将在麻醉学上有实质性的转化[13]。

3　人工智能在心血管疾病诊断中的应用

3.1　面容与心脏疾病

遗传综合征可能累及心脏、颜面部等多个器官系统，不少遗传综合征患儿有着特殊面容、生长发育迟缓、智力落后及先天性心脏病等缺陷。努南综合征是一种单基因患儿的多系统遗传性疾病，患儿通常有着独特的面部特征、发育迟缓、身材矮小、肺动脉瓣狭窄、肥厚型心肌病等临床表现。Yang等[13]通过CNN及Arcface损失函数对所在中心的基因确诊为努南综合征患儿的特殊面容照片与历年文献中的努南综合征照片合成数据集进行训练。经过验证，其构建的DCNN-Arcface模型在儿童中识别出努南综合征患儿的准确率、敏感性、特异性高于同中心6位不同年龄资历与层次的临床医生，能有效提高努南综合征的检出率，减少漏诊、误诊。威廉姆斯综合征的患儿有着额宽，眼周水肿，塌鼻梁，嘴巴宽，嘴唇厚，尖下巴等独特的小精灵样面容特征。Liu等[14]通过VGG-16、VGG-19、ResNet-18、ResNet-34、MobileNet-V2共5种不同的CNN架构分别进行威廉姆斯综合征患儿面容识别的训练，发现其中VGG-19模型达到了最理想的效果，准确度、精确度、F1值及曲线下面积（area under the curve，AUC）值均全面优于1位儿科心血管专家及1位儿科专科医师。这两项研究展现了人工智能在诊断带面容异常的遗传疾病甚至更多疾病上的优势，能经济、便捷与快速地辅助临床医师发现可能误诊或漏诊的罕见遗传疾病。在我国，一项多中心横断面研究显示通过输入冠心病患者面容照片训练AI模型，AI模型即可初步评估患病风险[15]。该研究挑选了5 796例经冠状动脉造影或CTA确诊冠状动脉病变的患者，随机分配90%（5 216例）患者加入训练组，其余10%（580例）加入验证组。为了整合所有的面部特征，每位患者的四张面部照片（正面、左侧60°、右侧60°、头顶）堆叠成一张12通道的照片，以整合所有面部特征，输入深度CNN。结果显示该AI模型的敏感度为0.80，特异度为0.54，AUC为0.730，AUC显著高于传统的Diamond–Forrester模型（AUC 0.623）和广泛应用的冠心病联盟临床评分（AUC 0.652）。

3.2 心脏影像诊断

外国学者利用CNN对超过240人的超声心动图检查中200 000张图片中的15个标准心脏彩超切面进行了自动分类，为了尽可能地贴近临床实际及超声心动图极限，这些图片中包括不同的放大倍数、探测深度、焦段、探头宽度、增益、心脏的收缩期及舒张期、彩色多普勒、双窗模式、心肌应变等情况。聚类分析表明，该系统能在多种变量存在的情况下准确地进行切面分类[16]。之后Xu等[17]使用DW–Net方法开发出能自动识别心尖四腔心切面中7个重要的解剖结构的模型。Zhang等[18]也在CNN帮助下成功使用14 035张超声心动图训练出能在超声心动图中检测肥厚型心肌病、心脏淀粉样变及肺动脉高压的人工智能模型。Narula等[19]也使用机器学习的方法，利用超声心动图成功训练出能区分心肌生理性肥厚和病理性肥厚型心肌病的模型。在瓣膜疾病的诊断方面，基于机器学习的AIUS系统可以帮助经验不足的超声医师在三维食道超声下诊断二尖瓣的病变，在复杂的病变中，AIUS诊断系统所需的诊断时间甚至少于经验丰富的心脏专家。国外的研究团队使用可变模型的深度学习算法，成功研发出可以从心脏磁共振成像（magnetic resonance imaging，MRI）短轴图像中智能分割左心室的AI模型，结果显示其轮廓拟合度为96.69%、Dice相似性系数为0.94、平均垂直距离为1.81 mm、一致性为0.86，大大减少了人工机

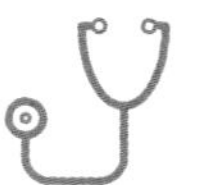

械性重复操作的步骤，大幅提升了工作效率[20]。上海交通大学研究团队使用Faster R–CNN深度学习模型对先天性室间隔缺损、房间隔缺损患儿的心脏CT图像进行了建模，结果显示模型的平均准确度及平均敏感度均超过85%，且检测单例病例图像仅需30 s，影像医师读图判别需要10 min，检测效能提高20倍，展示了广阔的应用前景[21]。Abdolmanafi等[22]使用CNN、随机森林（random forest，RF）算法、支持向量机（support vector machine，SVM）三种先进的人工智能算法，对川崎病患儿光学相干断层扫描（optical coherence tomography，OCT）的冠脉图像解剖结构进行自动分类识别，结果显示CNN与RF算法均能达到96%的高识别率，但CNN所需时间更短。

3.3　心音听诊

心脏听诊在心血管疾病诊断中可谓第一关。但高质量的心脏听诊数据缺乏及病例分布不均衡导致许多经验不足的基层临床医师、非心血管专科医师等无法正确识别某些特征心音。Aziz等[23]使用十折交叉验证将梅尔频率倒谱系数（Mel–frequency cepstral coefficient，MFCC）与一维局部三元模式（one–dimensional local ternary pattern，1D–LTP）融合后的交叉向量输入分类器，得到了一个能分辨室间隔缺损、房间隔缺损及正常心音的三分类分类器，且准确率高达95.24%。Oh等[24]使用一种以卷积神经网络为内核的WaveNet模型，实现了正常心音、主动脉瓣狭窄、二尖瓣脱垂、二尖瓣狭窄和二尖瓣反流5种心音判定，其准确率达97%，正常组更是达到了98.20%的准确率。目前智能心音识别的研究大都集中在MFCC上，想真正广泛应用于临床还需要解决诸如背景降噪、采集部位误差及不同听诊器采集音色误差等问题。

3.4　心电图自动诊断

心电图检查作为诊断各种类型心律失常的首要辅助手段，已在临床广泛使用，经济、便捷、快速、无创伤、重复性良好的特性使采集的心电图数据日趋庞大。然而，如何处理这些庞大的数据并从中快速识别表示危险疾病的图形，如心房颤动、室性心动过速、房室传导阻滞等成了难点。根据国内外学者的研究，利用人工智能识别心电图有了新的进展。Attia等[25]在一项基于对抗神经网络Keras模型的人工智能心电图识别心房颤动模型中，纳入了180 922个梅奥临床心电图实验室的18岁以上病例的649 931份标准10秒12导联心电图进行分析。最终得出模型的敏感度为79.0%，特异度为79.5%，F1分数为39.2%（38.1%～40.3%），在同一患者的序贯窦性心律心电图中识别房颤的总体准确率为83.3%。Hannun等[26]利用深度神经网络，构建了单导联动态心电图的AI诊断模型，该AI诊断模型可以自动诊断窦性心律、心室纤颤与心房扑动、房室传导阻滞、交界性心律失常、室上性心动过速等13种不同的心律失常，且诊断准确性与心电图专家相当。加利福尼亚大学Tison团队[27]基于启发式预训练，使用9 750位受试者的数据开发了应用于智能手表的房颤检测系统，结果提示与12导联心电图相比，该系统特异性与敏感性虽略有下降，但敏感度仍达到了98.0%，特异度达到了90.2%。智能手表体积小巧易于携带，在推广、应用方面有着极大的优势，有望为房颤患者的健康管理带来重大突破。上海市第十人民医院及其合作单位的数据显示[28]，2017年通过人工智能化远程心电监测预警室性心动过速6 337例，成功抢救了室性心动过速/心室扑动/心室颤动共120例，各类停搏33例。未来，随着研究的深入及越来越多的智能穿戴设备带有心电图自动诊断功能，相信会有更多的心律失常患者从人工智能中获益。

4 人工智能的局限与展望

但人工智能仍有其局限性：

（1）数据量的局限，许多用于分析的数据收集困难，导致纳入研究的数据偏少、构建的人工智能模型不够精确、在推广应用过程中可能输出错误的结果；（2）隐私数据的管理方式的局限，应用计算机对患者信息进行处理不可避免地需要使用患者的隐私数据，虽然大部分的研究都得到了患者的书面同意，但随着研究数据的增多，庞大的隐私数据管理将成为新的问题；（3）“黑匣子”效应，以CNN为例，数据输入计算机后将由计算机进行自动计算，最后输出可能的概率，其中的运算过程均无法被观测，给结果解释带来一定程度的困难，会在一定程度上降低模型的教育意义，并使模型在向患者推广过程中降低可信度；（4）风险责任承担主体不清，参与决策的各方都在一定程度上承担了整个医疗行为的风险，目前国际上仍未有针对AI参与决策时责任分担的通则或共识。

由此可见，AI在研究及推广应用中都有客观存在的局限性，但不可否认的是，AI在医疗中的应用会持续地发展下去，今日所见的局限，也可能会在未来的发展中得到解决。在可以预见的未来，与心血管疾病相关的医务工作者与患者将会越来越多地受益于AI带来的诊疗方案，AI在医疗中的应用前景十分广阔。

参考文献

［1］ ZHOU M G，WANG H D，ZHU J，et al. Cause-specific mortality for 240 causes in China during 1990-2013：A systematic subnational analysis for the global burden of disease study 2013［J］. The lancet，2016，387（10015）：251-272.

［2］ 金占强. 人工智能在心血管超声应用中的现状和前景［J］. 中国医药指南，2020，18（21）：36-37.

［3］ 邱海龙，郭惠明，姚泽阳，等. 人工智能在心血管医学中的应用现状［J］. 中国胸心血管外科临床杂志，2021，28（10）：1160-1166.

［4］ 李顶，汪艳芳，李永欣，等. 人工智能在医学影像诊断中的应用研究［J］. 中国临床解剖学杂志，2020，38（1）：110-113.

［5］ ESTEVA A，KUPREL B，NOVOA R A，et al. Dermatologist-level classification of skin cancer with deep neural networks［J］. Nature，2017，542（7639）：115-118.

［6］ JAVAID M，JAVID M，REHMAN M Z，et al. A novel approach to CAD system for the detection of lung nodules in CT images［J］. Computer methods and programs in biomedicine，2016（135）：125-39.

［7］ YANG J H，XIE M F，HU C P，et al. Deep learning for detecting cerebral aneurysms with CT angiography［J］. Radiology，2021，298（1）：155-163.

［8］ PARK A，CHUTE C，RAJPURKAR P，et al. Deep learning-assisted diagnosis of cerebral aneurysms using the headxnet model [J]. JAMA network open，2019，2（6）：e195600.

[9] PAWAR S，LIEW T O，STANAM A，et al. Common cancer biomarkers of breast and ovarian types identified through artificial intelligence [J]. Chemical biology & drug design，2020，96（3）：995–1004.

[10] KEISER M J，SETOLA V，IRWIN J J，et al. Predicting new molecular targets for known drugs [J]. Nature，2009，462（7270）：175–181.

[11] SHIN C，FERGUSON P W，PEDRAM S A，et al. Autonomous tissue manipulation via surgical robot using learning based model predictive control [C] // 2019 International conference on robotics and automation（ICRA）, Montreal，QC，Canada. 2019：3875–3881.

[12] KENDALE S，KULKARNI P，ROSENBERG A D，et al. Supervised machine-learning predictive analytics for prediction of postinduction hypotension [J]. Anesthesiology，2018，129（4）：675–688.

[13] YANG H，HU X R，SUN L，et al. Automated facial recognition for noonan syndrome using novel deep convolutional neural network with additive angular margin loss [J]. Frontier in genetics，2021（12）：669841.

[14] LIU H，MO Z H，YANG H，et al. Automatic facial recognition of Williams-beuren syndrome based on deep convolutional neural networks [J]. Frontier in pediatrics，2021（9）：648255.

[15] LIN S，LI Z G，FU B W，et al. Feasibility of using deep learning to detect coronary artery disease based on facial photo [J]. European heart journal，2020，41（46）：4400–4411.

[16] ALI M，RAMY A，MOHAMMAD M，et al. Fast and accurate view classification of echocardiograms using deep learning [J]. NPJ digital medicine，2018，1（1）：115–118.

[17] XU L，LIU M Y，SHEN Z R，et al. DW-Net：A cascaded convolutional neural network for apical four-chamber view segmentation in fetal echocardiography [J]. Computerized medical imaging and graphics. 2020，80（C）：101690.

[18] ZHANG J，GAJJALA S，AGRAWAL P，et al. Fully automated echocardiogram interpretation in clinical practice [J]. Circulation，2018，138（16）：1623–1635.

[19] NARULA S，SHAMEER K，SALEM OMAR A M，et al. Machine-learning algorithms to automate morphological and functional assessments in 2d echocardiography [J]. Journal of the American College of Cardiology，

2016，68（21）：2287-2295.

［20］AVENDI M R，KHERADVAR A，JAFARKHANI H. A combined deep-learning and deformable-model approach to fully automatic segmentation of the left ventricle in cardiac MRI［J］. Medical image analysis，2016（30）：108-119.

［21］姚小芬，郭宇宇，谢玮慧，等. 深度学习在儿童先天性室间隔缺损和房间隔缺损辅助检测中的应用研究［J］. 中国医学计算机成像杂志，2020，26（4）：384-389.

［22］ABDOLMANAFI A，DUONG L，DAHDAH N，et al. Deep feature learning for automatic tissue classification of coronary artery using optical coherence tomography［J］. Biomedical optics express，2017，8（2）：1203-1220.

［23］AZIZ S，KHAN M U，ALHAISONI M，et al. Phonocardiogram signal processing for automatic diagnosis of congenital heart disorders through fusion of temporal and cepstral features［J］. Sensors（Basel），2020，20（13）：3790.

［24］OH S L，JAHMUNAH V，OOI C P，et al. Classification of heart sound signals using a novel deep WaveNet model［J］. Computer methods and programs in biomedicine，2020（196）：105604.

［25］ATTIA Z I，NOSEWORTHY P A，LOPEZ-JIMENEZ F，et al. An artificial intelligence-enabled ECG algorithm for the identification of patients with atrial fibrillation during sinus rhythm：A retrospective analysis of outcome prediction［J］. The lancet，2019，394（10201）：861-867.

［26］HANNUN A Y，RAJPURKAR P，HAGHPANAHI M，et al. Cardiologist-level arrhythmia detection and classification in ambulatory electrocardiograms using a deep neural network［J］. Nature medicine，2019，25（1）：65-69.

［27］TISON G H，SANCHEZ J M，BALLINGER B，et al. Passive detection of atrial fibrillation using a commercially available smartwatch［J］. JAMA cardiology，2018，3（5）：409-416.

［28］吕煜焱，丁思霄，赵逸凡，等. 人工智能化的远程心电监测在心血管疾病中的应用［J］. 中国心血管杂志，2020，25（3）：270-273.

第二章
消化营养学

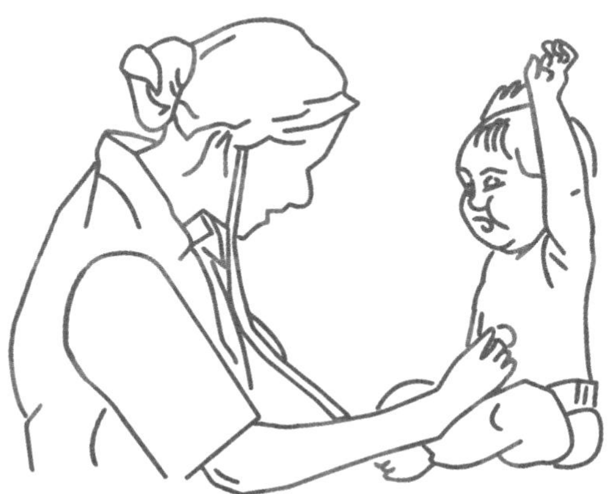

基因突变与儿童炎症性肠病

■ 苟静　王朝霞
（深圳市儿童医院）

随着生物学信息技术的不断发展，分子诊断越来越多地被应用于临床实践与治疗。儿童炎症性肠病（inflammatory bowel disease，IBD）是微生物、免疫、环境等因素作用于特定遗传背景引起的慢性肠道炎症。儿童IBD，尤其是早发、极早发IBD与单基因缺陷关系更为密切。临床工作中，在早期识别这类患儿并及时完善基因检测，不仅可以明确基因缺陷类型，而且可以揭示其炎症信号传导通路，为治疗方案选择提供理论依据。分子诊断在儿童IBD诊治中的意义不仅仅局限于病因诊断，对治疗方法及药物选择均有指导意义。

炎症性肠病是一组原因不明的、主要累及消化道的慢性非特异性炎症性疾病，包括克罗恩病（Crohn's disease，CD）、溃疡性结肠炎（ulcerative colitis，UC）和未定型IBD（IBD unclassified，IBDU）。IBD最早发现于西方国家，在过去的数十年，其发病率呈上升趋势。近年来，在亚洲、南美洲的新兴工业化国家，IBD发病率逐年增长，目前已成为一类影响人类健康的全球性疾病。IBD病因尚不完全清楚，目前一致认为是基因、环境、微生物及免疫因素共同参与、相互影响的结果。IBD通常被认为是一种多基因疾病。早期研究显示IBD有单卵双胞胎共患率高和家族聚集的现象。目前通过全基因组关联分析（genome wide association study，GWAS）发现了200多个基因位点（包含300多个候选基因）与IBD有关[1]。

20%～30%的IBD患者初次发病年龄在20岁以下。小儿IBD占所有IBD患者的20%～25%，其发病率在全球范围内呈现增长趋势。文献报道小儿IBD发病率为0.47/10万～15.9/10万[2]。根据蒙特利尔分型，起病年龄<17岁为小儿IBD。在后来的巴黎分型中对小儿IBD作了进一步细化：起病年龄在10～<17岁为A1b；起病年龄<10岁为A1a，称为早发IBD（early-onset IBD，EO-IBD）；<6岁为极早发IBD（very-early onset IBD，VEO-IBD）；<2岁为婴儿型IBD（infantile onset IBD，IO-IBD）；<28 d为新生儿型IBD（neonatal IBD）。VEO-IBD，尤其IO-IBD，与成人IBD及大年龄段小儿IBD不同之处在于：起病年龄早，临床过程复杂，发病与单基因突变关系更为密切。这些单基因缺陷多与原发性免疫缺陷病有关[3]。

1　IBD 发病相关基因

单基因缺陷导致细胞因子信号传导异常，T细胞免疫耐受缺陷、上皮细胞屏障障碍，中性粒细胞功能障碍，联合或孤立T、B细胞功能缺陷和高炎症反应，进而导致IBD及IBD样肠炎的表现。目前已发现约60种单基因缺陷与IBD的发生有关[4]，详见表7。

表7　单基因缺陷IBD基因缺陷类型及临床特征

基因	疾病	临床特征
导致IL-10/IL-10受体信号传导通路异常[5]		
IL10、*IL10RA*、*IL10RB*	新生儿或婴儿VEO-IBD①	严重小肠结肠炎，肛周病变，毛囊炎、淋巴瘤
IL10RA	新生儿CD②	小肠结肠炎
导致Treg细胞功能缺陷[6]		
FOXP3	IPEX综合征③	肠炎、发育迟缓、感染、皮疹、糖尿病、甲状腺炎、血细胞减少、自身免疫性表现
IL-2RA/CD25、*STAT-5b*、*MALT*、*CTLA4*、*STAT3*	类IPEX综合征	
影响细菌识别及清除		
CYBB、*CYBA*、*NCF1*、*NCF2*、*NCF4*[7]	CGD④	易感染、肉芽肿性肠炎及其他非感染性炎症

（续表）

基因	疾病	临床特征
G6PC3 [8]	先天性中性粒细胞减少	中性粒细胞减少和胃肠道症状
ITGB2 [9]	白细胞黏附缺陷病Ⅰ型	易细菌感染，外周血中性粒细胞计数升高
SLC37A4 [10]	糖原贮积症Ib型	低血糖、肝脾大、反复感染、粒细胞减少、IBD样表现
	影响肠上皮屏障功能	
ADAM17 [11]	ADAM17⑤缺乏症	新生儿期腹泻，起初为水样便，后进展为血便
COL7A1 [12]	营养不良型大疱性表皮松解症	血便
EPCAM [13]	先天性簇绒肠病	新生儿期腹泻
FERMT1 [12]	Kindler综合征⑥	皮肤大疱，口腔损害，食管、直肠狭窄，UC样表现
GUCY2 [14]	家族性腹泻	新生儿期水样腹泻
IKBKG（*NEMO*）[15]	X连锁外胚层发育不良和免疫缺陷病	外胚层发育不良伴腹泻、发育迟缓、易感染
TTC7A [16]	家族性腹泻	小肠结肠炎、反复肠闭锁、免疫缺陷
	导致适应性免疫功能缺陷	
WASP [17]	WAS⑦	血小板减少、湿疹、免疫缺陷、肠道炎症
BTK [18]、*PIK3R1* [19]	无丙种球蛋白血症	反复严重细菌感染，可合并一些自身免疫性疾病
ICOS [18]	CVID1⑧	易感染及自身免疫性疾病表现
LRBA [18]	CVID8	低丙种球蛋白血症及肠道炎症
DOCK8 [18]	高IgE血症	易感染（金黄色葡萄球菌）
CD40LG [20]、*AICDA* [21]	高IgM血症	—
ARPC1B [22]	WAS样表型和肠炎	—

（续表）

基因	疾病	临床特征
PTEN[18]	错构瘤综合征	胃肠道息肉、多发肿瘤等
CD3G、*ZAP70*、*ADA*、*IL2RG*、*DCLRE1C*	重症联合免疫缺陷[23]	—
RAG1、*RAG2*	Omenn综合征[18]	肠病、肝脾淋巴结大、弥漫性红皮病
导致自身炎症和自身免疫性疾病		
XIAP[24]	X连锁淋巴组织增殖性疾病	严重结肠炎、肛周病变，EB病毒感染可诱发致命性HLH⑨
TRIM22[25]	IBD样表现	严重肛周病变、肉芽肿性肠炎

注：①VEO-IBD：very-early onset IBD，极早发炎症性肠病；②CD：Crohn's disease，克罗恩病；③IPEX综合征：immune dysregulation，polyendocrinopathy，enteropathy，X-linked syndrome，X连锁多内分泌腺病肠病伴免疫失调综合征；④CGD：chronic granulomatous disease，慢性肉芽肿病；⑤ADAM17：a disintegrin and metalloproteinase17，去整合素-金属蛋白酶17；⑥Kindler综合征：Kindler syndrome，金德勒综合征；⑦WAS：Wiskott-Aldrich syndrome，威斯科特-奥尔德里奇综合征，又称湿疹-血小板减少-免疫缺陷综合征；⑧CVID：common variable immunodeficiency disease，普通变异型免疫缺陷病；⑨HLH：hemophagocytic lymphohistiocytosis，噬血细胞性淋巴组织细胞增生症，又称噬血细胞综合征。

2 IBD患儿行基因检测的适应证

在临床工作中，哪些患儿需要进行基因检测？①起病年龄早，多在6岁以下，尤其<2岁；②病程复杂，临床表现重，很难用单一疾病解释；③有严重肛周病变；④既往有反复感染病史；⑤有阳性家族史；⑥常规治疗效果不佳；⑦早期接受手术治疗；⑧病理学存在细胞凋亡或微绒毛缺失；⑨合并噬血细胞综合征或早发性肿瘤等情况，提示单基因缺陷可能性大，应尽早完善基因检测，明确诊断[3]。通过基因检测，首先可以明确基因缺陷类型，做到明确诊断，指导后续治疗。其次可以发现一些可疑致病突变，进行深入分析及功能验证，为确定新的致病突变及致病途径提供突破口及线索，促进IBD发病机制及治疗方法的研究。最后，可以对患儿家庭给予遗传学咨询和建议，

减轻家庭及社会的负担。

3 基因检测方法的选择

全外显子组测序（whole exome sequencing，WES）是目前最常用的二代测序方法。WES是对基因组的所有外显子进行测序，大概占人类基因组序列的2%。WES不仅能够发现已知的基因突变，还能发现一些新的致病基因或相同基因的新发突变位点。所需费用及时间适中，临床工作中可行度高。缺点就是不适用于结构变异及非外显子区域变异。目标序列测序（targeted sequencing）主要是对一些选定的基因进行测序，通常是一些已知致病基因或感兴趣的基因。其测序准确度更高，所需费用和时间更少，可行度高。但其测序范围只能限定在指定的基因。全基因组测序（whole genome sequencing，WGS），是对整个基因组的所有碱基进行测序。其覆盖面最广，能够检测各类基因组变异，特别是结构变异。但所需费用及时间成本高，临床可行性不高。

4 单基因缺陷IBD的精准治疗

单基因缺陷IBD的治疗方法及预后较其他IBD有很大区别。单基因缺陷IBD的治疗，不再局限于传统治疗药物，而是在明确基因缺陷类型后，根据不同基因缺陷类型，采取精准治疗方案，包括造血干细胞移植（hematopoietic stem cell transplantation，HSCT）、靶向药物等，部分患者可显著改善预后，见表8。值得注意的是部分基因突变，包括*TTC7A*、*NEMO*、*EPCAM*等基因突变，HSCT治疗效果欠佳，故应根据基因检测结果谨慎选择治疗方法。

表8 单基因缺陷IBD精准治疗[26]

基因缺陷	治疗选择
*IL-10*①及其受体	HSCT②
XIAP	HSCT，IL-18③结合蛋白尚在研究中
CYBB、*CYBA*、*NCF1*、*NCF2*、*NCF4*	HSCT，禁用TNF-α④拮抗剂

（续表）

基因缺陷	治疗选择
TTC7A	可以考虑HSCT，但疗效有限
LRBA	阿巴西普、西罗莫司、秋水仙碱、HSCT
CTLA4	阿巴西普、西罗莫司、HSCT
MEFV	IL-1⑤阻断剂、秋水仙碱
NLRC4	IL-18结合蛋白

注：①IL-10：interleukin-10，白介素10；②HSCT：hematopoietic stem cell transplantation，造血干细胞移植；③IL-18：interleukin-18，白介素18；④TNF-α：tumor necrosis factor-α，肿瘤坏死因子-α；⑤IL-1：interleukin-1，白介素1。

5　展望

随着分子诊断技术在小儿IBD患者中的应用，越来越多的基因突变类型逐渐被发现和认识，从而促进小儿IBD分子水平发病机制的研究进程，进而研制新的靶向治疗药物，最终为IBD患儿的精准治疗提供新的契机。

参考文献

［1］ NAMEIRAKPAM J，RIKHI R，RAWAT S S，et al. Genetics on early onset inflammatory bowel disease：An update［J］. Genes & diseases，2020，7（1）：93-106.

［2］ BEQUET E，SARTER H，FUMERY M，et al. Incidence and phenotype at diagnosis of very-early-onset compared with later-onset paediatric inflammatory bowel disease：A population-based study［1988—2011］［J］. Journal of Crohn's & colitis，2017，11（5）：519-526.

［3］ CROWLEY E，MUISE A. Inflammatory bowel disease：What very early onset disease teaches us［J］. Gastroenterology clinics of North America，2018，47（4）：755-772.

［4］ ARAI K. Very early-onset inflammatory bowel disease：A challenging field for pediatric gastroenterologists［J］. Pediatric gastroenterology，hepatology & nutrition，2020，23（5）：411-422.

［5］ ZHU L，SHI T T，ZHONG C D，et al. IL-10 and IL-10 receptor mutations in very early onset inflammatory bowel disease［J］. Gastroenterology research，2017，10（2）：65-69.

［6］ GAMBINERI E，CIULLINI MANNURITA S，HAGIN D，et al. Clinical，immunological，and molecular heterogeneity of 173 patients with the phenotype of immune dysregulation，polyendocrinopathy，enteropathy，X-linked（IPEX）syndrome［J］. Frontiers in immunology，2018（9）：2411.

［7］ SCHÄPPI M G，SMITH V V，GOLDBLATT D，et al. Colitis in chronic granulomatous disease［J］. Archives of disease in childhood，2001，84（2）：147-151.

［8］ BÉGIN P，PATEY N，MUELLER P，et al. Inflammatory bowel disease and T cell lymphopenia in G6PC3 deficiency［J］. Journal of clinical immunology，2013，33（3）：520-525.

［9］ VISSER G，RAKE J P，FERNANDES J，et al. Neutropenia，neutrophil dysfunction，and inflammatory bowel disease in glycogen storage disease type Ⅰb：Results of the European study on glycogen storage disease type Ⅰ［J］. The Journal of pediatrics，2000，137（2）：187-191.

［10］ D'AGATA I D，PARADIS K，CHAD Z，et al. Leucocyte adhesion deficiency presenting as a chronic ileocolitis［J］. Gut，1996，39（4）：605-608.

［11］ BLAYDON D C，BIANCHERI P，DI W L，et al. Inflammatory skin and bowel disease linked to ADAM17 deletion［J］. The New England journal of medicine，2011，365（16）：1502-1508.

［12］ FREEMAN E B，KÖGLMEIER J，MARTINEZ A E，et al. Gastrointestinal complications of epidermolysis bullosa in children［J］. The British journal of dermatology，2008，158（6）：1308-1314.

［13］ CAI C Z，CHEN Y S，CHEN X Y，et al. Tufting enteropathy：A review of clinical and histological presentation，etiology，management，and outcome［J］. Gastroenterology research and practice，2020（2020）：5608069.

［14］ FISKERSTRAND T，ARSHAD N，HAUKANES B，et al. Familial diarrhea syndrome caused by an activating GUCY2C mutation［J］. The New England journal of medicine，2012，366（17）：1586-1595.

［15］ CHENG L E，KANWAR B，TCHEUREKDJIAN H，et al. Persistent systemic inflammation and atypical enterocolitis in patients with NEMO syndrome［J］. Clinical immunology，2009，132（1）：124-131.

［16］ AVITZUR Y，GUO C，MASTROPAOLO L A，et al. Mutations in tetratricopeptide repeat domain 7A result in a severe form of very early onset inflammatory bowel disease［J］. Gastroenterology，2014，146（4）：

1028–1039.

[17] CATUCCI M, CASTIELLO M C, PALA F, et al. Autoimmunity in wiskott–Aldrich syndrome: An unsolved enigma [J]. Frontiers in immunology, 2012 (3): 209.

[18] CONRAD M A, KELSEN J R. Genomic and immunologic drivers of very early–onset inflammatory bowel disease [J]. Pediatric and developmental pathology, 2019, 22 (3): 183–193.

[19] CONLEY M E, DOBBS A K, QUINTANA A M, et al. Agammaglobulinemia and absent B lineage cells in a patient lacking the p85α subunit of PI3K [J]. The journal of experimental medicine, 2012, 209 (3): 463–670.

[20] LEVY J, ESPANOL–BOREN T, THOMAS C, et al. Clinical spectrum of X–linked hyper–IgM syndrome [J]. The journal of pediatrics, 1997, 131 (1 Pt 1): 47–54.

[21] QUARTIER P, BUSTAMANTE J, SANAL O, et al. Clinical, immunologic and genetic analysis of 29 patients with autosomal recessive hyper–IgM syndrome due to activation–induced cytidine deaminase deficiency [J]. Clinical immunology, 2004, 110 (1): 22–29.

[22] KAHR W H, PLUTHERO F G, ELKADRI A, et al. Loss of the Arp2/3 complex component ARPC1B causes platelet abnormalities and predisposes to inflammatory disease [J]. Nature communications, 2017, 8 (1): 14816.

[23] AGARWAL S, SMEREKA P, HARPAZ N, et al. Characterization of immunologic defects in patients with common variable immunodeficiency (CVID) with intestinal disease [J]. Inflammatory bowel diseases, 2011, 17 (1): 251–259.

[24] XU T, ZHAO Q, LI W Y, et al. X–linked lymphoproliferative syndrome in Mainland China: Review of clinical, genetic, and immunological characteristic [J]. European journal of pediatrics, 2020, 179 (2): 327–338.

[25] LI Q, LEE C H, PETERS L A, et al. Variants in TRIM22 that affect NOD2 signaling are associated with very–early–onset inflammatory bowel disease [J]. Gastroenterology, 2016, 150 (5): 1196–1207.

[26] KELSEN J R, RUSSO P, SULLIVAN K E. Early–onset inflammatory bowel disease [J]. Immunology and allergy clinics of North America, 2019, 39 (1): 63–79.

乳糜泻

■ 耿岚岚
（广州市妇女儿童医疗中心）

乳糜泻（celiac disease，CD）又称麸质敏感性肠病，是指遗传易感个体摄入麸质后引起的一种免疫介导的全身性疾病，其特征是存在一系列依赖麸质的临床表现、特异性抗体、人类白细胞抗原（human leucocyte antigen，HLA）-DQ2.5或DQ8单倍型和肠病。在1990年以前，乳糜泻被认为是罕见病，主要限于西欧的儿童。随着血清学检测的实施，人们发现，乳糜泻是一种常见的慢性病，在欧洲、美国及澳大利亚，儿童乳糜泻的患病率估计为3/1 000～13/1 000，在北非、中东和南亚的人群中也比较常见[1]，女性患病率约为男性患病率的2倍[2]。乳糜泻在中国并不常见，但已有少量病例报道。存在非特异症状的患者远远多于典型乳糜泻患者。总体而言，乳糜泻的全球分布似乎与易感乳糜泻的HLA基因型分布一致[3]。相比一般人群，以下人群乳糜泻患病率显著升高：乳糜泻患者的一级和二级亲属、唐氏综合征患者、Ⅰ型糖尿病患者、选择性IgA缺陷患者、自身免疫性甲状腺炎患者、性腺发育不全患者、Williams综合征患者、幼年慢性关节炎患者，这些人群患上乳糜泻的风险是一般人群的3～10倍[4-5]。

1　病因

1950年，麸质被确认为乳糜泻的病因，它包括小麦中的谷蛋白及来自黑麦和大麦的相关醇溶蛋白。

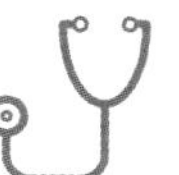

2　发病机制

乳糜泻有明显的遗传学基础，表现为家族内频发及与HLA的DQ2/DQ8基因位点关联非常密切。99%以上的乳糜泻患者携带HLA-DQ2/DQ8，而一般人群中仅约40%携带此类基因型[6]。乳糜泻是由对食物中麸质及相关蛋白敏感引起。麦醇溶蛋白和谷蛋白的脯氨酸和谷氨酰胺特别丰富，高脯氨酸含量使这些蛋白质对胃和胰酶及哺乳动物小肠刷状缘膜酶的蛋白水解过程具有相当强的抵抗力。结果，在胃肠道中产生了多种长谷蛋白肽。长谷蛋白肽作用于肠黏膜，产生连蛋白（Zonulin），致肠黏膜通透性增加，谷蛋白肽进入黏膜层，被转谷氨酰胺酶2（transglutaminase 2，TGA）脱酰胺，这增强了谷蛋白肽与HLA-DQ2和HLA-DQ8结合的亲和力。HLA在抗原呈递细胞上呈递的谷蛋白肽激活特异性$CD4^+$T细胞。活化的$CD4^+$T细胞诱导B细胞产生抗麸质和抗TGA抗体，细胞因子（例如IL-15）激活上皮内淋巴细胞杀死肠道上皮细胞，从而导致了肠病的发生[7]。脱酰胺基麦醇溶蛋白肽（deamidated forms of gliadin peptides，DGP）抗体和TGA抗体被认为可以增加上皮屏障的通透性，使麦醇溶蛋白肽能够进入固有层并影响上皮细胞功能[8]。靶向转谷氨酰胺酶家族其他成员的自身抗体反应与乳糜泻的特定表现有关，比如针对转谷氨酰胺酶3和转谷氨酰胺酶6的抗体分别在疱疹样皮炎和麸质共济失调的情况下出现，被认为与肠外表现有关[9]。

3　诊断

（1）胃肠道表现。乳糜泻通常在6～24月龄出现，因饮食中引入麸质。患儿表现为慢性腹泻、厌食、腹部膨隆和腹痛，以及生长迟滞或体重减轻；一些患儿还会出现呕吐。如果延误诊断，患儿可能出现严重营养不良的体征。病情严重的婴儿可能出现乳糜泻危象[10]，其特征是严重的爆发性腹泻、腹胀、低血压、低蛋白血症和严重的代谢紊乱。大龄儿童的胃肠道症状与成人相似，但程度通常较轻。自相矛盾的是，乳糜泻既可引起便秘（8%），又可引起腹泻（64%）[11]。

如果出现腹泻，粪便通常量多且恶臭，还可能因夹带空气而漂浮于水面。常见胃肠胀气和腹部膨隆。此外，乳糜泻可能是无症状的，家庭筛查发现的43%儿童患者就是这种情况[12]。胃肠外表现[13]：乳糜泻患者肠外表现的比率高达90%。已报道的有慢性疲劳、缺铁性贫血、巨细胞性贫血（叶酸/维生素B_{12}缺乏症）、疱疹样皮炎、牙釉质发育不全、复发性口腔阿弗他溃疡、关节炎、关节痛、骨质减少或骨质疏松、骨折、谷草转氨酶和丙氨酸氨基转移酶轻度升高、身材矮小、青春期延迟、小脑性共济失调、反复头痛、周围神经病变、惊厥、焦虑、抑郁。

（2）实验室检查。血清学乳糜泻抗体的检测要在饮食含麸质期间进行，或者至少摄入3 g麸质/d（相当于每日摄入约1片面包）且至少持续6周。TGA–IgA：敏感性和特异性高，性价比高。抗肌内膜抗体（endomysial antibodies，EMA）–IgA：准确度与TGA–IgA相当，但主观、低通量，费力且昂贵。IgG抗体：在总IgA低或测不出时，才应用TGA–IgG、EMA–IgG和DGP–IgG抗体。血清学检查结果可能在开始无麸质饮食后数周内转阴，但有些病例可能在长达1年甚至更长时间后转阴。

（3）基因检测。与HLA–DQ2.5相关性最强，存在于90%以上的CD患者中，若HLA–DQ2.5检测为阴性，则HLA–DQ8几乎都是阳性。一般人群中仅约40%携带此类基因型。HLA位点是与CD相关的最重要和最显性的基因，也有报道其他已知的与CD相关的基因位点。HLA分型具有很高的阴性预测价值，可用于排除乳糜泻。不建议在乳糜泻的常规诊断中使用HLA分型，因为40%的欧美人携带这些基因中的1～2个。

（4）消化内镜及组织病理学检查。在饮食含麸质的情况下进行，乳糜泻患者胃镜下可见十二指肠降段黏膜扁平、皱襞变浅或消失，呈扇贝样外观。因为病变可能呈斑片状分布，或可能最初局限于十二指肠球部，组织学检查要求多点活检：十二指肠远端取至少4处，十二指肠球部至少1处。小肠组织学异常表现为肠绒毛萎缩，隐

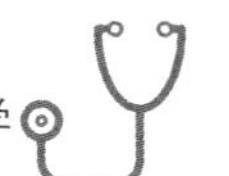

窝增生，上皮内间隙和固有层的淋巴细胞浸润，其严重程度的分级评估可采用Marsh–Oberhuber系统[14]。既往小肠活检的组织学检查是诊断乳糜泻必需的，但是2012年，欧洲儿科胃肠病学、肝病学和营养学学会（The European Society for Paediatric Gastroenterology Hepatology and Nutrition，ESPGHAN）在关于乳糜泻诊断的指南中提出，对于胃肠道症状明显、TGA–IgA滴度高（≥正常上限的10倍），且第二份血样EMA–IgA阳性的儿童，可以省略小肠活检，但对于此类患者，只有对无麸质饮食有明确临床应答，即TGA–IgA滴度恢复正常且症状缓解，才能确诊为乳糜泻[15]。2020年ESPGHAN关于乳糜泻诊断的指南支持2012年指南中的上述建议。

（5）诊断，包括对疑似患者的诊断试验及对高危患者的筛查[16]。如果患者在含麸质饮食期间，特异性抗体检测结果阳性且肠黏膜有特征性组织学改变，可初步诊断为乳糜泻。若患者采用无麸质饮食后抗体检测结果恢复正常且症状消退，则可确诊。

4　鉴别诊断

麸质相关的疾病还包括小麦过敏和非乳糜泻麸质敏感，前者由IgE或非IgE介导，仅需回避小麦，预后相对较好，大多数儿童在12岁之前已不再过敏；后者是一种临床症状，在没有乳糜泻和小麦过敏的情况下，摄入麸质会引发肠道和肠外症状，其发病机制未知。症状通常在摄入麸质后不久发生，在麸质撤离后数小时或几天内改善或消失，并在重新引入麸质后复发[17]。肠道症状是非特异性的或肠易激综合征样的，表现为腹痛、腹胀和腹泻。肠外症状包括疲劳、头痛、关节/肌肉疼痛、体重减轻、贫血、皮炎和行为障碍。治疗上需采用无麸质饮食，但缺乏有关麸质剂量相关的知识及难以确定病情的永久性或暂时性，因此需要定期重新引入麸质[18]。其他需要鉴别的疾病包括引起肠黏膜类似病理改变的免疫缺陷病，感染性、自身炎症性疾病及营养不良等。

5 治疗

确诊乳糜泻的患者需转诊到儿童消化科或乳糜泻专科管理，需终生采取无麸质饮食，这不仅可缓解乳糜泻的消化道症状和大部分非消化道症状，还能降低消化道恶性肿瘤及其他长期不良健康后果所致的风险。经皮肤活检确诊的疱疹样皮炎患者也应接受无麸质饮食治疗。

乳糜泻患者初始饮食治疗包括避免所有含小麦、黑麦和大麦面筋的食物，纯燕麦通常是安全的，但需要注意的是燕麦在收获和碾磨过程中通常会被麸质污染。避免吃麦芽，除非是从玉米中提取的。可食用大米、玉米、荞麦、小米、苋菜、藜麦、高粱、土豆或土豆淀粉、大豆、木薯、画眉草、豆粉和坚果粉等。小麦淀粉和含有小麦淀粉的产品在面筋含量低于20 ppm（mg/kg）且标有“无麸质”的情况下才能食用。阅读食品包装上的所有标签，研究加工食品的成分。当心药物、补充剂、食品添加剂、乳化剂或稳定剂中的麸质。如果有乳糖不耐受，首先限制牛奶和奶制品的摄入。避免饮用啤酒（除非标有无麸质标签）。

大多数患者对无麸质饮食有良好反馈，但约有5%的患者效果不好，需要考虑以下情况：①患者是否在日常饮食中有意或无意摄入了麸质？②是否为乳糜泻？③是否并发了其他疾病？④是否为难治性乳糜泻？难治性乳糜泻是指在严格回避麸质饮食6～12个月，无其他原因或明显癌症的情况下，有持续或复发的吸收不良症状和绒毛萎缩。难治性乳糜泻可能并发溃疡性空肠炎、胶原性肠道炎和上皮内淋巴细胞引起的低度和最终高度恶性T细胞淋巴瘤。难治性乳糜泻患者可能会用到药物治疗比如激素（布地奈德）、免疫调节剂（硫嘌呤、环孢菌素和其他免疫抑制剂）、治疗炎症性肠病的生物制剂（英夫利昔单抗或阿达木单抗）。

建议每年或半年进行一次临床和饮食评估以及血清学检测。随访中血清抗体检测呈阳性通常表明饮食依从性差和小肠黏膜损害持续。然而，在无麸质饮食中检测乳糜泻抗体阴性并不总是意味着组织学上的充分恢复，需不需要重复活检由医生和患者共同商定。对于儿童来说，需要持续监测其生长和发育，包括营养缺乏症（例如铁、叶酸和维生素B_{12}）的监测及纠正。

乳糜泻在世界多个国家或地区已成为公共卫生问题，虽然在我国报道的病例较少，但因世界人口流动性大，我们还需要加强对该病的认识，正确的诊断是关键。管理方面由于终生回避麸质饮食往往难以做到，一些药物正在开发中，包括消化麸质的酶，螯合膳食中的醇溶蛋白、保护上皮细胞免受醇溶蛋白影响的益生菌，调节紧密连接的药物、抑制TGA对麸质修饰的药物，阻断IL-15的单克隆抗体，耐受麸质的疫苗、免疫细胞靶向治疗药物等[19]。

参考文献

［1］ GUJRAL N，FREEMAN H J，THOMSON A B R．Celiac disease：Prevalence，diagnosis，pathogenesis and treatment［J］．World journal of gastroenterology，2012，18（42）：6036-6059.

［2］ LANZINI A，VILLANACCI V，APILLAN N，et al．Epidemiological，clinical and histopathologic characteristics of celiac disease：Results of a case-finding population-based program in an Italian community［J］．Scandinavian journal of gastroenterology，2005，40（8）：950-957.

［3］ CATALDO F，MONTALTO G．Celiac disease in the developing countries：A new and challenging public health problem［J］．World journal of gastroenterology，2007，13（15）：2153-2159.

［4］ STORDAL K，BAKKEN I J，SURÉN P，et al．Epidemiology of coeliac disease and comorbidity in Norwegian children［J］．Journal of pediatric gastroenterology and nutrition，2013，57（4）：467-471.

［5］ HILL I D，DIRKS M H，LIPTAK G S，et al．Guideline for the diagnosis and treatment of celiac disease in children：Recommendations of the North American society for pediatric gastroenterology，hepatology and nutrition［J］．Journal of pediatric gastroenterology and nutrition，2005，40（1）：1-19.

［6］ HADITHI M，VON BLOMBERG B M，CRUSIUS J B，et al．Accuracy of serologic tests and HLA- DQ typing for diagnosing celiac disease［J］．Annals of internal medicine，2007，147（5）：294-302.

［7］ LINDFORS K，CIACCI C，KURPPA K，et al．Coeliac disease［J］．Nature reviews disease primers volume，2019，5（1）：3.

［8］ NIRO R D，SNIR O，KAUKINEN K，et al．Responsive population

dynamics and wide seeding into the duodenal lamina propria of transglutaminase-2-specific plasma cells in celiac disease [J] Mucosal immunology，2016，9（1）：254-264.

[9] RAUHAVIRTA T，HIETIKKO M，SALMI T，et al. Transglutaminase 2 and transglutaminase 2 autoantibodies in celiac disease：A review [J]. Clinical reviews in allergy & immunology，2019，57（1）：23-38.

[10] Brown J G，SINGH P. Coeliac disease [J]. Paediatrics and international child health，2019，39（1）：23-31.

[11] RASHID M，CRANNEY A，ZARKADAS M，et al. Celiac disease：Evaluation of the diagnosis and dietary compliance in Canadian children [J]. Pediatrics，2005，116（6）：e754-759.

[12] VRIEZINGA S L，AURICCHIO R，BRAVI E，et al. Randomized feeding intervention in infants at high risk for celiac disease [J]. The New England journal of medicine，2014，371（14）：1304-1315.

[13] VRIEZINGA S L，SCHWEIZER J J，KONING F，et al. Coeliac disease and gluten-related disorders in childhood [J]. Nature reviews. Gastroenterology & hepatology，2015，12（9）：527-536.

[14] ADELMAN D C，MURRAY J，WU T T，et al. Measuring change in small intestinal histology in patients with celiac disease [J]. The American journal of gastroenterology，2018，113（3）：339-347.

[15] HUSBY S，KOLETZKO S，KORPONAY- SZABO I R，et al. European Society for Pediatric Gastroenterology，Hepatology，and Nutrition guidelines for the diagnosis of coeliac disease [J]. Journal of pediatric gastroenterology and nutrition，2012，54（1）：136-160.

[16] HUSBY S，KOLETZKO S，KORPONAY-SZABÓ I，et al. European Society of Paediatric Gastroenterology，Hepatology and Nutrition guidelines for diagnosing coeliac disease 2020 [J]. Journal of pediatric gastroenterology and nutrition，2020，70（1）：141-156.

[17] SAPONE A，BAI J C，CIACCI C，et al. Spectrum of gluten-related disorders：Consensus on new nomenclature and classification [J]. BMC medicine，2012（10）：13.

[18] VOLTA U，DE GIORGIO R. New understanding of gluten sensitivity [J]. Nature reviews. Gastroenterology & hepatology，2012，9（5）：295-299.

[19] GOEL G，KING T，DAVESON A J，et al. Epitope-specific immunotherapy targeting CD4-positive T cells in coeliac disease：Two randomised，double- blind，placebo-controlled phase 1 studies [J]. The lancet. Gastroenterology & hepatology，2017，2（7）：479-493.

第三章
肾脏风湿病学

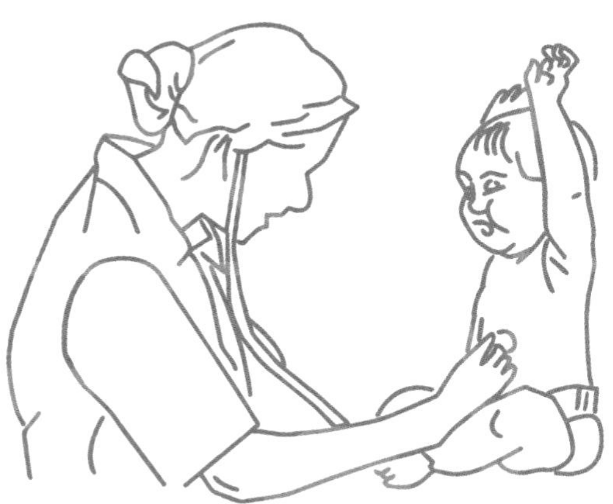

儿童单基因（系统性红斑）狼疮

■ 孙良忠
（南方医科大学南方医院）

1 儿童系统性红斑狼疮

系统性红斑狼疮（systemic lupus erythematosus，SLE）是一种以产生抗细胞核成分的自身抗体为特点且累及多器官和多系统的自身免疫性疾病。儿童系统性红斑狼疮（childhood SLE，cSLE）一般指18岁以下起病的SLE。cSLE占SLE的10%～20%。与成人SLE相比，cSLE患者多起病急，病情重，更易在早期出现内脏器官受累；cSLE患者出现肾脏、心血管和神经系统等受累的比例高于成人SLE患者，常需相对剂量更高的激素和免疫抑制剂来控制疾病活动性，总体预后较成人SLE患者更严重[1]。

2 单基因（系统性红斑）狼疮

SLE的病因和发病机制尚未十分明确，不同的患者存在较大的异质性。环境、遗传、内分泌、感染和药物等因素均可能影响SLE的发病。近些年，遗传因素越来越受到关注。家族聚集发病及单卵双生同胞共同发病（20%～40%）高于异卵双生同胞（2%～5%），提示遗传因素在SLE发病中有重要影响。全基因组关联分析（genome wide association study，GWAS）已发现接近100个与SLE发病密切相关的位点，这些位点多是常见位点，对疾病的发病仅有较弱的影响。

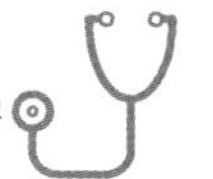

但临床上，少数致病基因的单个基因变异即可导致SLE发病。这种单个致病基因缺陷导致的表现为SLE或狼疮样表型（SLE/Lupus like phenotype）的疾病称为单基因狼疮（monogenic lupus）。单基因狼疮的遗传方式符合孟德尔遗传规律：致病基因既可以是隐性遗传，也可以是显性遗传，显性遗传一般有较高的外显率[2]。

3　单基因狼疮的类型和临床特点

单基因狼疮的致病基因种类较多，目前发现可引起单基因狼疮的致病基因已超过30种，其类型大致可分为：①补体系统相关基因缺陷。②Ⅰ型干扰素（interferon，INF）病，相关致病基因最多；持续上调的Ⅰ型INF信号导致INF诱导基因，又称INF指纹（INF signature，ISGs），其特征为高表达。③B细胞免疫耐受相关基因缺陷。④其他类型[2-4]。

单基因狼疮起病早，多在5岁以前发病，症状重。一级亲属常有发病，部分患者父母近亲婚配。患者容易合并其他类型自身免疫性疾病或免疫缺陷疾病。有些患者狼疮表型不完全，尤其在早期。此外，不同致病基因导致的单基因狼疮有其自身特点，同一个致病基因的不同突变类型，导致的临床表型也不完全一致[2-4]。

3.1　补体系统缺陷相关单基因狼疮

补体系统是由30种以上蛋白质组成的、进化上高度保守的固有免疫系统。补体蛋白还有调理素作用，促进凋亡小体、细胞碎片和免疫复合物被巨噬细胞吞噬清除。树突状细胞通过其细胞表面的补体受体CR1和CR2递呈免疫复合物给B细胞，激活B细胞是维持和激活记忆B细胞所必需的。

补体系统激活早期阶段成分C1q、C1r/C1s、C2和C4的缺陷将导致补体调理作用受损、凋亡小体清除异常、自身核抗原积聚，从而引发自身免疫、自身炎症和感染；补体系统后期阶段成分缺陷，一般仅导致免疫力降低和感染。

补体缺陷单基因狼疮的临床特点为：起病早，病情重，死亡率较高；尤其是合并中枢神经系统感染的患者。但性别差异不显著。皮肤损害突出，光过敏性皮疹很常见，严重关节炎主要见于C2缺陷患者。狼疮肾炎主要见于C4A/C4B缺陷患者。血清学方面，补体缺陷单基因狼疮患者，ANA阳性率很高，但仅有20%患者的抗双链DNA抗体（anti-double stand DNA antibody，ads-DNA）阳性；抗Ro/SSA抗体阳性见于80%的C1q和C4缺陷患者。血清总补体CH50下降，而C4和C3水平正常对补体缺陷单基因狼疮有提示作用[3]。

3.2　Ⅰ型干扰素病相关单基因狼疮

Ⅰ型INF病是自身炎症性疾病的主要类型之一，部分患者同时具有自身免疫性疾病特点，并可能发展为系统性狼疮或狼疮样综合征。Ⅰ型INF在SLE发病中起重要作用，在各种重症狼疮患者中均检测到Ⅰ型INF水平升高；但尚不能确定这是致病原因或是关联表现[2-4]。Ⅰ型INF通过与受体（IFNAR-1，IFNAR-2）结合，激活JAK-STAT信号通路，诱导ISGs高表达使疾病特征性改变。Ⅰ型INF病具有很大的临床异质性；可表现为以系统性血管炎为特征的自身炎症性疾病，也可表现为以自身抗体产生为特征的SLE或家族性冻疮样狼疮（FCL），或婴儿起病以类似宫内病毒感染的中枢神经系统病变为突出表现的Aicardi-Goutières综合征（AGS）[2-4]。

Ⅰ型INF病的致病基因类型主要有以下几种：①核酸酶，包括脱氧核糖核酸（deoxyribonucleic acid，DNA）、脱氧核苷三磷酸（deoxyribonucleoside triphosphate，dNTP）水解酶SAMHD1、RNA酶以及双链RNA修饰酶ADAR1；②INF信号通路负性调控因子，包括ISG15和USP18；③固有免疫感受元件，包括MDA5、RIG-I、STING；④蛋白酶体病（PRAAS）；⑤其他类型[3-6]。

（1）核酸酶活性缺陷。DNA酶（deoxyribonucleases，DNases）是一组降解DNA分子的核酸内切酶，包括DNaseⅠ、DNase1L3、DNaseⅡ和TREX1。DNaseⅠ是降解死亡细胞释放到细胞外dsDNA的主要核酸内切酶。DNaseⅡ主要降解吞噬进入溶酶体的外源性DNA。DNase1L3与DNaseⅠ同源，在清除中性粒细胞胞外陷阱（neutrophil

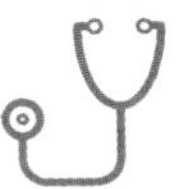

extracellular traps，NETs）中起重要作用。TREX1（又称DNaseⅢ）是哺乳动物主要的核酸内切酶，同时有外切酶活性。TREX1定位在胞浆内，降解单链和双链DNA、错配或修饰过的核苷酸，以及来自逆转录病毒的DNA和反向转座子。DNases缺陷导致核酸积聚，激活DNA感受元件和Ⅰ型INF信号途径，引起早发单基因狼疮，血清学多有ANA、ds-DNA抗体阳性和低补体血症。

SAMHD1是脱氧核苷三磷酸水解酶，由*SAMHD1*基因编码；*SAMHD1*缺陷导致dNTP降解受阻，损害DNA复制和修复，进而导致DNA损伤、细胞周期停滞和细胞死亡。同时，细胞内dNTP升高可刺激Ⅰ型INF信号通路。*SAMHD1*致病性变异可导致与*TREX1*突变类似的临床表型：Aicardi-Goutières综合征、FCL和SLE[5]。

RNA酶（RNases）主要包括RNaseH2A、2B和2C，以及ADAR1。RNases等位基因失功能反式复合突变，导致胞内RNA/DNA杂交体和RNA分子累积，Ⅰ型INF信号过度激活。临床表型轻重不一：如轻症FCL、中度SLE和严重AGS1-7型；患者可表现为同时重叠AGS、FCL和SLE的临床特点[3-6]。

（2）核酸感知元件缺陷。核酸感知元件黑色素瘤相关蛋白5（MDA5）和视黄酸诱导基因（*RIG-I*）均是胞浆双链RNA感受元件，在抗病毒反应中起重要作用。MDA5由*IFIH1*基因编码，功能获得性杂合突变可导致多种临床表型，如SLE、AGS、FCL和Singleton-Merten综合征。

核酸感知元件STING由*MEM173*基因编码，定位内质网的跨膜蛋白，是感受胞浆自身DNA所必需的。功能获得性杂合突变使STING持续激活，导致不依赖配体的TBK/IRF3信号激活。临床表现为婴儿期发病的STING相关的血管样病（STING-associated vasculopathy with onset in infancy，SAVI）。严重患者症状为早发（新生儿）系统性炎症、间质性肺病和皮肤血管病。

（3）Ⅰ型INF通路负相调控异常。与单基因狼疮相关的Ⅰ型INF通路负相调控因子主要有ISG15和USP18。ISG15是Ⅰ型IFN诱导的泛素样蛋白，可稳定泛素特异性肽酶（ubiquitin-specific peptidase 18，USP18），USP18是IFN-α/β信号的负相调控因子；ISG15缺乏导致USP18被蛋白酶降解。患者呈现较广泛的神经系统和免疫异常，如基底节钙化、AGS、假性TORCH综合征、抽搐和孟德尔遗传分枝杆菌易感病。

抗酒石酸酸性磷酸酶（tartrate resistant acid phosphatase，TRAP）是骨桥蛋白（osteopontin，OPN）降解的关键酶，由*ACP5*基因编码。*ACP5*突变导致破骨细胞和骨髓细胞TRAP缺陷，使类浆细胞树突状细胞中OPN降解受阻。磷酸化OPN激活TLR9信号途径，促使IRF7和NF-κB入核，诱导Ⅰ型IFN、IL-6和TNF表达。TRAP缺陷患者表现为脊柱软骨发育不良（spondyloenchondrodysplasia，SPENCD），表型类似AGS，有颅内钙化、僵直及SLE表现。骨骼异常、短身材、脊椎扁平和软骨肉瘤是其特征性临床表型。所有SPENCD患者均有抗ds-DNA抗体/ANA阳性。

3.3 B细胞免疫耐受缺陷

B淋巴细胞在固有免疫和适应性免疫中起重要作用。B细胞发育过程中，在不同的检查点，通过B细胞受体（BCR）识别自身抗原，清除自身反应B细胞。自身反应性B细胞清除不足或失败，即阴性选择不足，将导致免疫耐受丧失，引发自身免疫性疾病。SLE的特征是各种自身抗体的产生与自身反应性B淋巴细胞清除不足，是自身免疫耐受失衡的结果[2-6]。

细胞表面死亡受体（CD95/Fas）属于TNF受体超家族（TNFRSF），在细胞凋亡中起主导作用。CD95/Fas突变可导致自身免疫性淋巴增殖综合征（autoimmune lymphoproliferative syndrome，ALPS），主要表现为慢性非肿瘤性淋巴结病、肝脾肿大、双阴性细胞增殖，以及自身免疫性疾病。

蛋白激酶C-δ（protein kinase C-δ，PKC-δ）由*PRKCD*基因编码，调控淋巴细胞的凋亡、生存和增殖。敲除*PRKCD*基因，小鼠出现狼疮样表型，包括自身反应性B细胞的阴性选择障碍，外周淋巴结

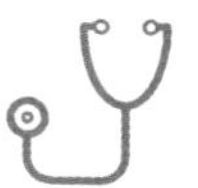

B细胞增殖失控。有报道研究3例来自近亲婚配父母的同胞，*PRKCD*纯合突变，3例同胞均符合美国风湿病学会（American College of Rheumatology，ACR）的1997年狼疮诊断标准。

RAS/MAPK信号途径生殖细胞突变可导致RAS病（RASopathy），呈常染色体显性遗传，这与细胞凋亡调节异常有关。致病基因包括*KRAS*、*NRAS*、*PTPN11*、*RAF*、*SHOC2*和*SOS1*。编码蛋白通过RAS/MAPK途径传递生长因子信号，调节细胞行为。以神经发育异常为特点的Noonan（相关）综合征是其代表性疾病，患者有SLE样表现、自身免疫性甲状腺炎、白癜风、乳糜泻和Degos综合征。

B细胞激活因子（B-cell activating factor，BAFF）由*TNFSF13B*基因编码。BAFF高表达患者易发生SLE、多发硬化症和类风湿关节炎。致病性功能变异体BAFF-var（核苷酸变异rs374039502与插入缺失变异GCTGT→A［rs200748895］的复合杂合变异）最初是通过GWAS研究撒丁岛人群发现的；后在其他人群中也有发现。BAFF-var导致产生一种短转录本，可以逃逸microRNA抑制，使可溶性BAFF升高，B淋巴细胞增殖和免疫球蛋白增加，以及发生自身免疫疾病倾向。

HA20蛋白由*TNFAIP3*基因编码，是多条免疫和炎症信号通路的负性调控因子，如NF-κB和NLRP3以及其他免疫信号通路。NF-κB经典途径调节异常会导致SLE和其他自身免疫疾病的发生。显性遗传*TNFAIP3*失功能突变，会导致A20蛋白单倍体剂量不足的自身免疫疾病和ALPS。

重组激活基因（*RAG1*/*RAG2*）编码调控V（D）J重组和BCR向TCR转换的关键酶。*RAG-1*或*RAG-2*失功能突变可导致重症联合免疫缺陷，T、B细胞缺乏。患者表现为淋巴细胞显著减少，低或无免疫球蛋白以及反复的机会性感染。单杂合致病性变异可能与*RAG1*相关疾病自身抗体产生有关。

IKAROS蛋白是造血过程的重要转录因子，由*IKZF1*基因编码。生殖细胞*IKZF1*杂合突变可导致造血异常、联合可变免疫缺陷和自身免疫性疾病；患者可能有SLE样表现和免疫性血小板减少性紫癜。GWAS研究提示*IKZF1*的5'UTR区rs1456896变异与狼疮肾炎的发病相关。

4 总结

单基因狼疮主要见于幼年儿童。由于单基因狼疮临床较为罕见，大多数临床医师对其病因、发病机制、临床表现、诊断鉴别及治疗预后等都较为陌生。本文总结单基因狼疮的致病基因类型及其相应临床特点，有助于临床医生更好地了解和掌握单基因狼疮的特点，提高临床医师对SLE的全面认识和诊治能力。

参考文献

［1］ CHARRAS A，SMITH E，HEDRICH C M．Systemic lupus erythematosus in children and young people［J］．Current rheumatology reports，2021（23）：20．

［2］ DEMIRKAYA E，SAHIN S，ROMANO M，et al．New horizons in the genetic etiology of systemic lupus erythematosus and lupus-like disease：Monogenic lupus and beyond［J］．Journal of clinical medicine，2020，9（3）：712．

［3］ COSTA-REIS P，SULLIVAN K E．Monogenic lupus：It's all new!［J］．Current opinion in immunology，2017（49）：87-95．

［4］ OMARJEE O，PICARD C，FRACHETTE C，et al．Monogenic lupus：Dissecting heterogeneity［J］．Autoimmunity reviews，2019；18（10）：102361．

［5］ COGGINS S A，MAHBOUBI B，SCHINAZI R F，et al．*SAMHD1* functions and human diseases［J］．Viruses，2020，12（4）：382．

［6］ SONG B，SHIROMOTO Y，MINAKUCHI M，et al．The role of RNA editing enzyme *ADAR1* in human disease［J］．Wiley interdisciplinary reviews-RNA，2022，13（1）：e1665．

生物制剂在儿童肾脏风湿性疾病中的应用进展

■ 于力
（广州市第一人民医院）

近年来，随着对儿童肾脏风湿性疾病的免疫学发病机制研究的不断深入，特别是细胞因子水平、细胞内信号传导在疾病中的重要意义受到关注，伴随新药的研发，越来越多的生物制剂被应用于临床治疗。多种生物制剂在儿童肾脏风湿性疾病的临床治疗中被使用，并获得很好的疗效。本文介绍应用于儿童肾脏风湿性疾病治疗的主要生物制剂，旨在为临床医生提供更好的治疗选择。

1　生物制剂在肾病综合征中的应用

1.1　抗CD20单克隆抗体

CD20是一种膜相关蛋白，主要表达于除浆细胞外的分化发育各阶段的B细胞表面，尤其在前B细胞及活化成熟B细胞表面存在高表达[1]。抗CD20单抗仅作用于B细胞系，其通过3种机制来削弱B细胞[2]：①与细胞表面的CD20分子直接结合诱导B细胞凋亡；②诱导补体依赖的细胞毒性作用清除B细胞；③通过抗体依赖性细胞介导的细胞毒作用清除与CD20单抗结合的B细胞。目前抗CD20单抗，主要包括第一代的利妥昔单抗（rituximab，RTX）；第二代完全人源化单抗的奥法木单抗（ofatumumab）、奥瑞珠单抗（ocrelizumab）和维妥珠单抗（veltuzumab）；第三代Fc片段经过糖基化修饰的人源化单抗阿妥珠单抗（obinutuzumab）等[2]。

（1）利妥昔单抗。RTX是一种人鼠嵌合型抗CD20单克隆抗体，由鼠抗CD20单抗的可变区Fab与人IgG1抗体恒定区Fc片段融合而成。RTX已成为免疫介导疾病的有效治疗药物，对许多免疫性疾病有一定疗效，其治疗相对安全。RTX用于一些自身免疫性疾病的治疗，如肾病综合征（nephrotic syndrome，NS）、特发性膜性肾病（membranous nephropathy，MN）、系统性红斑狼疮、幼年型特发性关节炎（juvenile idiopathic arthritis，JIA）、免疫性血小板减少性紫癜（immune thrombocytopenic purpura，ITP）、抗中性粒细胞胞质抗体（antineutrophil cytoplasmic antibody，ANCA）相关性血管炎（AAV）等疾病[2]。

2006年开始RTX用于儿童难治性NS的治疗，包括激素敏感型NS（steroid sensitive NS，SSNS）、激素依赖型NS（steroid dependent NS，SDNS）、激素耐药型NS（steroid resistant NS，SRNS）和频繁复发NS（frequently relapsing NS，FRNS）。《改善全球肾脏病预后组织（The Kidney Disease：Improving Global Outcomes，KDIGO）临床实践指南：肾小球肾炎》推荐将RTX用于规范化激素及免疫抑制剂治疗后仍频繁复发和药物副作用严重的NS患儿。随着RTX治疗各种NS的随机对照试验（RCT）研究的增多，证据等级增强，RTX在SDNS/FRNS中均有良好的治疗效果已被证实。中华医学会儿科学分会肾脏学组制定的《儿童激素敏感、复发/依赖肾病综合征诊治循证指南（2016）》中提出RTX治疗儿童NS，可使患儿获得缓解，减少复发[3]。2021年KDIGO发布的儿童肾病综合征指南中，RTX被纳入治疗SDNS/FRNS二线药物，将RTX放于同他克莫司（FK506）、环孢素A（CsA）、吗替麦考酚酯（MMF）等药物的同等地位；RTX被纳入治疗膜性肾病一线药物[4]。KDIGO指南指出，使用了最优的强的松和其他免疫抑制剂仍然频繁复发SSNS，或者有严重的激素不良反应的患儿可使用RTX[4]。

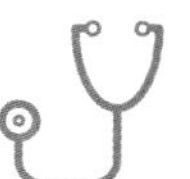

采用1～4次RTX的给药方案，主要有2种[5]：①给予RTX，每次375 mg/m^2，每周1次，共4次。②第1、15天各使用1次，每次375 mg/m^2。有研究提出RTX每次375 mg/m^2，6个月1次，共4次。后续治疗可根据临床疗效及监测$CD19^+$B淋巴细胞调整给药方案。给药前须检测乙型肝炎表面抗原和检测结核菌，使用前后监测IgG水平，尽早预估发生严重感染的风险。建议RTX后给予MMF维持治疗1～2年，提高尿蛋白持续缓解率。RTX起始剂量越高，B细胞重建时间越长，复发率越低[6]。RTX不良反应有鼻塞、低热、颜面潮红、咳嗽、皮疹、瘙痒、低血压等，使用数小时后消失，输液不良反应较少。RTX治疗安全有效，耐受性良好，不宜用于严重感染的病例。注意预防各种感染和肺孢子菌病，建议使用RTX后给予复方磺胺甲噁唑片，每周服用3次（连用或隔日用），疗程2～3个月。

（2）奥法木单抗。奥法木单抗是除RTX以外的应用于肾脏治疗领域最有前景的一种单抗，为人源性抗CD20单抗，可降低免疫原性，减少不良反应。作用机制与RTX一致，主要通过减少B细胞及稳定足细胞骨架蛋白，达到治疗肾脏疾病的效果。由于与CD20分子的亲和力更高，作用较RTX更强，用于在RTX治疗中对烷化剂和钙调磷酸酶抑制剂耐药型NS，对RTX过敏或耐药的NS，显示出其优势[7]。奥法木单抗有可能成为SRNS的替代有效治疗方法。对于RTX耐药的患儿，小剂量奥法木单抗可取得较好的疗效，但是对于加大奥法木单抗剂量能否使肾功能损伤的SRNS患儿获益，以及奥法木单抗的不良反应和安全性则有待于进一步研究。

（3）阿妥珠单抗（一种Ⅱ型抗CD20耗竭剂）。阿妥珠单抗可产生更深刻的CD20耗竭，并且在治疗某些血液系统肿瘤方面更有效。RTX被证明是治疗与M型磷脂酶A2受体（PLA2R）抗体相关的MN的有效疗法，尽管具有有效性，但RTX仍对多达40%的患者无效，这可能与部分患者PLA2R抗体滴度更高有关。对于使用RTX无效的PLA2R相关性MN患者，用阿妥珠单抗治疗后MN缓解，阿妥珠单抗可作为对RTX耐药或过敏的MN患者替代疗法，可能成为治疗MN的一线用药[8]。

2 生物制剂在系统性红斑狼疮中的应用

（1）贝利尤单抗。贝利尤单抗（belimumab）成为获得美国食品药品监督管理局批准的首个治疗SLE的靶向性生物制剂，该单抗被ACR/EULAR/BSR/KDIGO等全世界多个组织的SLE诊疗指南推荐，是全球首个获批用于≥5岁儿童SLE治疗的生物制剂。我国于2020年12月批准贝利尤单抗用于5岁及以上接受标准治疗仍有高疾病活动性、自身抗体阳性的SLE儿童，该药物已纳入国家医保，为更多患儿带来福音。2021年12月《中国儿童系统性红斑狼疮诊断与治疗指南》得以更新[9]，2022年5月《儿童系统性红斑狼疮临床诊断与治疗专家共识（2022版）》应运而生，指南和专家共识均纳入贝利尤单抗，为儿童SLE治疗提供新选择[10]。

贝利尤单抗是一种人源化的抗B淋巴细胞刺激因子（BlyS）的特异性抑制剂，通过阻断可溶性BlyS与B淋巴细胞上的BlyS受体的结合，可有效抑制自身反应性B淋巴细胞增殖分化、减少B淋巴细胞分泌自身抗体及炎症因子，减少脏器损伤。BlyS被称为B淋巴细胞刺激因子，具有特异性诱导B淋巴细胞增殖分化形成浆母细胞、分泌抗体，以及促进成熟B淋巴细胞的存活等功能，BAFF也参与T淋巴细胞与B淋巴细胞相互作用，活动性狼疮性肾炎患者尿液BAFF检出率显著升高，血清BAFF水平和SLE疾病活动性相关，BAFF是LN治疗的重要靶点[11]。

贝利尤单抗推荐用法[10]：静脉滴注给药，每次10 mg/kg，每2周1次，用3次；从第4周开始，每4周1次，连用5次，后续根据病情延长用药，可降低严重复发风险和激素用量，提高临床缓解率，减轻器官损伤。活动期患者尽早加用贝利尤单抗可能会改善预后。根据PLUTO研究（一项应用贝利尤单抗治疗儿童狼疮的随机、双盲、安慰剂的试验）结果，该药物在儿童LN的长期治疗中安全有效。在常规治疗基础上加用贝利尤单抗可提高LN诱导缓解的成功率，减少复发，延缓肾功能恶化。儿童长期治疗目标：为实现病情长期持续缓解，预防和

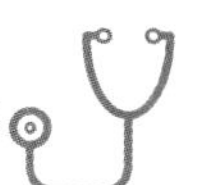

减少疾病复发，早期预防和控制疾病与药物所致的长期器官损伤和并发症，降低病死率，提高患儿生活质量。贝利尤单抗安全有效，感染等不良反应发生率低。

（2）利妥昔单抗。可用于难治性Ⅲ/Ⅳ型或Ⅴ型LN、神经精神性狼疮（neuropsychiatric lupus，NPSLE）及抗磷脂综合征（antiphospholipid syndrome，APS）患儿[12]。对存在脏器受累的难治性SLE或对标准免疫抑制治疗不耐受或有禁忌的患儿，可尝试使用利妥昔单抗[12]。使用过程中监测B淋巴细胞数量及功能，以避免严重感染的发生。

（3）泰它西普（telitacicept）。泰它西普是我国自主研制的新一代SLE双靶点生物制剂，2021年3月被国家药监局批准上市，成为首个拥有SLE适应证的“双靶点”生物制剂，是一种Blys（BAFF）和增殖诱导配体（APRIL）的双靶点靶向抑制剂。适用于在常规治疗上仍有高疾病活动性、自身免疫抗体阳性的SLE成人患者。用法为皮下注射，每周1次，每次2支（80 mg/支）[13]。在儿童患者中的有效性和安全性有待于进一步研究，尚无适应证。

（4）阿巴西普（abatacept）。阿巴西普是一种通过重组脱氧核糖核酸技术产生的重组融合蛋白，由人细胞毒性T淋巴细胞相关蛋白4（CTLA4）的胞外区与修饰的人IgG1的Fc区部分连接而成，通过竞争性地与抗原递呈细胞上CD28结合，抑制与CD28和CD80/CD86相关的作用，阻断CD28/CD80共刺激通路，阻断T淋巴细胞的活化，从而减弱B淋巴细胞和T淋巴细胞相互作用。在使用激素和霉酚酸酯的背景下联合阿巴西普治疗成人LN的Ⅲ期临床，治疗后抗双链DNA抗体、补体C3和C4水平较基线有更大的改善，这表示阿巴西普在活动性LN患者中有良好的耐受性[14]。

3　生物制剂在幼年型特发性关节炎中的应用

目前治疗幼年型特发性关节炎的生物制剂主要包括：① TNF-α抑制剂，如依那西普、英夫利昔单抗（infliximab）、阿达木单抗、戈利木单抗等；②IL-6受体拮抗剂，如托珠单抗（tocilizumab）；③IL-1受体拮抗剂，如阿那白滞素（anakinra）；④B细胞抑制剂，如利妥昔单抗；⑤T细胞抑制剂，如阿巴西普。

3.1 TNF-α拮抗剂

TNF-α是重要的促炎因子，参与JIA炎症的发生发展，JIA患儿的血浆和关节滑液中可检测到高水平的TNF-α，TNF-α拮抗剂通过特异性、靶向性拮抗TNF-α达到治疗目的。临床上使用的TNF-α拮抗剂共有3种：依那西普、英夫利昔单抗和阿达木单抗。塞妥珠单抗和戈利木单抗尚处于临床试验阶段。

（1）依那西普（etanercept）。依那西普是可溶性受体融合蛋白，是由人TNF受体的胞外段与人IgG1的Fc段组成的融合蛋白，可竞争性结合循环TNF-α，阻断炎性反应[15]。1999年美国FDA批准该药可用于2岁以上中重度多关节型JIA患儿的治疗，多个临床研究中心均证实其在JIA治疗中的疗效及安全性较好。我国2011年发布了《依那西普治疗幼年特发性关节炎的专家共识》，建议经传统治疗反应不佳或不能耐受传统治疗且关节炎症活动期的JIA患儿使用依那西普，可与氨甲蝶呤（methotrexate，MTX）等其他药物联合治疗，推荐剂量为每周0.8 mg/kg，分1～2次，皮下注射，每周总量不超过50 mg。治疗3个月以上，临床缓解后逐渐停药[15]。

（2）阿达木单抗（adalimumab）。阿达木单抗是第一个全人源化的TNF-α单克隆抗体，可特异性地与可溶性人TNF-α结合并阻断其与细胞表面TNF受体P55和P75的相互作用，很少产生过敏反应，可以作为JIA的一线治疗，多项临床研究证实了阿达木单抗的疗效及安全性[16]。2009年美国FDA批准阿达木单抗用于4岁以上多关节型JIA适应证患儿。在欧洲，阿达木单抗被批准与MTX联合用于对1种或以上传统非甾体抗风湿药（disease modifying antirheumatic drug，DMARD）反应不佳的2岁以上多关节型JIA患儿。2019年国家药物监督管理局审批通过了阿达木单抗用于2岁以上多关节型JIA的适应证患儿，单药使用或与MTX联合使用，常用剂量：10～<30 kg的剂

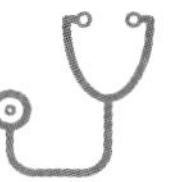

量为20 mg/次，≥30 kg的剂量为30 mg/次，最大剂量40 mg，每2周1次，皮下注射。阿达木单抗吸收缓慢，达到峰浓度约需130 h，半衰期16 d，JIA患儿治疗时间比较长，阿达木单显示出很好的治疗效果[16]。

（3）英夫利昔单抗。英夫利昔单抗是人-鼠嵌合抗TNF-α单克隆IgG Ⅰ抗体，可以中和游离的以及膜结合的TNF-α，抑制TNF-α与受体的结合。常用剂量为3～5 mg/kg，静脉用药，开始以0周、第2周和第6周为负荷量治疗，以后每8周1次维持治疗。半衰期为7.9～9.5 d。英夫利昔单抗大多用于临床症状明显、关节损害严重的JIA患儿，对于合并有间质性肺炎、葡萄膜炎等关节外表现的患者常能取得很好的疗效[17-19]。

3.2　白细胞介素拮抗剂

（1）IL-1抑制剂。白细胞介素拮抗剂（IL-α）是治疗全身型幼年特发性关节炎（SoJIA）的有效方法。主要有阿那白滞素、卡那单抗（canakinumab）和利纳西普（rilonacept）。一项最新研究表明，3种IL-1Ra（阿那白滞素、卡那单抗、利纳西普）均被证明对于全身型幼年特发性关节炎具有很好的疗效和安全性。建议对发病早、疾病持续时间短且伴关节受累、中性粒细胞高、铁蛋白高等特征的SoJIA患者使用IL-1Ra治疗，临床显示有很好的治疗效果[20]。

（2）IL-6受体拮抗剂——托珠单抗。2011年美国FDA批准托珠单抗用于≥2周岁的活动性SoJIA和多关节型幼年特发性关节炎（pJIA）的治疗，这也是国家药监局审批通过的第1个用于SoJIA的生物制剂[21]。用药方法为静脉滴注给药，每次8～12 mg/kg（SoJIA患儿，<30 kg，12 mg/kg；≥30 kg，每次8 mg/kg，每2周1次。pJIA患者，<30 kg，10 mg/kg；≥30 kg，每次8 mg/kg，每2周1次）。数据显示托珠单抗治疗SoJIA，无论是短期（3个月）、还是长期（2年）均是非常有效的。托珠单抗是治疗难治性SoJIA的有效方法，禁用于有活动性感染的患儿。

（3）T淋巴细胞调节剂——阿巴西普。阿巴西普是由CTLA-4

蛋白与人IgG1Fc段组成的可溶性融合蛋白，不会激活补体。通过与CD80/CD86结合，抑制协同刺激信号的产生，抑制T淋巴细胞活化。2005年阿巴西普获得美国FDA批准，可用于6岁以上难治性多关节炎型JIA患儿或不能耐受TNF抑制剂的JIA患儿。静脉滴注给药，每次10 mg/kg，每2周1次，第0、2、4周使用，之后每4周1次[22]。

综上所述，生物制剂在临床应用越来越广泛，明显降低肾病综合征患儿的复发率，减少激素和免疫抑制剂的用量，不会产生如CsA、FK506等造成的肾脏损害。在全球多个中心治疗儿童SDNS/SRNS取得良好的疗效，为SRNS和难治性肾病综合征的临床治疗带来突破。生物制剂在SLE治疗中的应用和发展方兴未艾，目标是更好地保护器官，减少复发，改善预后，提高生活质量。生物制剂开创了JIA治疗的新时代，给广大儿童带来福音。治疗中仍需要评估生物制剂的风险和不良反应，为儿童提供更加精准的治疗。

参考文献

［1］ TAKEI J，SUZUKI H，ASANO T，et al. Epitope mapping of an anti–CD20 monoclonal antibody（C_{20} Mab–60）using enzyme–linked immunosorbent assay［J］. Monoclonal antibodies in immunodiagnosis and immunotherapy，2021，40（6）：250–254.

［2］ 王琪，方翼. 利妥昔单抗生物类似药——rituximab–abbs［J］. 临床药物治疗杂志，2019，17（10）：5–9.

［3］ 中华医学会儿科学分会肾脏学组. 儿童激素敏感、复发/依赖肾病综合征诊治循证指南（2016）［J］. 中华儿科杂志，2017，55（10）：729–734.

［4］ EHREN R，BENZ M R，BRINKKOTTER P T，et al. Pediatric idiopathic steroid–sensitive nephrotic syndrome：Diagnosis and therapy–short version of the updated german best practice guideline（S2e）–AWMF register No.166–001，6/2020［J］. Pediatric nephrology（Berlin，Germany），2021，36（10）：2971–2985.

［5］ TEISSEYRE M，CREMONI M，BOYER–SUAVET S，et al. Advances in the management of primary membranous nephropathy and rituximab–refractory membranous nephropathy［J］. Front immunol，2022（13）：

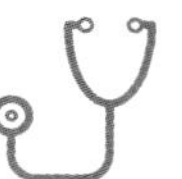

859419.

［6］ DELBET J D，LECLERC G，ULINSKI T．Idiopathic nephrotic syndrome and rituximab：May we predict circulating B lymphocytes recovery？［J］．Pediatric nephrology（Berlin，Germany），2019，34（3）：529-532.

［7］ WANG C S，LIVERMAN R S，GARRO R，et al．Ofatumumab for the treatment of childhood nephrotic syndrome［J］．Pediatric nephrology：Journal of the International Pediatric Nephrology Association，2017，32（5）：835-841.

［8］ DOSSIER C，PRIM B，MOREAU C，et al．A global anti-B cell strategy combining obinutuzumab and daratumumab in severe pediatric nephrotic syndrome［J］．Pediatric nephrology，2021，36（5）：1175-1182.

［9］ 中华医学会儿科学分会免疫学组，中华儿科杂志编辑委员会．中国儿童系统性红斑狼疮诊断与治疗指南［J］．中华儿科杂志，2021，59（12）：1009-1024.

［10］ 中华医学会儿科学分会风湿病学组，中国医师协会风湿免疫科医师分会儿科学组，海峡两岸医药卫生交流协会风湿免疫病学专业委员会儿童学组，等．儿童系统性红斑狼疮临床诊断与治疗专家共识（2022版）［J］．中华实用儿科临床杂志，2022，37（9）：641-652.

［11］ RAMSKOLD D，PARODIS I，LAKSHMIKANTH T，et al．B cell alterations during BAFF inhibition with belimumab in SLE［J］．EBioMedicine，2019（40）：517-527.

［12］ DODDS M，HOBDAY P，SCHULTZ B，et al．Successful treatment of severe subacute cutaneous lupus erythematosus with rituximab in an adolescent［J］．Pediatric dermatology，2018，35（3）：e189-e190.

［13］ DHILLON S．Telitacicept：First approval［J］．Drugs，2021，81（14）：1671-1675.

［14］ FAN Y，GAO D，ZHANG Z L．Telitacicept，a novel humanized，recombinant TACI-Fc fusion protein，for the treatment of systemic lupus erythematosus［J］．Drugs Today（Bare），2022，58（1）：23-32.

［15］ BUCKLEY L，WARE E，KREHER G，et al．Outcome monitoring and clinical decision support in polyarticular juvenile idiopathic arthritis［J］．Journal of rheumatology，2020，47（2）：273-281.

［16］ BURGOS-VARGAS R，TSE S M，HORNEFF G，et al．A randomized，double-blind placebo-controlled multicenter study of adalimumab in pediatric patients with enthesitis-related arthritis［J］．Arthritis care and research（Hoboken），2015，67（11）：1503-1512.

［17］TADDIO A，CATTALINI M，SIMONINI G，et al．Recent advances in the use of anti–TNF alpha therapy for the treatment of juvenile idiopathic arthritis［J］．Expert review of clinical immunology，2016，12（6）：641–649.

［18］RUPERTO N，LOVELL D J，CUTTICA R，et al．Long–term efficacy and safety of infliximab plus methotrexate for the treatment of polyarticular course juvenile rheumatoid arthritis: Findings from an open–label treatment extension［J］．Annals of the rheumatic diseases，2010，69（3）：585–587.

［19］中华医学会儿科学分会风湿病学组，中国医师协会风湿免疫科医师分会儿科学组，海峡两岸医药卫生交流协会风湿免疫病学专业委员会儿童学组，等．幼年特发性关节炎生物制剂及小分子靶向药物治疗专家共识（2022版）［J］．中华实用儿科临床杂志，2022，37（14）：1066–1073．．

［20］ONEL K B，HORTON D B，LOVELL D J，et al．2021 American College of Rheumatology guideline for the treatment of juvenile idiopathic arthritis：Therapeutic approaches for oligoarthritis，temporomandibular joint arthritis，and systemic juvenile idiopathic arthritis［J］．Arthritis rheumatol，2022，74（4）：553–569.

［21］RINGOLD S，WEISS P F，BEUKELMAN T，et al．2013 update of the 2011 American College of Rheumatology recommendations for the treatment of idiopathic arthritis：Recommendations for the medical therapy of with idiopathic arthritis and tuberculosis biologic medications［J］．Arthritis care and research（Hoboken），2013，65（10）：1551–1563.

［22］BRUNNER H I，WONG R，NYS M，et al．Abatacept：A review of the treatment of polyarticular–course juvenile idiopathic arthritis［J］．Pediatric drugs，2020，22（6）：653–672.

重视儿童遗传性肾脏病

■ 蒋小云
（中山大学附属第一医院）

遗传性肾脏病是引发儿童终末期肾脏病（end-stage kidney disease，ESKD）的主要原因，也是引发成人ESKD的重要原因[1]。在需要肾脏替代治疗（renal replacement therapy，RRT）的患者中，至少10%的成人患者和几乎所有的患儿都因遗传性肾脏疾病所致[2]。遗传性肾脏病成为继糖尿病、高血压、肾小球肾炎和肾盂肾炎后第5个导致ESKD的疾病[3]。在儿童人群中，遗传性肾脏病患病率为每百万儿童中18.5～86人。遗传性肾脏病在儿童慢性肾脏病（chronic kidney disease，CKD）中占42.1%～52.1%，且与患儿的起病年龄密切相关，起病年龄越早，遗传性肾脏病导致CKD的可能性越大[4]。此类疾病种类繁多，起病隐匿，临床表现常不特异，甚至可能进展至ESKD才被发现，因此早期、及时诊断此类疾病成为亟待解决的临床问题。加深临床医师对遗传性肾脏病的认识至关重要，这有助于对患儿的合理诊治、疾病管理，并对导致疾病进展的危险因素进行早期识别与干预，同时可以为患儿及其家庭提供有效的遗传咨询，有助于优生优育。

1　遗传性肾脏病的定义和分类

遗传性肾脏病广义上是指一大类与遗传有关、涉及不同病因的肾脏疾病，狭义上是指由于遗传物质结构或功能改变的肾脏疾病。该病具有一定的遗传基础、按一定方式垂直传递、后代中常常出现一定的发病比例。除肾脏受累外，还可伴有其他器官如眼、耳、骨骼等受累。自1985年常染色体显性遗传多囊肾病（autosomal dominant polycystic kidney disease，ADPKD）及1990年Alport综合征的致病基因被发现以来，越来越多遗传性肾脏病的致病基因被明确[5-6]。许多病因不明的肾脏病亦被发现与遗传物质的改变有关[5]。目前已有超过160多种肾脏疾病被确定存在遗传基础[7]。现阶段遗传性肾脏病的分类尚无统一共识，常用的分类方法包括以下2种[5-8]。

（1）根据病变部位分类，可分先天性肾脏和尿路畸形（congenital anomalies of the kidney and urinary tract，CAKUT）、纤毛病、肾小球疾病、肾小管和代谢性疾病及肾石症五类。

（2）按照遗传物质的改变分类，可分为染色体病、单基因病、多基因病、线粒体病和体细胞病。儿童常见的遗传性肾脏病有常染色体隐性遗传性多囊肾病、先天性肾脏和尿路畸形、肾单位肾痨、遗传性肾病综合征、Alport综合征、薄基底膜肾小球病、巴特综合征、Gitelman综合征、Dent病、原发性高草酸尿症等。

2　遗传性肾脏病的共同特点

遗传性肾脏病常有下列共同特点：

（1）临床表型具有异质性/多样性，即使同一致病基因突变，由于可能受到大量突变多样性、修饰基因或表观遗传学、环境因素甚至两个基因的作用或影响，最终也会导致临床表现不相同，有的临床症状轻微，有的临床症状较重，并影响其他器官系统。

（2）多数症状出现早，发病年龄小，多呈现慢性进行性、终身性表现；部分起病隐匿，临床表现多样，常累及多个系统、多个器官。

（3）多数无药可治，呈现较高的难治性、致残性和致死率，严重影响患儿的生活质量，增加家庭和社会的经济负担。

（4）具有遗传性，再生育需要风险评估和优生优育咨询。

3　基因检测在儿童遗传性肾脏病中的应用

遗传性肾脏病起病隐匿，临床表现多样，常累及多个系统、多个器官，需要接诊医生提高对遗传性肾脏病的关注，部分遗传性肾脏病通过症状、体征、生化检查、肾脏病理检查、影像学检查以及详细的家族史可明确诊断。但对于临床表现不典型的拟诊病例，以及需进行遗传咨询甚至有产前诊断需求的患者或家庭，需进行基因检测，以明确致病基因及基因变异详情。但目前临床尚缺乏肾脏病基因检测的统一规范，如哪些肾脏病需要基因检测、何时进行基因检测、如何选择合适的基因检测方案、如何基于基因检测结果进行解读及选择治疗方案等。基于目前对儿童遗传性肾脏病的认识，如患儿出现以下情况，建议考虑行基因检测[6，8-12]。

（1）起病年龄早，尤其是在婴儿期、胎儿期即出现症状的患儿，如多囊肾、1岁以内起病的肾病综合征、CAKUT等。

（2）伴有肾外表现的肾脏病，如合并其他系统的发育畸形、眼部病变、耳部病变等。

（3）对激素、免疫抑制剂耐药的肾病综合征。

（4）不明原因尤其是有肾脏病家族史的血尿/蛋白尿。

（5）不明原因的肾功能不全。

（6）不明原因的低钾血症、高钾血症、高血压、糖尿病、肾结石等。

（7）其他肾活检病理或影像学检查提示可疑遗传性肾脏病者。

（8）需要为遗传性肾脏病家庭提供遗传咨询时。

目前常用的遗传检测方案包括对基因变异的检测和对拷贝数变异的检测。其中对基因变异的检测包括一代测序和二代测序，二代测序又包括目标序列靶向捕获测序、全外显子组测序和全基因组测序；对拷贝数变异的检测主要通过染色体微阵列分析[8，13]。遗传检测方案必须基于患儿的临床表现进行选择，因此要求对患儿进行深入细致的临床评估。获得的遗传检测报告需结合患者的表型、可能的遗传模式以及共识指南等进行临床解读。值得注意的是基因检测结果的正确判读，可用于临床疑似遗传性肾脏病的诊断，但不能脱离临床仅靠基因检查结果诊断遗传性肾脏病或除外某种肾脏病系遗传因素所致。[7-8]

4 重视儿童遗传性肾脏病的全生命周期的管理

由于遗传性肾脏病具有长期、慢性和进展性的特点，需要临床医生提高对儿童遗传性肾脏病的认识，对患儿开展全生命周期的管理、随访和个体化治疗。对于遗传性肾脏病患儿制定治疗方案及评估预后时，需要结合临床表现及基因表型等进行考虑。除治疗肾脏原发病之外，还需关注其他系统的异常情况及并发症。一部分遗传性肾脏病存在有效的治疗方法，可以控制疾病进展，极大地推后RRT的启动时间，如胱氨酸病、法布里病、ADCK4相关性遗传性肾脏病[7]。但RRT仍然是目前多数遗传性肾脏病最主要的治疗方法之一。因此，对于肾功能恶化的遗传性肾脏病患者，把握开展RRT的时机，选择合适的RRT方案很重要。RRT包括血液透析、腹膜透析和肾移植，其中肾移植是最佳的RRT方式，在死亡率、生活质量、医疗花费等许多方面均优于透析治疗。对于儿童患者逐渐发展为成人患者，还需及时与成人肾内科进行转介。对于有婚育要求的家庭，要给予充足的遗传咨询，评估再生育风险以及考虑优生优育。

要精准诊治儿童遗传性肾脏病，需要儿科医生在提高对该病识别能力的基础上，掌握并及时更新遗传学知识，并与专业的实验检测专家、生物信息学家、遗传学家合作，建立多学科诊疗团队（multiple disciplinary team，MDT），构建包括患者组织在内的临床研究团队，为每一位患儿提供全生命周期的管理和护理。

参考文献

［1］ FLETCHER J，MCDONALD S，ALEXANDER S I．Prevalence of genetic renal disease in children［J］．Pediatric nephrology，2013，28（2）：251–56.

［2］ LEUMANN E P. Chronic juvenile kidney insufficiency：Results of a swiss questionnaire［J］. Schweizerische medizinische wochenschrift，1976，106（8）：244–250.

［3］ ARDISSINO G，DACCO V，TESTA S，et al. Epidemiology of chronic renal failure in children：Data from the ItalKid project［J］. Pediatrics，2003，111（4 Pt 1）：e382–387.

［4］ HAMED R M. The spectrum of chronic renal failure among jordanian children［J］. Journal of nephrology，2002，15（2）：130–135.

［5］ 朱春华，张爱华. 儿童遗传性肾脏病［J］. 中华儿科杂志，2021，59（9）：804–806.

［6］ BARKER D F，HOSTIKKA S L，ZHOU J，et al. Identification of mutations in the COL4A5 collagen gene in alport syndrome［J］. Science，1990，248（4960）：1224–1227.

［7］ DEVUYST O，KNOERS N V A M，REMUZZI G，et al. Rare inherited kidney diseases：Challenges，opportunities，and perspectives［J］. The lancet，2014，383（9931）：1844–1859.

［8］ 王芳，丁洁. 基因组时代临床医生如何做到精准诊断遗传性肾脏病［J］. 中华儿科杂志，2020，58（9）：701–704.

［9］ REEDERS S T，BREUNING M H，DAVIES K E et al. A highly polymorphic DNA marker linked to adult polycystic kidney disease on chromosome 16［J］. Nature，1985，317（6037）：542–544.

［10］ SHIMKETS R A，WARNOCK D G，BOSITIS C M，et al. Liddle's syndrome：Heritable human hypertension caused by mutations in the beta subunit of the epithelial sodium channel［J］. Cell，1994，79（3）：407–414.

［11］ LLOYD S E，PEARCE S H，FISHER S E，et al. A common molecular basis for three inherited kidney stone diseases［J］. Nature，1996，379（6564）：445–449.

［12］ ROSENTHAL W，SEIBOLD A，ANTARAMIAN A，et al. Molecular identification of the gene responsible for congenital nephrogenic diabetes insipidus［J］. Nature，1992，359（6392）：233–235.

［13］ The European Polycystic Kidney Disease Consortium. The polycystic kidney disease 1 gene encodes a 14 kb transcript and lies within a duplicated region on chromosome 16［J］. Cell，1994，77（6）：881–894.

第四章
行为与发育学

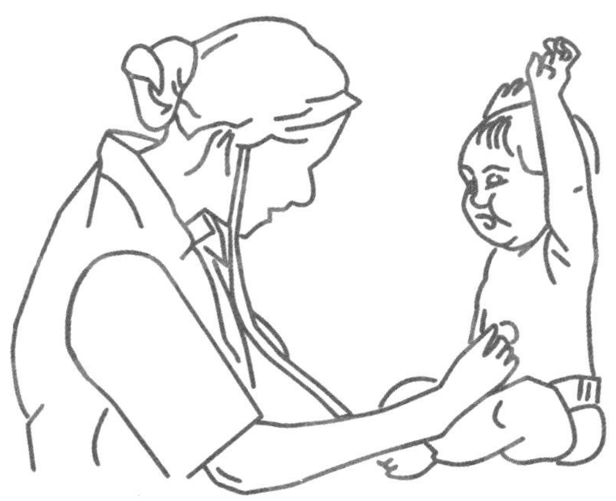

ADHD药物影像学研究进展

■ 吴赵敏　杨斌让
（深圳市儿童医院）

注意缺陷多动障碍（attention deficit hyperactivity disorder，ADHD）是最常见起病于儿童期的神经发育性疾病，其核心症状为注意力不集中、多动/冲动[1]。我国儿童青少年精神疾病的流行病学调查研究显示，ADHD是我国儿童青少年中患病率最高的疾病，其总患病率高达6.4%[2]。ADHD是一个终生性疾病，研究表明，超过60%的ADHD儿童，其症状持续到青少年和成年早期[3]。ADHD不管在儿童期还是成年期，都给患者和家庭的生活带来诸多的负面影响，包括学业成就不良、亲子关系紧张、情绪问题等。甚至有研究表明，ADHD患者寿命较短、出现各种意外事件的风险更高[1]。

在多个国家的指南中，药物治疗是学龄期儿童ADHD的一线治疗方案，我国当前用于治疗ADHD的一线药物主要包括哌甲酯和托莫西汀两类药物，不同的药物其药代动力学有所不同，因此其起效时间、药物疗效、适应人群略有不同[1]。近年来，随着神经影像学的发展，核磁共振和近红外成像技术作为安全有效的神经影像学扫描工具，可为临床提供大脑结构和功能信息，利用神经影像学深入探讨两种药物对ADHD患者大脑功能和结构的影响，可为两种药物的神经机制提供更多的科学依据。本文将就当前两种药物的神经影像学研究现状进行总结和分析。

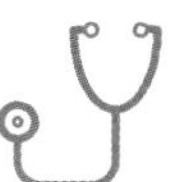

1　哌甲酯的药物影像学研究

在药理机制上，哌甲酯主要通过抑制突触前膜的多巴胺和去甲肾上腺素转运，提高突触间隙的多巴胺和去甲肾上腺素浓度而产生治疗效应。针对哌甲酯的神经影像学研究可以根据其随访时间大致分为单次口服哌甲酯对大脑功能的改变，长期（通常6周以上）口服哌甲酯对大脑功能的改变。

单次口服哌甲酯主要影响额叶–纹状体环路的功能活动。既往有关单次口服哌甲酯对抑制功能任务下大脑功能活动水平影响的系统综述提出，单次口服哌甲酯主要影响了额下回、额中回、基底节和小脑的功能活动水平，其中额下回和额中回主要在抑制控制任务下受影响，然而当前的研究并未发现大脑功能改变与其临床症状改善的相关性[4]。最近一项随机对照研究结果显示单次口服哌甲酯可以改善ADHD儿童工作记忆，同时改善各大认知网络，包括突显网络、默认网络、额顶网络的动态功能连接[5]。针对成年ADHD患者的研究结果同样显示，单次口服哌甲酯可以改善在奖赏信号下的腹侧纹状体的功能反应，同时减弱了背侧纹状体和背内侧前额叶的功能连接[6]。也有研究比较了单次口服哌甲酯对儿童和成年ADHD患者大脑功能影响的不同，结果显示，在儿童中单次口服哌甲酯降低了额叶和丘脑的功能连接强度和中心属性，而这些指标在成人患者中则有明显提高[7]。

长期口服哌甲酯也可引起大脑结构和功能改变，一项研究在37名儿童青少年ADHD患者和26名健康儿童青少年对照中对大脑结构拓扑属性与药物反应的相关性进行探讨，结果显示，全脑效能和全脑多个区域的局部效能与6周哌甲酯治疗疗效呈现正相关[8]。另一项研究中纳入了20名从未用药的ADHD儿童，利用多个不同的功能指标探讨了12周持续药物治疗对大脑功能的影响，结果显示，额顶网络与左侧岛叶皮质、右侧额顶皮质及脑干的功能连接得到了增强，同时双侧顶上回功能活动水平增强、右侧额颞皮质功能水平减低[9]，大脑功能的改变与症状的改善明显相关。在一项成人ADHD的研究中，对比了服用哌甲酯或安慰剂3个月和1年对大脑皮层体积的影响，结果显示长期服用哌甲酯有增加双侧小脑灰质体积的趋势，然而结果并没有统计学意义[10]。

综上，不管是单次口服哌甲酯还是长期口服哌甲酯均能明显地改善ADHD儿童的大脑功能，尤其在额叶-纹状体-小脑环路中的作用尤为明显。然而当下的研究未能进一步验证其大脑功能和结构改变与其症状改善的相关性。

2 托莫西汀的药物影像学研究

托莫西汀是一种选择性去甲肾上腺素再摄取抑制剂。有关托莫西汀的药物影像学研究相对较少，并且多在成人中完成。一项小样本研究在14名健康成人中进行随机交叉对照后发现，口服单剂量的托莫西汀可以降低奖赏任务下正常成人腹内侧前额叶的功能活动水平[11]。一项在儿童青少年中利用功能性近红外光谱（functional near-infrared spectroscopy，fNIRS）的研究发现，单次口服托莫西汀可以改善ADHD患者右侧前额叶和顶叶的功能异常[12]。Sugimoto等[13]的研究中，对31名成人ADHD的患者进行了为期8周的托莫西汀治疗后发现，托莫西汀可以增加在反应抑制任务下右侧背外侧前额叶功能活动。另一项针对24名成年ADHD患者为期8周的研究结果显示，托莫西汀有效降低了右侧额下回和前扣带回的功能活动水平，并且这一效应与抑制控制功能改善有关，同时托莫西汀还提高了左侧楔前叶的功能活动水平，这一效应则与视觉加工功能改善有关[14]。

综上，目前有关托莫西汀的药物影像学研究较少，但现有研究均表明托莫西汀主要通过影响额叶-扣带回环路的功能水平而达到治疗作用。

3 哌甲酯和托莫西汀平行比较的药物影像学研究

除了单独对上述两个药物的效应进行探讨，也有研究直接比较两

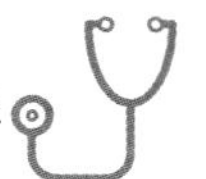

个药物的作用。一项随机对照研究（14名ADHD青少年和27名健康青少年对照）分别比较了单剂量哌甲酯和托莫西汀对大脑功能的影响，研究结果显示，在持续注意任务下，哌甲酯特异性上调了左侧腹外侧前额叶、颞上回的活动水平，托莫西汀的这一作用并不明显，哌甲酯和托莫西汀两个药物均对右侧颞中回、后扣带回和楔前叶的活动水平有所提高[15]。另一项类似的研究探讨在抑制任务下两种药物的作用（19名从未用药的ADHD男童和29名正常男童对照），结果同样发现哌甲酯特异性上调了右侧腹外侧前额叶的功能活动水平，这一效应也与抑制功能改善呈正相关，两种药物均能上调左侧腹外侧前额叶的功能活动水平，使之与对照组相当[16]。

在药物长期效应上，有一项研究探讨了12周的哌甲酯或托莫西汀治疗对静息状态下脑功能的影响，结果发现，12周的哌甲酯治疗引起的左侧颞上回、左侧顶下回的功能改变，以及12周的托莫西汀治疗对左侧缘回和左侧枕下回的功能改变均与ADHD儿童的注意力改善有关。而多动冲动症状的改善则与两种药物引起的双侧的中央前回和中央后回的功能改变有关[17]。反映抑制任务的功能影像学研究也有类似的发现，为期12周的托莫西汀治疗降低了儿童青少年ADHD患者前扣带回和背外侧前额叶功能活动水平，这一效应与持续注意功能改善有关，相反地，哌甲酯则增强了额下回的功能活动水平，这一效应则与冲动得到改善有关[18]。最近一项来自北京大学第六医院的研究比较了12周口服哌甲酯和托莫西汀对ADHD儿童大脑功能的影响，结果发现，哌甲酯和托莫西汀均能改变额叶–扣带回–顶叶–小脑皮质的度中心性指标，其中托莫西汀对小脑区域的改变效果要弱一些，这些功能的改变与其症状改善存在相关性[19]。

4　总结

不管是单次口服还是长期用药，哌甲酯和托莫西汀均能通过影响大脑功能和结构达到治疗效果，两种药物对大脑功能的影响既有相同的地方，也有各自的特征，这可能与具体的药理机制有关。哌甲酯对大脑功能的影响主要集中于额叶–纹状体–小脑环路，而托莫西汀则对额叶–扣带回环路的影响较为显著。当然，当前有关托莫西汀和哌甲酯的药物影像学研究样本量仍较小，研究所采用的模式和指标也各有不同，这使得研究结果的推广进一步受限。因此在未来的研究中，进一步扩大样本量、延长随访时间、采用统一的指标、联合药物遗传学等将为揭示两种药物的神经机制提供更多的科学依据。

参考文献

［1］ FARAONE S V，BANASCHEWSKI T，COGHILL D，et al. The world federation of ADHD international consensus statement：208 Evidence–based conclusions about the disorder［J］. Neuroscience & biobehavioral reviews，2021（128）：789–818.

［2］ LI F H，CUI Y H，LI Y，et al. Prevalence of mental disorders in school children and adolescents in China：Diagnostic data from detailed clinical assessments of 17 524 individuals［J］. Journal of child psychology and psychiatry，2022，63（1）：34–46.

［3］ SIBLEY M H，ARNOLD L E，SWANSON J M，et al. Variable patterns of remission from ADHD in the multimodal treatment study of ADHD［J］. The American journal of psychiatry，2022，179（2）：142–151.

［4］ CZERNIAK S M，SIKOGLU E M，KING J A，et al. Areas of the brain modulated by single–dose methylphenidate treatment in youth with ADHD during task–based fMRI：A systematic review［J］. Harvard review of psychiatry，2013，21（3）：151–162.

［5］ MIZUNO Y，CAI W D，SUPEKAR K，et al. Methylphenidate remediates aberrant brain network dynamics in children with attention–deficit/hyperactivity disorder：A randomized controlled trial［J］. Neuroimage，2022（257）：119332.

［6］ FURUKAWA E，DA COSTA R Q M，BADO P，et al. Methylphenidate modifies reward cue responses in adults with ADHD：An fMRI study［J］. Neuropharmacology，2020，162（C）：107833.

［7］ KAISER A，BROEDER C，COHEN J R，et al. Effects of a single–dose methylphenidate challenge on resting–state functional connectivity in stimulant–treatment naive children and adults with ADHD［J］. Human brain mapping，2022，43（15）：4664–4675.

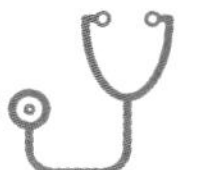

[8] GRIFFITHS K R, BRAUND T A, KOHN M R, et al. Structural brain network topology underpinning ADHD and response to methylphenidate treatment [J]. Transl psychiatry, 2021, 11 (1): 150.

[9] YOO J H, KIM D, CHOI J, et al. Treatment effect of methylphenidate on intrinsic functional brain network in medication-naive ADHD children: A multivariate analysis [J]. Brain imaging and behavior, 2018, 12 (2): 518-531.

[10] LUDGER T V E, SIMON M, STEFAN K, et al. The effect of methylphenidate intake on brain structure in adults with ADHD in a placebo-controlled randomized trial [J]. Journal of psychiatry & neuroscience, 2016, 41 (6): 422-430.

[11] SUZUKI C, IKEDA Y, TATENO A, et al. Acute atomoxetine selectively modulates encoding of reward value in ventral medial prefrontal cortex [J]. Journal of nippon medical school, 2019, 86 (2): 98-107.

[12] NAGASHIMA M, MONDEN Y, DAN I, et al. Neuropharmacological effect of atomoxetine on attention network in children with attention deficit hyperactivity disorder during oddball paradigms as assessed using functional near-infrared spectroscopy [J]. Neurophotonics, 2014, 1 (2): 025007.

[13] SUGIMOTO A, SUZUKI Y, YOSHINAGA K, et al. Influence of atomoxetine on relationship between ADHD symptoms and prefrontal cortex activity during task execution in adult patients [J]. Frontiers in human neuroscience, 2021 (15): 755025.

[14] FAN L Y, CHOU T L, GAU S S F. Neural correlates of atomoxetine improving inhibitory control and visual processing in drug-naive adults with attention-deficit/hyperactivity disorder [J]. Human brain mapping, 2017, 38 (10): 4850-4864.

[15] KOWALCZYK O S, CUBILLO A I, SMITH A, et al. Methylphenidate and atomoxetine normalise fronto-parietal underactivation during sustained attention in ADHD adolescents [J]. European neuropsychopharmacology, 2019, 29 (10): 1102-1116.

[16] CUBILLO A, SMITH A B, BARRETT N, et al. Shared and drug-specific effects of atomoxetine and methylphenidate on inhibitory brain dysfunction in medication-naive ADHD boys [J]. Cerebral Cortex, 2014 (1): 174-185.

[17] SHANG C Y, YAN C G, LIN H Y, et al. Differential effects of

methylphenidate and atomoxetine on intrinsic brain activity in children with attention deficit hyperactivity disorder［J］. Psychological medicine，2016，46（15）：3173–3185.

［18］CHOU T L，CHIA S，SHANG C Y，et al. Differential therapeutic effects of 12–week treatment of atomoxetine and methylphenidate on drug–naive children with attention deficit/hyperactivity disorder：A counting Stroop functional MRI study［J］. European neuropsychopharmacology，2015，25（12）：2300–2310.

［19］FU Z，YUAN J，PEI X Y，et al. Shared and unique effects of long–term administration of methylphenidate and atomoxetine on degree centrality in medication–naive children with attention–deficit /hyperactive disorder［J］. The international journal of neuropsychopharmacology，2022，25（9）：709–719.

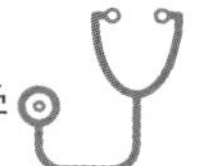

孤独症谱系障碍治疗进展

■陈碧媛　汪芳　张颖滢　刘宇翀　邓红珠
（中山大学附属第三医院）

孤独症谱系障碍（autism spectrum disorder，ASD）是一类高度异质，以显著的社交互动缺陷为特征，伴有非典型的感知觉处理加工、重复刻板行为和狭隘兴趣的神经发育障碍性疾病[1]。全球ASD发病率和患病率逐年攀升[2]。相较1990年，2019年我国的标准化年龄患病率提高了4%[3]；6～12岁ASD儿童估计患病率为0.7%（相当于70万～100万名6～12岁儿童）。另一方面，全球ASD负担整体呈现上调趋势；2019年，我国ASD的估计伤残调整生命年（disability-adjusted life year，DALY）率约为57/10万人[3]。因此，如何有效改善ASD个体的结局，是全球ASD工作者的共同议题。

近年来，有关ASD个体不同年龄段的结局研究，以及ASD倡导人士的推广，促使对干预的目标从既往强调"治愈"核心缺陷，转为强调尊重ASD个体的神经多样性；同时发掘和培养优势能力，使其社会功能最大化，从而实现"理想稳态"[4]；对于其能力的不足及问题行为，应遵循"快乐适度"的原则，使其实现障碍最小化[5]。2020年美国儿科协会就明确指出了ASD干预的方向：①最小化核心缺陷和共患病；②通过促进学习和习得适应性技能，最大限度地提高功能独立性；③减少或消除可能影响功能的问题行为。因此，以ASD个体为中心量身定制的涵盖其家庭和周遭环境的"生态系统"[6]，提供基于循证的、连续的和适宜的全生命周期支持，是ASD干预的核心原则。

本文将围绕ASD儿童和青少年的干预进展进行综述，并突出家庭在ASD儿童和青少年干预中的功能，最后简述近年来新兴的人工智能干预，以期为ASD工作者提供临床和研究思路。

1 ASD儿童干预

近年来，针对低龄儿童的干预研究成果显著。一方面，越来越多的RCT研究证明，经干预后ASD儿童在社交、语言、认知、社会适应能力及行为等多方面均有不同程度的进步[7]。另一方面，多个国家制定或更新了临床指南及专家共识，使得ASD的临床干预实践更加统一化。首先，早期干预已被证实具有积极作用，甚至在诊断之前也可以实施干预[8]。Insel[9]在2007提出了“超早期干预”的理念，建议使用积极策略减轻发展过程中的风险，改善前驱症状，而不是“消除”疾病。2017年英国的一项研究显示，对54例高风险ASD儿童进行超早期干预并持续随访3年，干预组幼儿ASD症状的严重程度降低，亲子二元互动的质量提升[10]。其次，家庭作为低龄ASD儿童主要的生活场所，家长介导家庭干预的重要性得到越来越多循证依据支持[11]。

目前，对低龄儿童的干预有效的方法主要分为两大类：专项干预（focused intervention practices）和综合干预（comprehensive program models）[12]。专项干预是指使用某种具体的干预方法针对ASD儿童具体行为、发展目标或单一技能进行干预，如辅助、强化、示范、回合式教学法、社交故事教学等。综合干预是指针对ASD儿童多种核心缺陷和多个发展目标而设计，整合应用多种干预方法和技术，对ASD进行广泛性干预，以此提高ASD儿童的整体发展水平，如结构化教学（treatment and education of autistic and communication handicapped children，TEACCH）、早期密集行为干预（early intensive behavior intervention，EIBI）[13]、早期干预丹佛模式（early start Denver model，ESDM）[14]、社交情绪调控交互支持模

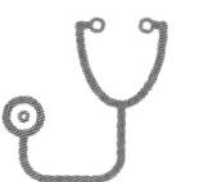

式（social communication emotional regulation and transactional support model，SECRTS）[15]等，并且多数都开始转向更自然的、适合儿童发展的模式[16]。

Sandbank M等[11]在2020年的ASD干预的荟萃分析中发现，自然情景干预模式（naturalistic developmental behavioral interventions，NDBI）[17]被认为是最有前景的干预方法。NDBI是一类结合了行为干预策略和发展理论的干预方法的统称，例如早期干预丹佛模式[14]、改良式情景教学法（enhanced milieu teaching，EMT）[18]、共同注意象征游戏参与和调节模式（joint attention symbolic play engagement and regulation，JASPER）[19]、社交情绪调控交互支持模式等。不同NDBI之间共享的策略包括：在儿童的自然环境中使用随机教学，遵循儿童的行为方式，参与吸引儿童注意力的活动，并拓展他们的注意焦点，使用自然强化物强化儿童参与动机，在物品和社交游戏常规中引导患儿学会分享，并强调创建一个自然强化的学习环境。

NDBI模式重视父母的参与，并含有专门的完整的父母培训课程体系[11]。家庭环境和父母的养育方式可以在很大程度上影响儿童的社会化进程，尤其是在语言发展、认知发展、交流和沟通技能，以及社会交往能力等方面起到关键作用。因此，开展ASD儿童的家庭干预极为重要。许多研究表明家庭干预对改善ASD儿童的社交能力和适应行为都非常重要[20]，而且家庭干预对提高ASD儿童父母的自我效能感、心理健康水平均有积极的影响，从而有助于ASD儿童家庭整体功能的改善。国内外常见的ASD家庭干预模式包括家长实施的ESDM（parent-implemented ESDM，P-ESDM）[17]、提高父母作为沟通老师能力的项目（project of improving parents as communication teachers，project ImPACT）[21]、JASPER[22]、结构化-社交-行为干预模式（behavior-structure-relationship model，BSR）、世界卫生组织照顾者养育技能培训项目（WHO caregivers skills training，WHO-CST）[23]等。

需要指出，父母介导的家庭干预更容易在有较多时间陪伴孩子的家庭中实施，并且父母的特征，包括压力水平、心理健康状态、受教育程度和认知水平等因素都有可能影响家庭干预实施的有效性，因此在实施家庭干预前有必要对家庭及父母的特定情况进行评估[24]。

2 ASD青少年干预

ASD青少年随着个体的自我意识逐渐发展，社会期待提高，生活情景逐渐从以家庭为主转向校园、社会[25]，针对他们的干预和治疗，需要更关注个体的主观生存质量[26]与心理健康[27]、优势能力的发展[28]和过渡期社会结局[29]。

ASD青少年的干预通常会采用基于典型发育人群开发的方案，但需要针对ASD个体的特殊需要来进行修订。有效的调整包括：采用视觉化辅助，结构化、简明化的语言，更多的行为实践，个体化的强化课时，家长更深度地参与干预治疗的过程并关注和适应ASD个体的感知觉处理特征[30]。

有别于在儿童早期的社交技能或情绪问题干预（即以一对一个别化高强度的行为干预为主）的模式[13]，青春期和成年早期的社交技能或焦虑问题干预，以团体干预为主、家长辅助的模式实施，强调青少年进行干预治疗的动机。这个时期的心理社交干预模式，多数基于认知行为疗法（cognitive behavior therapy，CBT）形式进行改良，结合应用行为分析、结构化等方法，遵循个体自然发展的规律，形成综合性的干预训练模式。

此外，在针对较大年龄的ASD儿童和青少年干预中，家长课程对提高家庭对儿童干预的支持，应对ASD儿童的情绪问题、减少不良行为、加强父母的心理健康和改善家庭的福祉（well-being）等构建积极稳定的家庭生态功能系统方面也非常重要[31]。目前有关家长干预在ASD青少年群体中的研究报告较少，有必要实施更大样本的随机对照研究以进一步探讨。

总体而言，相较个体生命早期，目前关于ASD青少年和成年的干

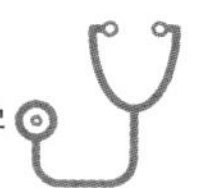

预和治疗研究仍相当匮乏。新开发或修订的干预方法普遍缺乏严谨的方法学验证，可行性研究占多数。目前报道的干预研究的侧重点仍较少考虑到ASD青少年和成人个体的主观需要，所选择的干预结局指标缺少个人意义[32]。此外，大多数已发表的干预或治疗研究，其面向的群体为不伴有智力障碍的ASD个体，因此开发和验证对伴有智力障碍的ASD青少年的干预手段的进程亟待推进。

3　人工智能技术在ASD干预中的应用

基于机器学习的人工智能辅助诊断技术已经广泛应用于ASD的诊断识别。诊断方法主要集中于利用面部表情、目光注视、姿势动作、刻板行为，或结合以上因素的多模态行为评估技术[33]来实现ASD的智能化诊断分析。基于以上技术开发出的虚拟现实（virtual reality，VR）和增强现实（augmented realtiy，AR）技术也已被广泛应用于ASD的干预治疗中[34]，VR通过产生视觉和听觉刺激来显示模拟真实世界场景的人工环境。AR提供了叠加在真实环境中的人工视觉和听觉信息。AR通常通过平板电脑和智能手机以及AR眼镜呈现。VR可以使用各种工具，如头戴式显示器、台式电脑或笔记本电脑。ASD干预治疗的VR与AR的大多数研究侧重于提升社交技能和情感识别技能，并有明确的证据证明这些方法的有效性[35]，来自美国的Floreo公司的VR平台已经建成并创建了一套虚拟现实课程，课程涵盖了早期发展技能、社交和安全技能以及情绪调节，并且不仅有望应用于ASD儿童，还可应用于注意力缺陷多动障碍或焦虑症儿童的康复[36]。在斯坦福大学的一项利用增强现实的ASD干预研究中，利用可穿戴设备谷歌眼镜对现实场景中的表情进行视觉及语音提示，被证明可以很好地提升ASD儿童情绪识别技能[37]。在虚拟现实与增强现实技术应用于ASD谱系障碍的干预的研究中普遍存在样本量小、儿童易受到声音与感觉刺激的干扰而难以配合完成课程的问题，因此，裸眼虚拟现实技术将比可穿戴设备更能解决上述问题，适应性更广。另外，基于上述多模态传感技术，目前已有许多学者开发出兼具多模态反馈的认知训练机器人，通过视觉反馈、听觉反馈、触觉反馈等方式，力求在人工智能多模态行为识别的基础上开发出友好的反馈系统辅助训练，认知机器人已广泛应用于ASD儿童的认知训练，便携式干预机器人甚至可以应用于家庭辅助社交干预，但该领域仍然存在多方面的挑战，包括道德问题、以用户为中心的设计矛盾、机器人辅助认知训练系统的可靠性、置信度和成本效益、个性化方案[38]。未来的研究还应考虑人机协作和社会认知，促进更自然的人机交互。

4 总结和展望

虽然本综述只对ASD儿童和青少年的干预进行了回顾，提出了家庭在ASD干预中的重要性，但是毋庸置疑，临床工作者对ASD个体的支持，需要贯穿全年龄段，并针对不同个体特定的需要，制定适宜的干预和治疗。不同的干预和治疗方案，其共同原则都应强调让ASD个体能与所处环境的适应契合程度最大化，并最大程度发挥个体的功能。令人振奋的是，目前围绕着ASD个体不同需要的干预模式和手段，尤其是近年来新兴的人工智能干预，正呈现百花齐放的美好局面。然而，有关这些干预方法的有效性、适用目标人群、适用的时机，以及不同干预手段之间的疗效比较，需要学者们通过更多基于严谨科学方法的试验，来获得可靠的结论。

参考文献

［1］ American Psychiatric Association. Diagnostic and statistical manual of mental disorders［M］. 5th ed., text rev. ed., Washington：American Psychiatric Publishing Inc., 2013.

［2］ ZEIDAN J，FOMBONNE E，SCORAH J，et al. Global prevalence of autism：A systematic review update［J］. Autism research，2022，15（5）：778–790.

［3］ SOLMI M，SONG M，YON D K，et al. Incidence，prevalence，and global burden of autism spectrum disorder from 1990 to 2019 across 204 countries［J］. Molecular psychiatry，2022，27（10）：4172–4180. .

［4］ 邹小兵，汪瑜，李妍，等. 从稳态失衡到理想稳态：自闭症谱系障碍动态

发病机制与干预新理念［J］. Brain Child，2021，20（1）：42-51.
［5］邹小兵. 孤独症谱系障碍干预原则与BSR模式［J］. 中国儿童保健杂志，2019，27（1）：1-6.
［6］BRONFENBRENNER U. Ecological models of human development［M］//HUSEN T，POSTLETHWAITE T N. International encyclopedia of education. Oxford：Pergamon press，1994.
［7］FULLER E A，KAISER A P. The effects of early intervention on social communication outcomes for children with autism spectrum disorder：A meta-analysis［J］. Journal of autism & developmental disorders，2020，50（5）：1683-1700.
［8］LORD C，BRUGHA T S，CHARMAN T，et al. Autism spectrum disorder［J］. Nature reviews disease primers，2020，6（1）：5.
［9］INSEL T R. The arrival of preemptive psychiatry［J］. Early interv psychiatry，2007，1（1）：5-6.
［10］GREEN J，PICKLES A，PASCO G，et al. Randomised trial of a parent-mediated intervention for infants at high risk for autism：Longitudinal outcomes to age 3 years［J］. Journal of child psychology and psychiatry，2017，58（12）：1330-1340.
［11］CRANK J E，SANDBANK M，DUNHAM K，et al. Understanding the effects of naturalistic developmental behavioral interventions：A project aim meta-analysis［J］. Autism research，2021，14（4）：817-834.
［12］HUME K，STEINBRENNER J R，ODOM S L，et al. Evidence-based practices for children，youth，and young adults with autism：Third generation review［J］. Journal of autism and developmental disorders，2021，51（11）：4013-4032.
［13］REICHOW B，HUME K，BARTON E E，et al. Early intensive behavioral intervention（EIBI）for young children with autism spectrum disorders（ASD）［J］. Cochrane database of systematic reviews，2018，5（5）：CD009260. .
［14］DAWSON G，ROGERS S，MUNSON J，et al. Randomized，controlled trial of an intervention for toddlers with autism：The early start denver model［J］. Pediatrics，2010，125（1）：e17-23.
［15］WETHERBY A M，GUTHRIE W，WOODS J，et al. Parent-implemented social intervention for toddlers with autism：An RCT［J］. Pediatrics，2014，134（6）：1084-1093.
［16］LORD C，CHARMAN T，HAVDAHL A，et al. The lancet commission on

the future of care and clinical research in autism [J]. Lancet, 2022, 399 (10321): 271-334.

[17] ZHOU B R, XU Q, LI H P, et al. Effects of parent-implemented early start denver model intervention on chinese toddlers with autism spectrum disorder: A non-randomized controlled trial [J]. Autism research, 2018, 11 (4): 654-666.

[18] HANCOCK T B, LEDBETTER-CHO K, HOWELL A, et al. Early intervention for young children with autism spectrum disorder [M]. Berlin: Springer, 2016: 177-218.

[19] KASARI C, FREEMAN S, PAPARELLA T. Joint attention and symbolic play in young children with autism: A randomized controlled intervention study [J]. Journal of child psychology and psychiatry, 2006, 47 (6): 611-620.

[20] PACIA C, HOLLOWAY J, GUNNING C, et al. A systematic review of family-mediated social communication interventions for young children with autism [J]. Review journal of autism and developmental disorders, 2022, 9 (2): 208-234.

[21] INGERSOLL B, WAINER A. Initial efficacy of project ImPACT: A parent-mediated social communication intervention for young children with ASD [J]. Journal of autism and developmental disorders, 2013, 43 (12): 2943-2952.

[22] WADDINGTON H, REYNOLDS J E, MACASKILL E, et al. The effects of JASPER intervention for children with autism spectrum disorder: A systematic review [J]. Autism, 2021, 25 (8): 2370-2385.

[23] SALOMONE E, PACIONE L, SHIRE S, et al. Development of the WHO caregiver skills training program for developmental disorders or delays [J]. Front psychiatry, 2019 (10): 769.

[24] SHALEV R A, LAVINE C, DI MARTINO A. A systematic review of the role of parent characteristics in parent-mediated interventions for children with autism spectrum disorder [J]. Journal of developmental and physical disabilities, 2019, 32 (1): 1-21.

[25] JAWORSKA N, MACQUEEN G. Adolescence as a unique developmental period [J]. Journal of psychiatry & neuroscience, 2015, 40 (5): 291-293.

[26] TAVERNOR L, BARRON E, RODGERS J, et al. Finding out what matters: Validity of quality of life measurement in young people with

ASD [J]. Child: care, health and development, 2013, 39 (4): 592-601.

[27] VASA R A, HAGOPIAN L, KALB L G. Investigating mental health crisis in youth with autism spectrum disorder [J]. Autism research, 2020, 13 (1): 112-121.

[28] BAL V H, WILKINSON E, FOK M. Cognitive profiles of children with autism spectrum disorder with parent-reported extraordinary talents and personal strengths [J]. Autism, 2022, 26 (1): 62-74.

[29] CHEAK-ZAMORA N, TAIT A, COLEMAN A. Assessing and promoting independence in young adults with autism spectrum disorder [J]. Journal of developmental & behavioral pediatrics, 2022, 43 (3): 130-139.

[30] SPAIN D, HAPPÉ F. How to optimise cognitive behaviour therapy (CBT) for people with autism spectrum disorders (ASD): A delphi study [J]. Journal of rational-emotive and cognitive-behavior therapy, 2019, 38 (2): 184-208.

[31] CONRAD C E, RIMESTAD M L, ROHDE J F, et al. Parent-mediated interventions for children and adolescents with autism spectrum disorders: A systematic review and meta-analysis [J]. Front psychiatry, 2021 (12): 773604.

[32] LEADBITTER K, BUCKLE K L, ELLIS C, et al. Autistic self-advocacy and the neurodiversity movement: Implications for autism early intervention research and practice [J]. Frontiers in psychology, 2021 (12): 635690.

[33] LIU W B, ZHOU T Y, ZHANG C H, et al. Response to name: A dataset and a multimodal machine learning framework towards autism study [C] // Proceedings of the 7th international conference on affective computing and intelligent interaction (ACII), San Antonio, TX, 2017.

[34] DECHSLING A, ORM S, KALANDADZE T, et al. Virtual and augmented reality in social skills interventions for individuals with autism spectrum disorder: A scoping review [J]. Journal of autism and developmental disorders, 2021, 52 (11): 4692-4707.

[35] LORENZO G, LLEDÓ A, ARRÁEZ-VERA G, et al. The application of immersive virtual reality for students with ASD: A review between 1990-2017 [J]. Education and information technologies, 2018, 24 (1): 127-151.

[36] MERTZ L. AI, virtual reality, and robots advancing autism diagnosis and

therapy［J］. IEEE pulse，2021，12（5）：6–10.

［37］WASHINGTON P，VOSS C，KLINE A，et al. SuperpowerGlass：A wearable aid for the at–home therapy of children with autism［J］. Proceedings of the ACM on interactive，mobile，wearable and ubiquitous technologies，2017，1（3）：1–22.

［38］RUDOVIC O，LEE J，MASCARELL–MARICIC L，et al. Measuring engagement in robot–assisted autism therapy：A cross–cultural study［J］. Frontiers in robotics and AI，2017（4）：1–17.

第五章
血液病与肿瘤学

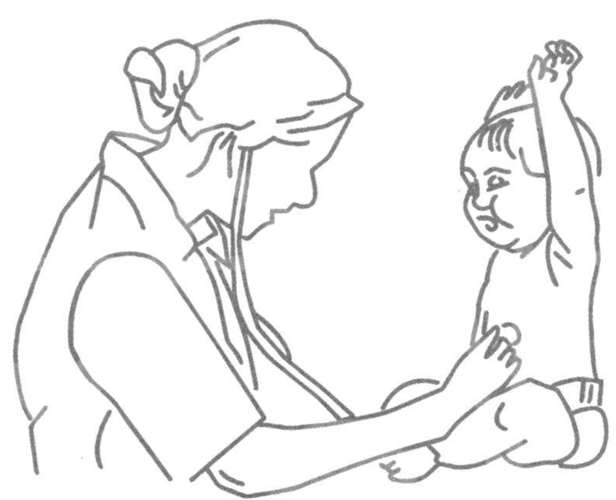

地中海贫血造血干细胞移植治疗及基因治疗进展

■ 罗明静　刘四喜　文飞球
（深圳市儿童医院）

地中海贫血（以下简称“地贫”）是全球分布最广、累及人群最多的一种单基因遗传病，在地中海沿岸、东南亚及中国南部地区发病率高。根据累及的基因不同分为不同的亚型，其中α地中海贫血和β地中海贫血较为常见。《中国地中海贫血蓝皮书——中国地中海贫血防治状况调查报告（2015）》公布了国内有3 000万人携带地贫基因，25万人为中间型地贫，5万人为重型地贫（thalassemia major，TM）。约99%的重型患者为20岁以下的患者，重型地贫患者的平均寿命只有15岁，治疗费用高达每年5万～10万元人民币，输血量高达每年40～50 U。2021年5月发布的《中国地中海贫血蓝皮书——中国地中海贫血防治状况调查报告（2020）》显示：2015年以来，输血费用、造血干细胞移植及后续治疗纳入医保报销，地贫基因检测逐步纳入婚检范围，中国新出生确诊患者人数逐年下降，精准健康扶贫有效减轻了地贫患者家庭的医疗经济负担。

地贫的临床治疗手段主要包括规律输血及祛铁治疗、药物诱导γ珠蛋白表达、异基因造血干细胞移植以及CD34^{+}造血干细胞体外基因编辑后自体移植治疗[1-2]。针对输血依赖型地贫，输血和祛铁治疗是基础治疗，异基因造血干细胞能够治愈该病。2020年以来，国内多家

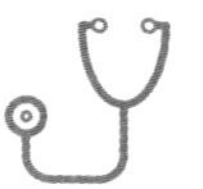

医院开展了研究者发起的临床研究，地贫基因治疗也显示出良好的安全性及有效性。本文将对重型β地中海贫血患者的异基因造血干细胞移植与基因治疗进展进行综述。

1　异基因造血干细胞移植

2018年广东省地中海贫血防治协会发布的《造血干细胞移植治疗重型β地中海贫血儿科专家共识》推荐，供者选择顺序是HLA全相合同胞→HLA全相合非同胞→HLA良好相合同胞或非同胞。针对无HLA全相合/良好相合供者的重型地中海贫血患者，有经验的移植中心可谨慎开展单倍体移植的临床研究。骨髓（bone marrow，BM）、外周血造血干细胞（peripheral blood stem cell，PBSC）和脐带血（umbilical cord blood，UCB）均可作为造血干细胞来源。接受同胞UCB的患儿移植物抗宿主病（graft-versus-host disease，GVHD）发生率低于骨髓移植患者，而外周血造血干细胞移植发生慢性GVHD的风险相对最高[3]。

1.1　HLA全相合的同胞供者和非血缘供者

随着移植技术的进步，HLA全相合的非血缘供者与同胞供者HSCT疗效相当。南方医院儿科、广州妇女儿童医疗中心、深圳市儿童医院和四川大学华西第二医院儿科共总结了193例同胞血型不合外周血造血干细胞移植（peripheral blood stem cell transplantation，PBSCT）数据，总生存率（overal survival，OS）、无地中海贫血生存率（thalassemiafree survival，TFS）、移植相关死亡率（transplant related mortality，TRM）和植入失败率（graft rejection，GR）分别为97.4%、97.4%、2.4%、1%。212例无关供者HSCT［中位随访时间56个月（28～93个月）］的OS、TFS、TRM和GR分别为92%、88.9%、9%、4.9%[4]。Li等[5]回顾性分析来自中国、印度、美国等国家或地区的50家移植中心共1 110例β地贫患者移植的结局，同胞全相合HSCT（667例）与无关供者全相合HSCT（252例）在OS、无事件生存率（event-free survival，EFS）方面相近（89% vs 87%，86% vs 82%）。2012年1月至2022年3月，深圳市儿童医院共完成153例同胞全相合造血干细胞移植，全部植入成功，目前OS、TFS均为99.35%。

1.2 同胞全相合新鲜脐带血移植

脐血干细胞拥有独特的生物学特性、资源优势以及广泛的临床适应证。现已证实，脐血含有丰富原始造血细胞，且增殖潜能强。与BMT相比，UCBT的GVHD发生率及程度低。2022年，南方医院儿科、深圳市儿童医院、南方春富儿童血液肿瘤中心报道68例重型β地中海贫血患者接受HLA全相合同胞新鲜脐血移植，中位TNCs和中位$CD34^+$细胞数分别是8.51×10^7/kg、3.16×10^5/kg，中性粒细胞植入的中位时间和血小板植入的中位时间分别为27 d、31 d，新鲜脐血移植后累计aGVHD和cGVHD发生率分别是7.8%、0，中位随访时间61个月，67例患者存活，预计5年OS和DFS分别为98.5%和87.9%，3例病人植入失败（4.4%）[6]。

1.3 单倍体移植

随着造血干细胞移植技术愈发成熟，供者选择已不再是重型地贫患者进行造血干细胞移植的阻碍。对于没有HLA全相合供者的地贫患者，亲缘HLA半相合供者移植也能获得较好的疗效。南方医院报道了使用亲缘半相合造血干细胞移植（NF-08-TM方案）治疗35例患者，中位随访56个月，OS、TFS、TRM和GR分别为94.3%、94.3%、0、5.7%[4]。深圳市儿童医院和南方医院儿科采用单倍体加接无关脐血互补移植（NF-14-TM）治疗77例TM患者，中位随访时间2年，其中1例死亡、1例原发性植入失败，OS 98.7%、TFS 97.4%和TRM 1.3%。Wang等[7]采用单倍体联合无关脐血共移植方案治疗73例重型地贫患者，植入成功率100%，其中59%单倍体植入、41%脐带血植入，4年OS和TFS均为95.26%。该研究发现，在共移植体系下，脐带血植入相较于单倍体植入，其中性粒细胞、血小板植入时间显著延迟，并显著增加重度aGVHD、病毒血症等移植后并发症发生的风险。

2 基因治疗

2.1 概述

地中海贫血为单基因遗传性溶血性贫血。随着基因治疗技术的发

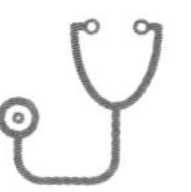

展与进步，基因治疗成为临床治愈重型地中海贫血的另一个选择。基因治疗的技术流程主要有以下四个步骤：①患者自体CD34⁺造血干细胞的单采富集；②CD34⁺造血干细胞的基因工程编辑；③患者自体移植前预处理；④基因编辑后的CD34⁺造血干细胞自体移植[8]。β地贫的基因治疗主要有两种策略，即重新表达缺失基因和激活代偿基因，分别针对β-珠蛋白基因（*HBB*）和γ-珠蛋白基因（*HBG*）[9-10]进行操作。一方面通过对*HBB*基因进行原位修复或导入正常外源基因来增加β-珠蛋白表达[11-13]；另一方面通过基因编辑来抑制γ-珠蛋白阻遏物（如*BCL11A*）的表达，重新诱导胎儿血红蛋白（HbF）产生[14]。

2.2　国外地贫基因治疗研究现状

2010年，*Nature*发布了一项临床研究结果，蓝鸟生物Lentiglobin基因疗法使得一位重型β地中海贫血患者成功摆脱输血治疗。2018年一项Ⅰ/Ⅱ临床研究显示，基于慢病毒技术的基因疗法治疗输血依赖型β地中海贫血，减少长期红细胞输注的需求效果达到了100%[11]。研究人员在22名输血依赖型β地中海贫血患者身上获得了动员自体CD34⁺细胞，在体外应用LentiGlobin BB305载体进行转导，在患者进行白消安清髓预处理后再将细胞回输。结果显示，在回输基因修饰细胞中位时间26个月后，15/22的地贫患者摆脱输血，脱离输血的患者血红蛋白为82～129 g/L。治疗相关的不良事件是典型的与干细胞移植相关的不良事件，没有发现与载体整合相关的克隆优势出现。后续Ⅲ期临床结果显示良好的治疗效果，23例重型β地贫患者中20例摆脱输血，脱离输血的患者平均血红蛋白维持在95～128 g/L[12]。2019年慢病毒基因疗法Zynteglo，获得欧盟批准上市，这是全球首个获批用于治疗β地贫的基因疗法。Zynteglo在欧盟的批准下进行多项临床试验，在这些临床试验中，高达75%～80%的患者摆脱了对输血的依赖，已有患者近6年没有接受输血，和过去频繁的输血相比，是一个重大进步[13]。

目前已经用于临床试验的CTX001是针对严重β地贫患者采用CRISPR基因编辑技术的造血干细胞疗法。CTX001通过剪切*BCL11A*

基因来促进HbF的产生从而实现治疗目的。2020年，Frangoul等[14]报道的1例β地贫患者在接受CTX001治疗后，临床效果较好。2021年欧洲血液学年会上发表了CTX001的Ⅰ/Ⅱ期临床结果，15例患者经过CTX001治疗后均脱离输血，血红蛋白维持在89～169 g/L，胎儿血红蛋白占比在67.3%～99.6%。

2.3 国内地贫基因治疗研究现状

2021年初，深圳市儿童医院和深圳华大基因研究院在国内首次成功开展了基于β珠蛋白再表达策略的地贫基因治疗。目前，已有4例患者在深圳市儿童医院接受了以慢病毒为载体的基因治疗（HGI-001）。将3例回输后时间超过3个月的病例纳入分析，3例患者的中性粒细胞植入时间分别为20 d、21 d和22 d，血小板植入时间分别为16 d、14 d和39 d，脱离输血时间分别为14 d、13 d和15 d，血红蛋白维持在99～119 g/L；3例患者中未观察到细胞产品相关副作用，化疗副作用可管控。CRISPR/Cas基因编辑技术激活代偿基因的治疗策略，技术新颖，现有临床试验已取得积极结果，但核心专利需授权。特异性核酸酶可能存在脱靶效应、致癌作用以及抗外源性核酸酶的反应等问题，激活的胎儿血红蛋白长期安全性和对患儿的影响，有待进一步观察。

参考文献

［1］ DE DREUZY E，BHUKHAI K，LEBOULCH P，et al. Current and future alternative therapies for beta-thalassemia major［J］. Biomedical journal，2016，39（1）：24-38.

［2］ TAHER A T，MUSALLAM K M，CAPPELLINI M D. Beta-thalassemias［J］. The New England journal of medicine，2021，384（8）：727-743.

［3］ 王丽，王三斌，方建培，等. 造血干细胞移植治疗重型β地中海贫血儿科专家共识［J］. 中国实用儿科杂志，2018，33（12）：935-939.

［4］ HE Y L，JIANG H，LI C G，et al. Long-term results of the NF-08-TM protocol in stem cell transplant for patients with thalassemia major：A multi-center large-sample study［J］. American journal of hematology，2020，95

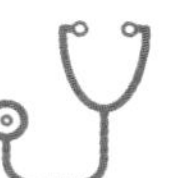

（11）：E297–E299.

[5] LI C F，MATHEWS V，KIM S，et al. Related and unrelated donor transplantation for β–thalassemia major：Results of an international survey［J］. Blood advances，2019，3（17）：2562–2570.

[6] WEN J Y，WANG X D，CHEN L B，et al. Encouraging the outcomes of children with beta–thalassaemia major who underwent fresh cord blood transplantation from an HLA–matched sibling donor［J］. Hematology，2022，27（1）：310–317.

[7] WANG X D，ZHANG X L，YU U，et al. Co–Transplantation of haploidentical stem cells and a dose of unrelated cord blood in pediatric patients with thalassemia major［J］. Cell Transplantation，2021（30）：963689721994808.

[8] HIGH K A，RONCAROLO M G. Gene Therapy［J］. The New England journal of medicine，2019，381（5）：455–464.

[9] OUYANG W，DONG G，ZHAO W，et al. Restoration of β–globin expression with optimally designed lentiviral vector for β–thalassemia treatment in Chinese patients［J］. Human gene therapy，2021，32（9–10）：481–494.

[10] LIU N，HARGREAVES V V，ZHU Q，et al. Direct promoter repression by BCL11A controls the fetal to adult hemoglobin switch［J］. Cell，2018，173（2）：430–442. e17.

[11] THOMPSON A A，WALTERS M C，KWIATKOWSKI J，et al. Gene therapy in patients with transfusion–dependent β–thalassemia［J］. The New England journal of medicine，2018，378（16）：1479–1493.

[12] LOCATELLI F，THOMPSON A A，KWIATKOWSKI J L，et al. Betibeglogene autotemcel gene therapy for non–β0/β0 genotype β–thalassemia［J］. The New England journal of medicine，2022，386（5）：415–427.

[13] SCHUESSLER - LENZ M，ENZMANN H，VAMVAKAS S. Regulators' advice can make a difference：European Medicines Agency approval of Zynteglo for beta thalassemia［J］. Clinical pharmacology and therapeutics，2020，107（3）：492–494.

[14] FRANGOUL H，ALTSHULER D，CAPPELLINI M D，et al. CRISPR–Cas9 gene editing for sickle cell disease and β–thalassemia［J］. The New England journal of medicine，2021，384（3）：252–260.

儿童急性淋巴细胞白血病的诊治进展

■许吕宏　周敦华
（中山大学孙逸仙纪念医院）

急性淋巴细胞白血病（acute lymphoblastic leukemia，ALL）是儿童时期最常见的恶性肿瘤之一，严重危害儿童的健康。近年由于分子生物学检测技术、白血病化疗方案、分子靶向药物及细胞免疫治疗等领域的发展，儿童ALL的5年无事件生存率和总生存率分别达80%及90%以上，5年累积复发率降至15%以下[1-3]。ALL是一类骨髓造血干/祖细胞异常克隆和异常增殖分化的疾病，白血病细胞免疫表型、基因表型和治疗反应等均与疾病的预后密切相关。

1　诊断和临床危险度分级

ALL的诊断需根据形态学（morphology，M）、免疫学（immunology，I）、细胞遗传学（cytogenetics，C）和分子生物学（molecular biology，M）进行综合评估。一般认为ALL的诊断要求骨髓原始及幼稚淋巴细胞比例≥20%。如果外周血有明显幼稚细胞也可以替代骨髓检查，诊断时要求外周血幼稚淋巴细胞数量≥1×10^9/L或外周血幼稚淋巴细胞比例≥20%[4]。

临床危险度分级是儿童ALL个体化治疗的重要依据，一般分为低危、中危和高危，根据不同危险度分级选择不同的治疗强度[5, 6]。

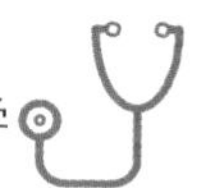

临床危险度分级影响因素除了MICM外，还包括患者年龄、性别、中枢神经系统状态、治疗反应等。近年由于分子生物学检测技术的发展，许多白血病相关基因逐渐被发现，并纳入临床危险度分级。微小残留病灶（minimal residual disease，MRD）是白血病治疗反应的重要监测内容，对临床危险度分级和治疗方案选择具有指导性作用。

1.1　白血病相关基因

基于对白血病基因表达图谱分析，2009年有学者提出BCR/ABL1（Ph）样ALL，约占儿童B-ALL的15%。进一步研究发现，Ph样ALL分子信号通路涉及JAK-STAT、ABL1同源激酶和RAS通路等[7，8]。Ph样阳性患者临床预后不佳，该类基因在临床危险度分级中被列为中危组。转录因子IKZF1是淋巴细胞分化的重要调控因子，*IKZF1*基因突变或缺失在Ph阳性或Ph-like阳性的ALL中多见，该基因突变或缺失是预后不良的因素之一。研究发现*IKZF1*缺失可同时合并*CDKN2A*、*CDKN2B*、*PAX5*或*RAR1*缺失，但无*ERG*基因缺失时，被定义为*IKZF1*^{plus}基因异常，其临床预后差。然而，临床也有研究发现*IKZF1*基因缺失伴有*DUX4*基因重排时，该类患者临床预后良好[9，10]。因此，在评估ALL临床危险度分级时，需同时结合白血病相关基因和治疗反应等综合考虑。

1.2　微小残留病灶

MRD检测方法包括流式细胞仪检测白血病细胞表面抗原、RQ-PCR方法检测TCR/Ig基因重排、RT-PCR方法检测融合基因以及二代测序（next-generation sequencing，NGS）方法检测白血病细胞克隆演变等[11，12]。MRD是白血病临床危险度分级的重要指标之一，临床上需注意MRD各种检测方法的灵敏性和特异性。化疗后MRD水平与ALL患者临床预后密切相关，在化疗期间不同时间点进行MRD动态监测和对比，有利于指导临床治疗方案的调整[13-15]。根据MRD检测结果，美国国立综合癌症网络（National Comprehensive Cancer Network，NCCN）发布的指南提出B-ALL或T-ALL在诱导缓解治疗阶段结束时（第9～12周）MRD≥0.01%是造血干细胞移植的指征。

2022年中国临床肿瘤学会发布的儿童青少年白血病诊疗指南也提出早期诱导缓解治疗结束后骨髓MRD≥1%或高危组巩固治疗前骨髓MRD≥0.01%是造血干细胞移植的指征。

2 白血病化疗方案

化疗是治疗儿童ALL的重要措施，化疗的全过程可分四个阶段：诱导缓解治疗、巩固治疗、再诱导治疗和维持治疗。常用的化疗药物包括地塞米松、长春新碱、左旋门冬酰胺酶、柔红霉素、环磷酰胺、6巯基嘌呤、阿糖胞苷、氨甲蝶呤等[16-17]。各种化疗药物的组合可发挥协同抗白血病效应，然而，每种化疗药物也有一定的毒副作用，如何提高ALL化疗疗效与降低化疗药物毒副作用是目前临床面临的挑战。

2.1 B-ALL化疗方案

B-ALL约占儿童ALL的80%，根据免疫表型不同可分为早期前B、普通B、前B和成熟B淋巴细胞型。由于成熟B淋巴细胞型ALL的生物学特性不同，其化疗方案与其他表型B-ALL化疗方案不同[18]。根据临床危险度分级，目前低危组B-ALL化疗疗效较好，化疗方案改进主要是降低化疗药物的毒副作用；而中高危组化疗方案改进是进一步降低白血病累积复发率。最近国内开展一项随机对照临床试验，发现低危组ALL在维持治疗1年后停止长春新碱和地塞米松的周期性给药，未对患者5年EFS和OS及复发率造成不良影响[19]。华南地区儿童白血病协作组也在低危组ALL开展口服低剂量氨甲蝶呤代替大剂量静脉氨甲蝶呤的临床研究。国外也有在低危组ALL诱导缓解治疗阶段通过间断应用地塞米松以减少地塞米松总剂量的临床研究。此外，由于酪氨酸激酶抑制剂的出现，BCR/ABL阳性患者化疗效果明显改善，使BCR/ABL阳性ALL由原高危组调整为中危组。国内研究还发现达沙替尼（第二代酪氨酸激酶抑制剂）能通过血脑屏障，临床治疗中能更有效防治中枢神经系统白血病，建议在BCR/ABL阳性患者中将达沙替尼作为一线治疗药物[20]。近年国内外也有临床研究拟在化疗

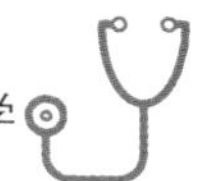

过程中增加使用左旋门冬酰胺酶的次数以提高中高危组B-ALL的临床疗效。

2.2　T-ALL化疗方案

与儿童B-ALL相比，T-ALL具有发病年龄较大、男性患者多见，且起病时外周血白细胞高、初诊时中枢神经系统白血病发生率高等特点。国内外多项临床研究结果表明T-ALL的5年EFS和OS均低于B-ALL，而累积复发率明显高于B-ALL[21-22]。化疗方案上，T-ALL在诱导缓解治疗阶段常增加一次静脉滴注环磷酰胺，同时在化疗期间增加腰穿入脊治疗次数，可有效提高诱导缓解率和降低中枢神经系统白血病复发率。国外有临床研究在诱导缓解治疗阶段分别应用地塞米松和强的松进行对比，发现诱导缓解阶段应用地塞米松能明显降低T-ALL的复发率并提高总生存率，作用机制可能与地塞米松药物作用半衰期较长，且能透过血脑屏障有关[23]。最近国内也有临床研究在T-ALL诱导缓解治疗阶段全程应用地塞米松8 mg/（m^2·d），而年龄＜10岁者给予地塞米松10 mg/（m^2·d）。国外还有研究发现在诱导缓解阶段应用环磷酰胺、阿糖胞苷和6巯基嘌呤对治疗T-ALL有重要作用，并认为诱导缓解治疗结束后（第12周）MRD检测结果与T-ALL的临床预后密切相关[24]。国外有多个儿童白血病化疗协作组在T-ALL治疗方案上还联合应用奈拉滨治疗，发现能有效提高T-ALL的临床疗效[25-26]，但该药物在我国尚未上市。

3　分子靶向药物

分子靶向药物是近年治疗儿童ALL的新策略，并取得良好的疗效。然而，由于白血病细胞克隆演变等因素，分子靶向药物在治疗过程中也可能会出现耐药现象。如何在治疗儿童ALL过程中合理应用分子靶向药物以及确定该类药物治疗疗程等问题均有待进一步研究。

3.1　硼替佐米

硼替佐米（bortezomib）是一种蛋白酶体抑制剂，已应用于治疗儿童复发性ALL。硼替佐米治疗白血病的作用机制可能是通过调控细胞内NF-κB、JNK和p53等分子信号通路，导致白血病细胞凋亡。国外有研究发现硼替佐米联合其他化疗药物治疗儿童复发性ALL、B-ALL的诱导缓解率可达75%，T-ALL的诱导缓解率也有64%[27, 28]。然而，也有研究发现尽管联合应用硼替佐米可诱导复发性ALL取得临床缓解，但仍存在较高的二次复发风险[29]。有学者提出可以联合应用硼替佐米治疗儿童新发ALL，目前国内外已开展相关的临床试验。最近一项美国儿童肿瘤协作组的临床研究结果发现，硼替佐米联合常规化药物治疗能明显提高儿童新发T细胞母细胞淋巴瘤的临床疗效，但对儿童新发T-ALL的临床疗效有限[30]。此外，在临床应用硼替佐米时需注意神经毒性的副作用，有研究建议在硼替佐米治疗期间将长春新碱替换为长春地辛或减少长春新碱剂量。

3.2 博纳吐单抗

博纳吐单抗（blinatumomab）是通过靶向结合B淋巴细胞表面CD19蛋白和T淋巴细胞表面CD3蛋白，激活T淋巴细胞增殖，并释放细胞因子等，有效杀伤B-ALL细胞。近年国外多项临床试验结果表明，博纳吐单抗治疗儿童复发性B-ALL有明确的效果，且安全性良好[31-33]。有研究表明，博纳吐单抗疗效影响因素与ALL肿瘤负荷有关，如患者起病时ALL肿瘤负荷较高，建议先进行减瘤治疗。还有研究表明博纳吐单抗对于Ph样CRLF2过表达的ALL有较好临床疗效，为该类患者分子靶向治疗提供了临床依据[34]。目前在国外已有将博纳吐单抗应用于治疗高危组B-ALL的临床研究。

3.3 其他分子靶向药物

西达本胺（chidamide）是我国研发的新型选择性组蛋白去乙酰化酶抑制剂，最近在国内有联合西达本胺和其他化疗药物治疗T-ALL的临床研究。维奈托克（venetoclax）是BCL2抑制剂，在国外也有开展联合维奈托克和酪氨酸激酶抑制剂治疗BCR/ABL阳性ALL的临床试验。

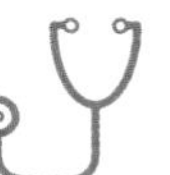

4　细胞免疫治疗

嵌合抗原受体修饰T细胞（chimeric antigen receptor modified T cells，CAR-T）是一种基因修饰后的免疫细胞，通过获得肿瘤靶抗原单克隆抗体单链可变区，能特异性识别肿瘤细胞表面抗原，从而靶向杀伤肿瘤细胞。CAR-T细胞已应用于治疗儿童复发性ALL，目前主要是针对治疗CD19/CD22的B-ALL，并取得良好疗效[35-36]。此外，CAR-T细胞能通过血脑屏障和血睾丸屏障，可应用于治疗中枢神经系统白血病和睾丸白血病。近年来，也有前期临床试验开展CAR-T治疗CD2/CD5/CD7的T-ALL。目前有关CAR-T在儿童ALL的治疗作用仍有争议，有研究认为CAR-T可以彻底治愈ALL，但也有研究认为CAR-T治疗ALL主要是发挥诱导缓解作用，后续还需桥接造血干细胞移植。

5　结语

近年来儿童ALL诊断和治疗方面均有重要的研究进展，并取得良好的临床疗效。随着测序技术和基因组学的发展，越来越多的白血病相关基因被发现，但相关基因在白血病发生发展过程的作用仍有待进一步挖掘。通过体外实验和动物体内实验，可深入探讨白血病相关基因的生物学特性和药物治疗敏感性等，并开发新的分子靶向药物。同时，通过多中心前瞻性临床研究和大数据分析等，有助于促进ALL化疗方案的改良，进一步提高儿童ALL的临床疗效和化疗安全性。

参考文献

［1］ INABA H，PUI C H. Advances in the diagnosis and treatment of pediatric acute lymphoblastic leukemia［J］. Journal of clinical medicine，2021，10（9）：1926.

［2］ PUI C H. Precision medicine in acute lymphoblastic leukemia［J］. Frontiers in medicine，2020，14（6）：689-700.

［3］ CHEN S L，ZHANG H，GALE R P，et al. Toward the cure of acute lymphoblastic leukemia in children in China［J］. JCO global oncology, 2021（7）: 1176–1186.

［4］ BROWN P, INABA H, ANNESLEY C, et al. Pediatric acute lymphoblastic leukemia, version 2. 2020, NCCN clinical practice guidelines in oncology［J］. Journal of the National Comprehensive Cancer Network, 2020, 18（1）: 81–112.

［5］ MOORMAN A V, ENSHAEI A, SCHWAB C, et al. A novel integrated cytogenetic and genomic classification refines risk stratification in pediatric acute lymphoblastic leukemia［J］. Blood, 2014, 124（9）: 1434–1444.

［6］ SUN Y R, ZHANG Q S, FENG G S, et al. An improved advanced fragment analysis–based classification and risk stratification of pediatric acute lymphoblastic leukemia［J］. Cancer cell international, 2019（19）: 110.

［7］ KACZMARSKA A, SLIWA P, ZAWITKOWSKA J, et al. Genomic analyses of pediatric acute lymphoblastic leukemia Ph^+ and Ph–like–recent progress in treatment［J］. International journal of molecular sciences, 2021, 22（12）: 6411.

［8］ PLOTKA A, LEWANDOWSKI K. BCR/ABL1–like acute lymphoblastic leukemia: From diagnostic approaches to molecularly targeted therapy［J］. Acta haematologica, 2022, 145（2）: 122–131.

［9］ STANULLA M, CAVE H, MOORMAN A V. IKZF1 deletions in pediatric acute lymphoblastic leukemia: Still a poor prognostic marker?［J］Blood, 2020, 135（4）: 252–260.

［10］ ZALIOVA M, POTUCKOVA E, HOVORKOVA L, et al. ERG deletions in childhood acute lymphoblastic leukemia with DUX4 rearrangements are mostly polyclonal, prognostically relevant and their detection rate strongly depends on screening method sensitivity［J］. Haematologica, 2019, 104（7）: 1407–1416.

［11］ FRONKOVA E, SVATON M, TRKA J. Quality control for IG /TR marker identification and MRD analysis［J］. Methods of molecular biology, 2022, 2453（91–99）.

［12］ CHOI J K, MEAD P E. Laboratory aspects of minimal / measurable residual disease testing in B–lymphoblastic leukemia［J］. Clinics in laboratory medicine, 2021, 41（3）: 485–495.

［13］ TUFEKCI O, EVIM M S, GUNES A M, et al. Assessment of minimal

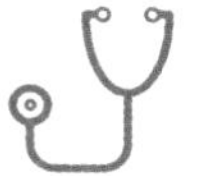

residual disease in childhood acute lymphoblastic leukemia：A multicenter study from Turkey [J]. Journal of pediatric hematology/oncology，2022，44（2）：e396–e402.

[14] JEHA S，CHOI J，ROBERTS K G，et al. Clinical significance of novel subtypes of acute lymphoblastic leukemia in the context of minimal residual disease–directed therapy [J]. Blood cancer discovery，2021，2（4）：326–337.

[15] CAMPANA D，PUI C H. Minimal residual disease–guided therapy in childhood acute lymphoblastic leukemia [J]. Blood，2017，129（14）：1913–1918.

[16] OMAR AA，BASIOUNY L，ELNOBY AS，et al. St. Jude total therapy studies from Ⅰ to ⅩⅦ for childhood acute lymphoblastic leukemia：A brief review [J]. Journal of the egyptian national cancer institute，2022，34（1）：25.

[17] MALARD F，MOHTY M. Acute lymphoblastic leukaemia [J]. The lancet，2020，395（10230）：1146–1162.

[18] DEMINA I，ZERKALENKOVA E，ILLARIONOVA O，et al. Heterogeneity of childhood acute leukemia with mature B–cell immunophenotype [J]. Journal of cancer research and clinical oncology，2019，145（11）：2803–2811.

[19] YANG W Y，CAI J Y，SHEN S H，et al. Pulse therapy with vincristine and dexamethasone for childhood acute lymphoblastic leukaemia（CCCG–ALL–2015）：An open–label，multicentre，randomised，phase 3，non–inferiority trial [J]. The lancet oncology，2021，22（9）：1322–1332.

[20] SHEN S H，CHEN X J，CAI J Y，et al. Effect of dasatinib vs imatinib in the treatment of pediatric philadelphia chromosome–positive acute lymphoblastic leukemia：A randomized clinical trial [J]. JAMA oncology，2020，6（3）：358–366.

[21] TEACHEY D T，PUI C H. Comparative features and outcomes between paediatric T–cell and B–cell acute lymphoblastic leukaemia [J]. The lancet oncology，2019，20（3）：e142–e154.

[22] GAYNON P S，PAREKH C. A new standard of care for childhood T–cell acute lymphoblastic leukemia? [J] Pediatric blood cancer，2021，68（10）：e29238.

[23] MORICKE A，ZIMMERMANN M，VALSECCHI M G，et al. Dexamethasone vs prednisone in induction treatment of pediatric ALL：Results

of the randomized trial AIEOP-BFM ALL 2000［J］. Blood, 2016, 127（17）: 2101-2112.

［24］SCHRAPPE M, VALSECCHI M G, BARTRAM C R, et al. Late MRD response determines relapse risk overall and in subsets of childhood T-cell ALL: Results of the AIEOP-BFM-ALL 2000 study［J］. Blood, 2011, 118（8）: 2077-2084.

［25］KADIA T M, GANDHI V. Nelarabine in the treatment of pediatric and adult patients with T-cell acute lymphoblastic leukemia and lymphoma［J］. Expert review of hematology, 2017, 10（1）: 1-8.

［26］AGRAWAL A K, MICHLITSCH J, GOLDEN C, et al. Nelarabine in pediatric and young adult T-cell acute lymphoblastic leukemia-clearly beneficial?［J］. Journal of clinical oncology, 2021, 39（6）: 694.

［27］AUGUST K J, GUEST E M, LEWING K, et al. Treatment of children with relapsed and refractory acute lymphoblastic leukemia with mitoxantrone, vincristine, pegaspargase, dexamethasone, and bortezomib［J］. Pediatric blood cancer, 2020, 67（3）: e28062.

［28］HORTON T M, WHITLOCK J A, LU X, et al. Bortezomib reinduction chemotherapy in high-risk ALL in first relapse: A report from the Children's Oncology Group［J］. British journal of haematology, 2019, 186（2）: 274-285.

［29］MESSINGER Y H, BOSTROM B C. Bortezomib-based four-drug induction does induce a response in advanced relapsed ALL but cure remains elusive［J］. Pediatric blood cancer, 2020, 67（3）: e28115.

［30］TEACHEY D T, DEVIDAS M, WOOD B L, et al. Children's oncology group trial AALL1231: A phase Ⅲ clinical trial testing bortezomib in newly diagnosed T-cell acute lymphoblastic leukemia and lymphoma［J］. Journal of clinical oncology, 2022, 40（19）: 2106-2118.

［31］RIBERA J M. Efficacy and safety of bispecific T-cell engager blinatumomab and the potential to improve leukemia-free survival in B-cell acute lymphoblastic leukemia［J］. Expert review of hematology, 2017, 10（12）: 1057-1067.

［32］LOCATELLI F, ZUGMAIER G, RIZZARI C, et al. Effect of blinatumomab vs chemotherapy on event-free survival among children with high-risk first-relapse B-cell acute lymphoblastic leukemia: A randomized clinical trial［J］. Journal of the American Medical Association, 2021, 325（9）: 843-854.

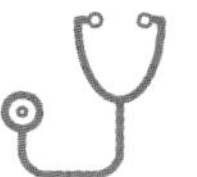

[33] LOCATELLI F, WHITLOCK J A, PETERS C, et al. Blinatumomab versus historical standard therapy in pediatric patients with relapsed/refractory Ph-negative B-cell precursor acute lymphoblastic leukemia [J]. Leukemia, 2020, 34 (9): 2473-2478.

[34] JASINSKI S, DE LOS REYES FA, YAMETTI GC, et al. Immunotherapy in pediatric B-cell acute lymphoblastic leukemia: Advances and ongoing challenges [J]. Paediatric drugs, 2020, 22 (5): 485-499.

[35] MAUDE S L, FREY N, SHAW P A, et al. Chimeric antigen receptor T cells for sustained remissions in leukemia [J]. The New England journal of medicine, 2014, 371 (16): 1507-1517.

[36] ALDOSS I, FORMAN S J. How I treat adults with advanced acute lymphoblastic leukemia eligible for CD19-targeted immunotherapy [J]. Blood, 2020, 135 (11): 804-813.

第六章

新生儿学

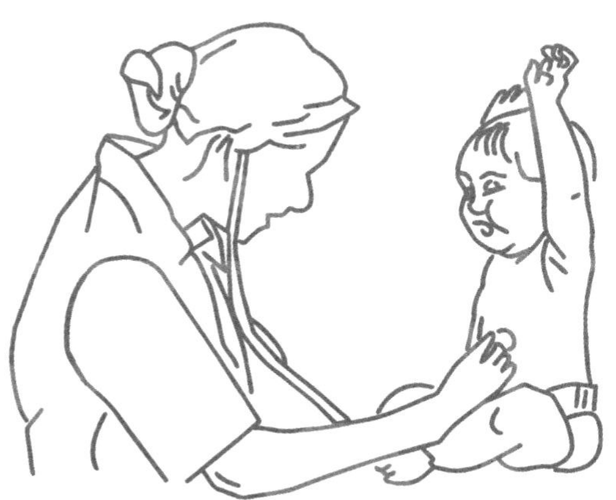

Rh血型系统红细胞联合抗体致胎儿新生儿溶血病

■ 余慕雪　唐统会
（中山大学附属第一医院）

Rh血型系统红细胞抗体致敏的妊娠，会导致胎儿新生儿溶血病。Rh抗原具有高度免疫性，RhD阴性个体接触RhD抗原会产生抗-D抗体，抗-D抗体是胎儿新生儿溶血病的最常见的抗体[1-2]；其他Rh血型系统的红细胞抗体，如抗-C、抗-c、抗-E和抗-e抗体，也会发生溶血作用[3-4]。Rh血型系统与这些红细胞抗体联合在一起，会导致更严重的胎儿新生儿溶血发生。不同人种的Rh抗原和表型的频率分布不同[1]。本文就Rh血型系统红细胞联合抗体致胎儿新生儿溶血病概况作有关阐述。

1　Rh血型系统红细胞抗体的产生与胎儿新生儿溶血病

妊娠期间来自胎儿红细胞表面的Rh抗原刺激Rh抗原阴性的母体产生Rh抗体而致敏，初次进入母体的红细胞抗原被母体脾脏的巨噬细胞吞噬，经过一段时间后才释放出Rh抗原，这些抗原到达脾脏淋巴细胞的相应抗原受体后产生对应的Rh抗体[5-6]。初次免疫反应不仅消耗时间长，且所释放的Rh抗体为IgM抗体，不能通过胎盘；当同一种Rh抗原再次进入已致敏的母体循环后，记忆B淋巴细胞可以在短时间内产生大量可以通过胎盘的IgG抗体，这些IgG抗体进入胎儿循环并

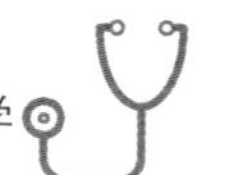

识别胎儿红细胞表面对应的Rh抗原，IgG抗体与Rh抗原结合后激发了胎儿体内的免疫性溶血反应。红细胞抗体介导的胎儿红细胞的破坏导致溶血性贫血。胎儿红细胞的溶血会导致胆红素水平升高。胆红素会通过胎盘，因此在孕期溶血产生的胆红素会通过胎盘进入母体循环而被清除。出生后，溶血过程继续进行，但新生儿相对不成熟的肝脏不能充分结合过多的胆红素，会导致严重的高胆红素血症，若不积极干预治疗，会导致胆红素脑病，造成不可逆的损害[5]。目前，通常采用无创的大脑中动脉收缩期峰值流速来筛查胎儿贫血[7]。宫内输血（intrauterine transfusion，IUT）是治疗胎儿贫血的主要措施，能明显改善Rh红细胞抗体致敏妊娠的预后。针对孕妇红细胞抗体的其他治疗方法有血浆置换/静脉注射免疫球蛋白，目前为二线治疗措施[8-9]。新生儿期血型不合溶血的主要治疗措施包括光疗、输注红细胞和换血疗法[5]。

2　Rh血型系统的主要红细胞抗体及其联合抗体

Rh血型基因位于染色体1p34.3—36.1，由紧密连锁的RhD蛋白基因和RhCE蛋白基因串联排列组成，其中，RhD蛋白基因和RhCE蛋白基因具有高度同源性，核酸系列97%同源，均有10个外显子和9个内含子。目前已知的Rh抗原共有52种，其中与临床最相关的为抗-D、抗-C、抗-c、抗-E及抗-e抗体[1，10]，其中抗-D抗体致敏最常见[3，11-13]。RhD阴性人群在不同种族中分布不同，白人为15%，黑人为4%～8%，我国汉族仅有0.34%[14]。抗-D抗体在我国亦是最常见的Rh血型系统红细胞抗体[13]。

在冰岛、荷兰及我国，抗-E抗体致敏是第二常见的Rh抗体[15-16]，多造成轻至中度溶血[15-17]。2000年一大样本研究对共62例单独抗-E抗体致敏患儿展开长达29年的统计，其中，48例为轻度溶血，8例为中度溶血，5例重度及1例为极重度溶血，62例病例中，21%需换血治疗，4.8%需输红细胞治疗，9.6%需光疗治疗[18]。目前仅有少数个案报道抗-E抗体致敏需要多次宫内输血及输注红细胞治疗[19]。抗-E抗体多以低滴度的形式与抗-D抗体联合致病[3]。单独抗-C抗体致敏所致溶血程度较轻[10]，与抗-E抗体一样，多以低滴度的形式与抗-D抗体联合致病[3]。在英国的北爱尔兰、英格兰地区及澳大利亚，抗-c抗体致敏是第二常见Rh抗体[20-22]，有研究发现抗-c抗体的产生多与孕母有输红细胞史有关[21]，抗-c抗体致敏造成的溶血程度轻至重度均有报道[21, 23-24]，2004年美国俄亥俄州报道了共55例大样本抗-c抗体致敏病例，其中25.5%的病例需要宫内输血或换血治疗[23]；2013年荷兰统计研究了共22例抗-c抗体致敏所致病例，96%需光疗，50%需换血治疗，与抗-D抗体致敏所需治疗比例无差异[24]。在我国，抗-c抗体致敏病例甚少报道，多为个例报道[25-28]。单独抗-e抗体致敏报道较少，多引起轻度溶血[29]。

在Rh血型系统红细胞联合抗体方面，我国2022年报道了32例抗-D抗体联合Rh其他红细胞抗体致敏妊娠，均只联合一种Rh红细胞抗体，为抗-C或抗-E抗体；无抗-c、抗-e抗体及抗-D抗体联合两种及以上Rh红细胞抗体致敏的妊娠[30]。这主要与Rh抗原表型在不同人种中的分布频率有差别。在高加索人种中，血型不合抗-c抗体致敏的妊娠，父亲的抗原表型为DccEE、DccEe及Dccee，母亲的抗原表型为DCcEe及DCcee，父亲及母亲基因表型占比分别为16.2%及48.3%，而亚洲人种占比分别为7.2%及38.9%。引起抗-D+抗-C+抗-E抗体致敏的基因表型组合中，高加索人种中，父亲基因表型为DCcEe、DCCEE、DCCEe及DCcEE，母亲的基因表型为dccee，占比分别为13.61%与15.1%，而亚洲人种占比为31.8%及0.1%[10, 31]，因此我国甚少有抗-D联合两种及以上抗体致病及抗-c、抗-e抗体致病的情况。国际上的报道研究中，美国学者Catherine Y. Spong等[32]报道的19例Rh联合抗体组包括抗-D+抗-C抗体组13例、抗-D+抗-E抗体组1例、抗-D+抗-C+抗-E组4例，以及抗-c+抗-E 1例。丹麦学者Maria Nordvall等[12]主要根据抗体情况分为抗-D抗体组和抗-D联合其他抗体组，其中，抗-D联合其他抗体组共63例，主要包括抗-D+抗-C抗体组52例、抗-D+抗-E抗体组7例、抗-D+抗-C+抗-E抗体组4例，另

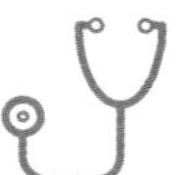

外还有抗-c+抗-E抗体组14例等。Colin A. Walsh等[33]学者研究了爱尔兰抗-D抗体联合其他抗体组，主要包括抗-D+抗-C抗体组37例、抗-D+抗-E抗体组4例、抗-D+抗-C+抗-E组6例，及抗-c抗体和抗-E抗体单独致病共5例。Thanh-Vy Phung等[34]学者纳入法国32例抗-D分别联合抗-C、抗-E及抗-c抗体致病的病例，抗-D+抗-C+抗-E抗体组及抗-E和抗-c抗体单独致病的病例共10例。同样地，Kara Beth Markham等[35]学者纳入美国的病例包括抗-D+抗-C抗体、抗-D+抗-E抗体、抗-c+抗-E抗体、抗-c抗体以及抗-E抗体。从以上报道研究中，可知在抗-D联合其他抗体中，最常见的为联合抗-C或抗-E抗体。

3　Rh血型系统红细胞联合抗体致敏妊娠的胎儿和新生儿结局

针对Rh血型系统红细胞抗体致胎儿新生儿溶血病贫血的治疗措施，表现为在胎儿期进行宫内输血，出生后为新生儿输注红细胞，采用相应抗原阴性的红细胞[5]。较单独抗-D抗体的致敏，抗-D联合抗体导致的免疫性溶血更严重。可能的原因为抗-D联合其他抗体的抗体分子在靶红细胞上的密度更高，患儿红细胞表面抗原与抗体结合更多，从而导致溶血加重[12]。2022年我国的研究发现，抗-D联合抗体妊娠相对于单独抗-D抗体妊娠，胎儿需要更多的宫内输血治疗，且出生后需要输红细胞的人数及次数均增加[30]。2001年Catherine Y. Spong等[32]学者的研究显示，对比抗-D抗体与抗-D联合其他抗体，发现抗-D联合其他抗体致敏的妊娠需要更多的宫内输血治疗。2015年来自美国俄亥俄州的Kara Beth Markham等[35]学者的研究纳入了共76例致敏妊娠，分为抗-D抗体组、抗-D联合其他抗体组、其他抗体组及其他抗体联合组，共4组，对比4组需要宫内输血及输注红细胞治疗的人数，发现抗-D联合其他抗体组相较于抗-D抗体组需要宫内输血治疗及出生后输注红细胞治疗的比例更高。丹麦学者Maria Nordvall等[12]的研究也得出了抗-D联合抗体的病例需要更多宫内输血及出生后输注红细胞治疗的结论。然而，当研究仅纳入经过宫内输血治疗的妊娠时，Colin A. Walsh等[33]学者研究认为单独抗-D抗体和联合其他抗体致敏妊娠所需要宫内输血治疗的次数相当。2018年的一项同样仅纳入经过宫内输血治疗的妊娠研究[34]亦认为多种Rh抗体联合不会增加宫内输血治疗的次数。此两项研究纳入的妊娠均需要宫内输血治疗，为较为严重的胎儿贫血。

针对出生后胆红素上升的治疗有光疗和换血疗法。我国学者2022年的研究[30]发现抗-D联合其他抗体致敏妊娠不增加新生儿的光疗天数、换血治疗的人数及换血治疗的次数，说明多种抗体联合不增加新生儿发生高胆红素血症的概率。可能的解释为目前产前监测技术的进步可及时发现患儿贫血，及时给予宫内输血治疗，而患严重的抗-D联合其他抗体的新生儿曾经过多次宫内输血及输注红细胞治疗后，输入了抗原阴性的红细胞，这种红细胞不会发生免疫性溶血，出生后仅由新生儿自身的红细胞致敏，故两组的胆红素上升严重程度相当。有研究在抗-D抗体致敏妊娠中，对比经过宫内输血治疗和未经过宫内输血治疗两组的光疗天数，发现经过宫内输血治疗的抗体组在新生儿出生后反而需要更少的光疗天数[36]。Thanh-Vy Phung等学者[34]的研究纳入了所有经过宫内输血治疗的新生儿，对比抗-D抗体组和抗-D联合1种抗体组两组的最高胆红素、是否需要光疗及换血治疗的情况，发现两组需要的治疗程度相当。然而，Maria Nordvall等[12]学者研究纳入了抗-D联合其他抗体组及抗-D抗体组，对比两组是否需换血治疗，发现抗-D联合其他抗体组需要换血治疗的人数更多，但该研究并未统计两组患儿的胆红素水平。

既往认为Rh抗体致敏妊娠中，当羊水分光光度计测定表明胎儿受累程度重且孕周＞33周时，若监测胎肺成熟，即可提前分娩[37-38]，这可能会增加新生儿早产相关并发症如新生儿呼吸窘迫综合征的发生率。学者研究[30]提出抗-D抗体组和抗-D联合其他抗体组的平均胎龄虽有统计学差异，但均在36周以上，不增加新生儿呼吸窘迫综合征的发生率。目前由于宫内输血治疗技术的成熟性及有效性，一方面权衡死胎、胎儿贫血后果及再次宫内输血等风险，另一方面预防早产引起的未成熟儿、贫血加重和高胆红素血症，目前建议孕37～38周再计划分娩[7]。

综上，Rh抗原表型在不同人种中的分布频率有差别，可以发生不同的Rh血型系统红细胞联合抗体致敏的妊娠，导致胎儿新生儿溶血病。抗-D联合其他Rh红细胞抗体致敏相较于单独抗-D抗体致敏的妊娠，会导致更严重的胎儿和新生儿贫血。

参考文献

［1］ DEAN L. Blood groups and red cell antigens［M］. ［S. l. ］:［s. n］, 2005：49-56.

［2］ RATH M E A, SMITS-WINTJENS V E H J, WALTHER F J, et al. Hematological morbidity and management in neonates with hemolytic disease due to red cell alloimmunization［J］. Early human development, 2011, 87（9）：583-588.

［3］ MOISE K J. Fetal anemia due to non-Rhesus-D red-cell alloimmunization［J］. Seminars in fetal & neonatal medicine, 2008, 13（4）：207-214.

［4］ MOISE K J, ARGOTI P S. Management and prevention of red cell alloimmunization in pregnancy: A systematic review［J］. Obstetrics and gynecology, 2012, 120（5）：1132-1139.

［5］ DE HAAS M, THURIK F F, KOELEWIJN J M, et al. Haemolytic disease of the fetus and newborn［J］. Vox sanguinis: International journal of blood transfusion and immunohaematology, 2015, 109（2）：99-113.

［6］ 邵肖梅，叶鸿瑁，邱小汕. 实用新生儿学［M］. 5版. 北京：人民卫生出版社，2019：764-767.

［7］ MARI G, NORTON M E, STONE J, et al. Society for maternal-fetal medicine（SMFM）clinical guideline #8: The fetus at risk for anemia-diagnosis and management［J］. American journal of obstetrics and gynecology, 2015, 212（6）：697-710.

［8］ DELANEY M, MATTHEWS D C. Hemolytic disease of the fetus and newborn: Managing the mother, fetus, and newborn［J］. Hematology. American Society of Hematology. education program, 2015, 2015（1）：146-151.

［9］ WIND M, GAASBEEK A, OOSTEN L, et al. Therapeutic plasma

exchange in pregnancy: A literature review [J]. European journal of obstetrics, gynecology and reproductive biology, 2021 (260): 29–36.

[10] REID M E, OLSSON M L, LOMAS–FRANCIS C. Rh blood group system [M] // REID M E, LOMAS–FRANCIS C, OLSSON M. The blood group antigen factsbook .3rd Edition. New York: Academic press, 2012: 147–262.

[11] TIBLAD E, KUBLICKAS M, AJNE G, et al. Procedure–related complications and perinatal outcome after intrauterine transfusions in red cell alloimmunization in Stockholm [J]. Fetal diagnosis and therapy, 2011, 30 (4): 266–273.

[12] NORDVALL M, DZIEGIEL M, HEGAARD H K, et al. Red blood cell antibodies in pregnancy and their clinical consequences: Synergistic effects of multiple specificities [J]. Transfusion, 2009, 49 (10): 2070–2075.

[13] CHEN C X, TAN J Z, WANG L X, et al. Unexpected red blood cell antibody distributions in Chinese people by a systematic literature review [J]. Transfusion, 2016, 56 (4): 975–979.

[14] FANG Q, LUO Y M. Rh isoimmunization and intrauterine transfusion [J]. Chinese journal of perinatal medicine, 2013, 16 (9): 522–526.

[15] NGOMA A M, MUTOMBO P B, IKEDA K, et al. Red blood cell alloimmunization in transfused patients in sub–Saharan Africa: A systematic review and meta–analysis [J]. Transfusion and apheresis science, 2016, 54 (2): 296–302.

[16] KOELEWIJN J M, VRIJKOTTE T G, VAN DER SCHOOT C E, et al. Effect of screening for red cell antibodies, other than anti–D, to detect hemolytic disease of the fetus and newborn: A population study in the netherlands [J]. Transfusion, 2008, 48 (5): 941–952.

[17] JOY S D, ROSSI K Q, KRUGH D, et al. Management of pregnancies complicated by anti–E alloimmunization [J]. Obstetrics & gynecology, 2005, 105 (1): 24–28.

[18] MORAN P, ROBSON S C, REID M M. Anti–E in pregnancy [J]. BJOG: An international journal of obstetrics & gynaecology, 2000, 107 (11): 1436–1438.

[19] CHAO A S, CHAO A, HO S Y, et al. Anti–E Alloimmunization: A rare cause of severe fetal hemolytic disease resulting in pregnancy loss [J]. Case reports in medicine, 2009 (2009): 471623.

[20] CHANDRASEKAR A, MORRIS K G, TUBMAN T R, et al. The clinical

outcome of non-RhD antibody affected pregnancies in Northern Ireland［J］. The ulster medical journal，2001，70（2）：89-94.

［21］KOZLOWSKI C L，LEE D，SHWE K H，et al. Quantification of anti-c in haemolytic disease of the newborn［J］. Transfusion medicine（Oxford，England），1995，5（1）：37-42.

［22］ANDERSSON L，SZABO F. The incidence and outcome of clinically significant antibodies detected in Rhesus-D positive pregnant women of the Northern Territory［J］. The Australian & New Zealand journal of obstetrics & gynaecology，2018，58（5）：514-517.

［23］HACKNEY D N，KNUDTSON E J，ROSSI K Q，et al. Management of pregnancies complicated by Anti-c Isoimmunization［J］. Obstetrics & gynecology，2004，103（1）：24-30.

［24］RATH M E A，SMITS-WINTJENS V E H J，LINDENBURG I T M，et al. Postnatal outcome in neonates with severe Rhesus c compared to rhesus D hemolytic disease［J］. Transfusion，2013，53（7）：1580-1585.

［25］宿军，宋静，杨春晴，等. 抗-c引起新生儿溶血病1例［J］. 中国输血杂志，2011，24（7）：620-621.

［26］周源. 抗-c引起新生儿溶血病死亡一例［J］. 中国药物与临床，2006（4）：268.

［27］陈存华，王东明，杨俊鹏，等. 抗-c引起新生儿溶血病1例［J］. 中国输血杂志，2002（5）：357.

［28］李偲，黄林环，罗艳敏，等. 多次宫内输血治疗抗E、抗c抗体所致母胎Rh同种免疫一例［J］. 中华妇产科杂志，2017，52（9）：635.

［29］HEALSMITH S，SAVOIA H，KANE S C. How clinically important are non-D Rh antibodies?［J］. Acta obstetricia et gynecologica scandinavica，2019，98（7）：877-884.

［30］YU M X，TANG T H，ZHENG R J，et al. A comparative study on perinatal outcomes of red blood cell-alloimmunized pregnancies with anti-RhD in combination and anti-RhD alone in China［J］. Vox sanguinis，2022，117（2）：268-274.

［31］姚润，凌晗，李碧娟. Rh血型系统与我国Rh抗原分布［J］. 临床血液学杂志（输血与检验），2017，30（6）：985-988.

［32］SPONG C Y，PORTER A E，QUEENAN J T. Management of isoimmunization in the presence of multiple maternal antibodies［J］. American journal of obstetrics and gynecology，2001，185（2）：481-484.

［33］WALSH C A，RUSSELL N，MCAULIFFE F M，et al. Relationship between maternal antibody type and antenatal course following intrauterine transfusion for red cell alloimmunisation［J］. European journal of obstetrics，gynecology，and reproductive biology，2013，171（2）：235-239.
［34］PHUNG T V，HOUFFLIN-DEBARGE V，RAMDANE N，et al. Maternal red blood cell alloimmunization requiring intrauterine transfusion：A comparative study on management and outcome depending on the type of antibody［J］. Transfusion，2018，58（5）：1199-1205.
［35］MARKHAM K B，ROSSI K Q，NAGARAJA H N，et al. Hemolytic disease of the fetus and newborn due to multiple maternal antibodies［J］. American journal of obstetrics and gynecology，2015，213（1）：61-68.
［36］DE BOER I P，ZEESTRATEN E C，LOPRIORE E，et al. Pediatric outcome in rhesus hemolytic disease treated with and without intrauterine transfusion［J］. American journal of obstetrics and gynecology，2008，198（1）：51-54.
［37］URBANIAK S J，GREISS M A. RhD haemolytic disease of the fetus and the newborn［J］. Blood reviews，2000，14（1）：44-61.
［38］BOWMAN J. The management of hemolytic disease in the fetus and newborn［J］. Seminars in perinatology，1997，21（1）：39-44.

第七章
遗传内分泌代谢学

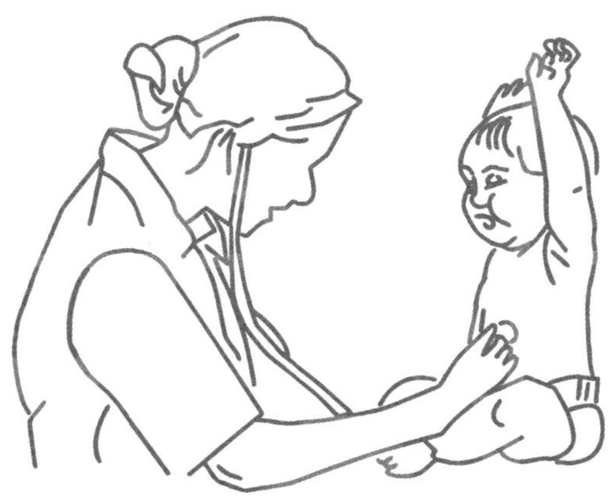

儿童肝豆状核变性诊断及治疗进展

■黎丝敏　曾春华　刘丽
（广州市妇女儿童医疗中心）

肝豆状核变性（Wilson's disease，WD）是一种由于*ATP7B*基因突变导致的常染色体隐性遗传疾病[1-2]。*ATP7B*基因发生突变，铜代谢受阻，导致铜离子在肝脏、神经等多器官/细胞中积累，从而引起各种症状[3]。临床表现包括转氨酶升高、肝脾肿大、肝硬化、急性肝衰竭及神经系统症状等[3-4]。早期诊断及治疗是减少并发症及提高生存率的关键。然而早期儿童WD临床表现不典型，经常被漏诊、误诊。因此本文将对儿童WD临床表现、遗传学特征以及治疗现状进行综述。

1　临床表现

WD症状可以发生在任何年龄段，既往报道常见的发病年龄为5～35岁[3]。儿童WD中位数发病年龄为13岁，5岁以下WD报道较少。早期常常以肝脏症状为主，4%～6%WD儿童发生神经系统症状[4]。

1.1　肝脏表现

肝脏常常是WD首要累及的器官，40%～60%的WD以肝病起病[3-4]，临床表现包括无症状转氨酶升高、肝脾肿大、急性肝炎、慢性肝病及急性肝衰竭等。

儿童WD大多以无症状转氨酶升高起病。Zhou等[5]2022年报道了

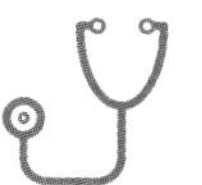

30例5岁左右WD，全部以无症状转氨酶升高起病。2017年Wiernicka等[6]的研究中，21例（15%）患儿在5 岁前出现症状或肝功能检查结果异常。广州市妇女儿童医疗中心2022年研究发现，82.6%儿童WD以无症状转氨酶升高起病[7]。无症状转氨酶升高是提示儿童WD的重要线索。

儿童WD早期出现严重肝脏损害的病例亦有报道，如2岁出现慢性肝炎、3岁出现肝硬化、5岁出现急性肝衰竭等[4, 8-9]。研究表明慢性肝病在10%～30%的WD患儿中出现，主要表现为乏力、黄疸、肝脾肿大、腹水、门静脉高压等[4]。5%～17%的WD儿童以急性肝衰竭起病，主要表现为溶血、黄疸、凝血功能障碍以及肝性脑病等。患儿病情一旦进展到急性肝衰竭，往往是致命的，需要肝移植才可以挽救[10-11]。早期WD亦可能出现严重肝脏受损症状，不明原因的黄疸、肝脾肿大、腹水等，均需要排查WD可能。

1.2　神经精神系统表现

文献报道18%～68%的WD合并有神经系统症状，主要发病年龄为20～30岁。超过15%的WD在儿童时期已经出现神经系统症状，10岁以下神经型WD较少有报道，目前报道的最小年龄神经型WD患儿在6岁出现神经症状[11]。武元等[12]在2019年报道的针对一组年龄10岁左右的儿童WD研究中发现，43.1%（28例）主要表现为神经系统症状。

早期儿童WD患者可能没有特异性的神经系统表现，通常以轻度构音障碍、吞咽困难和手指震颤起病，这些症状可能在数年内无进展，也可能迅速恶化。WD患者可能独立出现精神症状，也可能合并神经系统症状，青少年时期常常表现为性格、行为的改变，常常被认为是青春期问题而忽略。早期WD神经精神损害症状不明显，导致发病率被严重低估[3-4]。

2　临床诊断

欧洲肝脏研究学会（European Association for the Study of the

Liver，EASL）在 2012 年制定的肝豆状核变性临床指南推荐使用莱比锡（leipzig）评分对该病进行诊断[13]。评分综合考虑KF环、神经精神症状、致病*ATP7B*基因变异、Coombs（－）溶血性贫血、24 h尿铜排泄、肝铜和血清铜蓝蛋白7个方面，如果 leipzig 评分≥ 4 分，可以确诊为WD，2～3分考虑为可疑WD，0～1分可以排除WD。

WD在儿童早期临床症状不明显，缺乏KF环等体征，部分患者的铜蓝蛋白水平、24 h尿铜排泄可能在正常范围，因此儿童WD的早期诊断常常具有挑战性。

2.1 血清铜蓝蛋白

WD患者血清铜蓝蛋白常常降低到20 mg/dL以下，然而部分WD患者铜蓝蛋白水平是正常的。血清铜蓝蛋白在不同年龄段具有不同的诊断价值，6个月前水平较低，儿童中期达到峰值。研究表明铜蓝蛋白可以作为诊断6个月以上儿童是否患WD的敏感指标[14]。Müller等[15]在一项研究中提出，85%无症状WD患儿具有诊断性铜蓝蛋白水平。而本中心2022年的研究中，纳入了316例平均年龄5.4岁的WD患儿，其中98.1%（310例）的患儿血清铜蓝蛋白小于20 mg/dL[15]。Couchonnal等[16]的研究中包含了182例WD患儿，结果发现，96.0%的患儿血清铜蓝蛋白小于20 mg/dL。血清铜蓝蛋白对儿童WD诊断价值较高，但正常范围的血清铜蓝蛋白水平仍不能排除WD可能。

越来越多研究讨论诊断儿童WD的最佳血清铜蓝蛋白界值，范围为11.5～20 mg/dL[14，17-18]。本中心的研究中，以20 mg/dL为诊断界值时，敏感性及特异性分别为98.1%及86.5%；以16.85 mg/dL为诊断界值时，敏感性及特异性分别为95.9%及93.6%[14]，提示儿童WD采用16.85 mg/dL作为血清铜蓝蛋白的界值，比采用20 mg/dL具有更高的准确性。

2.2 24 h尿铜排泄

24 h尿铜排泄是诊断WD的重要指标之一。目前国内外使用的肝豆状核变性诊治指南主要推荐使用leipzig评分进行诊断。如果24 h尿

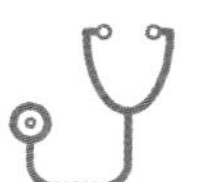

铜排泄大于100 μg，leipzig评分为2分，24 h尿铜排泄大于40 μg但小于100 μg，leipzig评分为1分。大多数WD患者24 h尿铜排泄大于100 μg，然而有16.0%～23.0%的患者24 h尿铜排泄低于该水平，特别是儿童WD患者[3-4]。研究发现，24 h尿铜排泄大于40 μg对于儿童WD更有诊断价值。Nicastro等[19]在2010年的研究中，以24 h尿铜大于100 μg作为诊断界值时，敏感性和特异性分别为65.8%及98.3%；而以40 μg作为诊断界值时，敏感性及特异性分别为78.9%及87.9%。这一发现也在其他研究中获得证实[5-6, 15]。

2.3　KF环

角膜KF环（kayser-fleischer ring，角膜色素环）是WD患者的特征性体征，可见于95.0%神经型WD、40%～50%肝型WD及20%～30%无症状WD，在较小儿童中不常见[4]。研究发现，KF环的检出率随着年龄增长而增高[20-21]。在章仁华等[22]2021年的研究中，75.0%的儿童WD患者KF环阳性，但所有学龄前期儿童均没有检出KF环。本中心2022年的研究中，纳入了316例6岁左右WD儿童，KF环检出率仅7.4%，且临床表现有肝肾功能或神经损伤等症状[7]。上述研究提示，KF环不是早期无症状WD的敏感诊断指标。

2.4　神经影像学检查

头颅MRI是评估WD的重要影像学检查。几乎所有神经型WD患者，40%～75%的肝型WD患者和20%～30%的无症状患者可出现头颅MRI异常[23]。儿童不同年龄出现头颅MRI异常的比例有很大差异。在储安贞等[20]的研究中，平均年龄为10岁的患儿中有74.5%（47例）出现了头颅MRI异常。而本中心的研究中，只有8.2%（23例）6岁左右的WD患儿出现头颅MRI异常，其中12例临床表现为神经型WD，11例为肝型WD，无症状WD头颅 MRI 均无异常表现[7]。头颅MRI异常可能出现在早期儿童WD病例，在早期无症状的儿童WD中则较少出现。

磁共振波谱（magnetic resonance spectroscopy，MRS）分析是一种非侵入性测定大脑代谢的检查方式，可以检测到WD颅内病变区域

N-乙酰天冬氨酸的降低、胆碱的升高等代谢异常。成人WD中已经证明MAS可以在MRI出现结构变化之前检测到颅内代谢产物的异常。最近有儿科WD的相关研究证实，即使在正常的MRI下，这种成像模式也能检测到早期的神经系统变化，并可为监测疾病进展提供关键信息[24]。

2.5　基因检测

*ATP7B*基因检测是诊断WD极其重要的手段，已经提出了900多种基因变异[23]。c.2333G>T（*R778L*）基因突变在中国及东南亚地区常见，等位基因频率为14%～49%。而在欧洲，50%～80%的WD患者携带至少一个c.3207C>A（*H1069Q*）突变基因[3]。有部分研究报道了儿童早发病与基因型的关联，Merle等[25]在2010年的研究中发现*ATP7B*基因大片段缺失与急性肝衰竭以及早发病有关。在我们的研究中，c.2333G>T纯合突变与WD儿童早发病以及铜蓝蛋白水平低有关[14]。

3　药物治疗

一旦确诊WD，应该立即开始治疗并终生坚持，有研究显示63.0%～100%早期诊断并治疗的WD无症状患者预后良好[5-6, 26]。坚持治疗是保证预后的关键，避免肝脏损伤进一步进展，一旦发展为肝硬化，患儿生存率将大大下降[3]。治疗目的是降低体内铜水平，防止其在肝脏及神经等肝外系统中累积。治疗WD的药物可分为铜螯合剂和锌盐，铜螯合剂有青霉胺、曲恩汀、四硫钼酸铵（Tetrathiomolybdate，TM）等。

青霉胺是治疗WD最有效的螯合药物之一，在世界范围内被广泛使用。该药物可使WD患者肝功能在3～6个月内得到改善，1年内谷丙转氨酶可以正常化[3]。而神经系统的改善需要更长的时间，甚至10%～50%的WD患者早期接受青霉胺治疗后，神经系统症状会恶化。已经证明青霉胺能改善各个年龄段WD患者的肝脏功能，但部分患者因其严重副作用而停药[3-4, 23]。

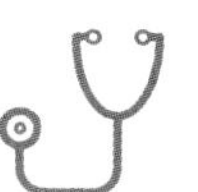

曲恩汀是另一种铜螯合剂，主要用于不能耐受青霉胺的WD患者。Taylor等[27]在2008年的研究中表明，曲恩汀与青霉胺一样对儿童WD患者有效。Kumar等[28]在2022年的研究中发现，当WD患儿使用青霉胺后出现神经症状时，曲恩汀可以作为替代治疗药物。目前该药物在中国尚未被批准上市。

四硫钼酸铵可干扰肠道中铜的吸收、循环中铜细胞的摄取，并可能促进胆铜排泄。目前认为四硫钼酸铵可以降低神经系统症状恶化风险。该药物目前仍在临床试验中[29]。

儿童WD患者采用锌盐治疗可以获得良好疗效。锌盐可以抑制铜在肠道的吸收以及增加铜从粪便中排出。锌盐治疗WD的有效性和安全性已在众多研究中得到证实，并已被用作初始和维持治疗的一线药物。锌盐对于治疗无症状以及WD患儿的疗效与青霉胺相当[30-31]，然而亦有文献报道WD病例采用单锌治疗后导致肝脏症状的恶化[32]。

4　结论

儿童肝豆状核变性临床表现复杂多样，早期常常以无症状转氨酶升高起病。血清铜蓝蛋白降低是早期诊断WD的重要参考指标，年龄6月及以上的儿童可以采用血清铜蓝蛋白进行筛查。早期WD儿童的24 h尿铜排泄可能没有显著增加，KF环和头颅MRI等阳性率低，经常需要借助*ATP7B*基因检测进行确诊。WD儿童通过青霉胺或单锌治疗大多预后良好，极少部分WD儿童发生恶化，其中依从性是影响预后的关键因素。

参考文献

［1］ BANDMANN O，WEISS K H，KALER S G. Wilson’s disease and other neurological copper disorders［J］. The lancet neurology，2015，14（1）：103-113.

［2］ BULL P C，THOMAS G R，ROMMENS J M，et al. The Wilson disease gene is a putative copper transporting P-type ATPase similar to the menkes gene［J］. Nature genetics，1993，5（4）：327–337.

［3］ CZŁONKOWSKA A，LITWIN T，DUSEK P，et al. Wilson disease［J］. Nature reviews disease primers，2018，4（1）：21.

［4］ CHANPONG A，DHAWAN A. Wilson disease in children and young adults–State of the art［J］. Saudi journal of gastroenterology，2022，28（1）：21.

［5］ ZHOU J L，ZHANG Q，ZHAO Y Z，et al. Early diagnosis of Wilson's disease in children in southern China by using common parameters［J］. Frontiers in genetics，2022（13）：788658.

［6］ WIERNICKA A，DĄDALSKI M，JAŃCZYK W，et al. Early onset of Wilson disease：Diagnostic challenges［J］. Journal of pediatric gastroenterology & nutrition，2017，65（5）：555–560.

［7］ 卢致琨，程静，黎丝敏，等. 2022肝豆状核变性患儿316例临床表型和*ATP7B*基因变异特征［J］. 中华儿科杂志，2022，60（4）：317–322.

［8］ WILSON D C，PHILLIPS M J，COX D W，et al. Severe hepatic Wilson's disease in preschool–aged children［J］. The journal of pediatrics，2000，137（5）：719–722.

［9］ SEO J K. Diagnosis of Wilson disease in young children：Molecular genetic testing and a paradigm shift from the laboratory diagnosis［J］. Pediatric gastroenterology，hepatology & nutrition，2012，15（4）：197.

［10］ FANG W Y，ABUDUXIKUER K，SHI P，et al. Pediatric Wilson disease presenting as acute liver failure：Prognostic indices［J］. World journal of clinical cases，2021，9（14）：3273–3286.

［11］ European，Association for the Study. EASL clinical practice guidelines：Wilson's disease［J］. Journal of hepatology，2012，56（3）：671–685.

［12］ 武元，张婷，朱颖，等. 儿童肝豆状核变性回顾性多系统症状分析［J］. 2019，34（14）：1077–1080.

［13］ SOCHA P，JANCZYK W，DHAWAN A，et al. Wilson's disease in children：A position paper by the hepatology committee of the European Society for Paediatric Gastroenterology，Hepatology and Nutrition［J］. Journal of pediatric gastroenterology & nutrition，2018，66（2）：334–344.

［14］ LU X S，LI S M，ZHANG W，et al. Assessment of the diagnostic value of serum ceruloplasmin for Wilson's disease in children［J］. BMC gastroenterology，2022，22（1）：124.

［15］ MÜLLER T，KOPPIKAR S，TAYLOR R M，et al. Re–evaluation

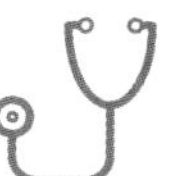

of the penicillamine challenge test in the diagnosis of Wilson's disease in children [J]. Journal of hepatology, 2007, 47 (2): 270–276.

[16] COUCHONNAL E, LION–FRANÇOIS L, GUILLAUD O, et al. Pediatric Wilson's disease: Phenotypic, genetic characterization and outcome of 182 children in France [J]. Journal of pediatric gastroenterology & nutrition, 2021, 73 (4): e80–e86.

[17] MOHR I, WEISS K H. Biochemical markers for the diagnosis and monitoring of Wilson disease [J]. Clinical biochemist reviews, 2019, 40 (2): 59–77.

[18] XU R, JIANG Y F, ZHANG Y H, et al. The optimal threshold of serum ceruloplasmin in the diagnosis of Wilson's disease: A large hospital–based study [J]. Plos one, 2018, 13 (1): e190887.

[19] NICASTRO E, RANUCCI G, VAJRO P, et al. Re–evaluation of the diagnostic criteria for Wilson disease in children with mild liver disease [J]. Hepatology, 2010, 52 (6): 1948–1956.

[20] 储安贞，凌侯，雁梁，等. 儿童肝豆状核变性124例临床分析 [J]. 2015, 33 (11): 946–949.

[21] EL–KARAKSY H, FAHMY M, EL–RAZIKY M S, et al. A clinical study of Wilson's disease: The experience of a single egyptian paediatric hepatology unit [J]. Arab journal of gastroenterology, 2011, 12 (3): 125–130.

[22] 章仁华，江凯，陈永莹. 44例肝豆状核变性患者临床特征、辅助检查结果及疗效评价 [J]. 肝脏，2022, 27 (12): 1318–1321.

[23] FERNANDO M, VAN MOURIK I, WASSMER E, et al. Wilson disease in children and adolescents [J]. Archives of disease in childhood, 2020, 105 (5): 499–505.

[24] ALKHALIK BASHA M A, REFAAT R, AHMED A F, et al. Brain magnetic resonance spectroscopy (MRS) as a diagnostic tool for detecting early neurological changes in children with Wilson's disease [J]. European journal of radiology, 2019 (111): 41–46.

[25] MERLE U, WEISS K H, EISENBACH C, et al. Truncating mutations in the Wilson disease gene *ATP7B* are associated with very low serum ceruloplasmin oxidase activity and an early onset of Wilson disease [J]. BMC gastroenterology, 2010, 10 (1): 8.

[26] DZIEŻYC K, KARLIŃSKI M, LITWIN T, et al. Compliant treatment with anti–copper agents prevents clinically overt Wilson's disease in pre–symptomatic patients [J]. European journal of neurology, 2014, 21

（2）：332–337.

[27] TAYLOR R M，CHEN Y，DHAWAN A，et al. Triethylene tetramine dihydrochloride（trientine）in children with Wilson disease：Experience at King's college hospital and review of the literature [J]. European journal of pediatrics，2009，168（9）：1061–1068.

[28] KUMAR M. Management of children and adolescents with Wilson disease and neurological worsening following D–penicillamine therapy：A single centre experience [J]. Annals of Indian Academy of Neurology，2022，25（4）：698–702.

[29] SCHILSKY M L，CZLONKOWSKA A，ZUIN M，et al. Trientine tetrahydrochloride versus penicillamine for maintenance therapy in Wilson disease（CHELATE）：A randomised，open–label，non–inferiority，phase 3 trial [J]. The lancet gastroenterology & hepatology，2022，7（12）：1092–1102.

[30] HOOGENRAAD T U. Paradigm shift in treatment of Wilson's disease：Zinc therapy now treatment of choice [J]. Brain and development，2006，28（3）：141–146.

[31] MARCELLINI M，DI CIOMMO V，CALLEA F，et al. Treatment of Wilson's disease with zinc from the time of diagnosis in pediatric patients：A single–hospital，10–year follow–up study [J]. Journal of laboratory and clinical medicine，2005，145（3）：139–143.

[32] WEISS K H，GOTTHARDT D N，KLEMM D，et al. Zinc monotherapy is not as effective as chelating agents in treatment of Wilson disease [J]. Gastroenterology，2011，140（4）：1189–1198.

第八章
儿童保健学

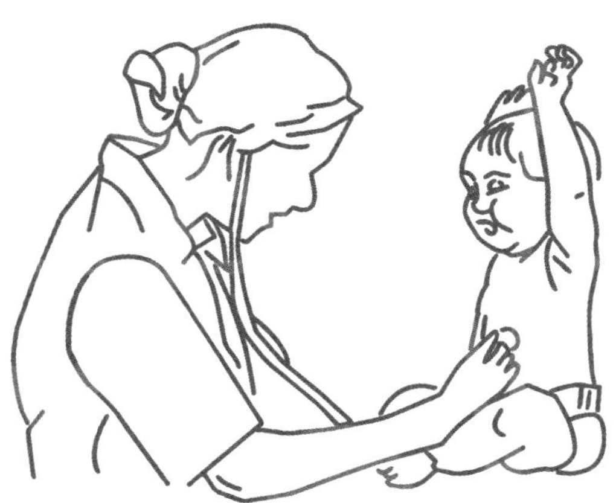

儿童营养不良，重在预防

■ 吴婕翎
（广东省妇幼保健院）

营养，是儿童体格发育和智力发育的关键。营养摄取是指人体为了维持正常的生理、生化、免疫功能及生长发育、代谢、修补等生命活动而摄取和利用食物养料的生物学过程。营养不足或者营养过度，统称为“营养不良”。全球近25%的5岁以下儿童营养不良，几乎有一半的儿童死亡是营养不良造成的[1]。儿童营养不良还与长期生长缺陷有关，此外营养不良还伴有认知潜力降低及今后生活中患慢性疾病的风险增加。

1 营养不良的定义及判断标准

营养不良是由饮食不当或饮食不足造成的。通常指的是由于摄入不足、吸收不良或过度损耗营养素造成的营养不足，但也可能包含由于暴饮暴食或过度地摄入特定的营养素而造成的营养过剩。常见的营养不足包括蛋白质能量营养不良及微量营养素营养不良。

如何判断一个儿童的营养状况？必不可少的是“生长曲线”，它可以直观地看到儿童身高、体重的目前状态，通过计算能知道儿童的身体质量指数（BMI）情况。如果有2个不同年龄点的身高、体重数值，还能通过绘制直线了解其生长速率[2]。一般建议百分位数值在P25～P75。在此范围以外的要加强监测，增加每年监测频次。对于P10以下，P90以上的，应该根据情况给予相应干预，内容包括调整饮食、睡眠、运动等。生长曲线国际上比较常用的是中国2005年版的九省市0～18岁生长发育曲线标准以及WHO在2006发布的《0～5岁儿童生长标准2006》。

微量营养素的缺乏，可以采用实验室检测的方法结合临床表现进行综合判断。血红蛋白、铁蛋白、总铁结合力、维生素AD水平、骨碱性磷酸酶、各金属元素检测等指标都可以作为相应参考。

2　营养影响儿童大脑的发育

营养不仅与儿童体格的发育息息相关，也影响着大脑的发育，如蛋白质、氨基酸以及各种微量营养元素都影响儿童大脑的发育。蛋白质和氨基酸影响儿童大脑的发育，蛋白质摄入与脑生长、总脑容量（而非区域脑容量）呈正相关，酪氨酸和色氨酸等必需氨基酸是神经发育的重要物质，支链氨基酸（branched chain amino acid，BCAA）、亮氨酸、异亮氨酸和缬氨酸也直接或间接参与大脑中的各种重要功能。一些微量营养元素对儿童大脑发育也至关重要，铁在海马发育、髓鞘形成和神经递质（如多巴胺、血清素和去甲肾上腺素）的产生中起着至关重要的作用[3]，早期缺铁会改变脑结构、神经递质功能和神经代谢，伴随基因和蛋白组分的改变，影响感觉运动、认知语言和社会情绪的发育；锌是中枢神经系统发育所必需的微量元素，它存在于许多参与大脑生长发育的酶中，对神经传递很重要[4]；细胞中Ca^{2+}内流的最重要途径是电压依赖性钙通道（voltage-gated calcium channel，VDCC），多种细胞生理功能与之有关：如神经递质释放、基因表达、膜兴奋性调节和轴经轴突生长；碘是参与合成甲状腺激素的重要元素，是人体的“智慧元素”[5]；维生素A直接影响脑发育初期沿神经板头尾轴的区域性分布，促进小脑、中脑的发育和功能[6-7]；维生素D受体在人体大脑的边缘系统、小脑、丘脑、下丘脑、垂体等及与行为学相关的区域均有表达，可以调节神经营养因子信号通路等[8-10]。

3　预防儿童营养不良：根据儿童不同年龄段的需求摄入营养

食物包含宏量营养素（如碳水化合物、蛋白质、脂肪）及微量营养素（各种水溶性维生素、脂溶性维生素及矿物质）。不同年龄的儿童，其食物组成的结构是不一样的，需要根据儿童不同年龄段的营养需求和生理发育特点进行针对性喂养，这对于预防营养不良十分重要。

6月龄以前，建议纯母乳喂养；对于因特殊原因不能坚持纯母乳喂养者，也应该选用合适的配方粉进行喂养[11]。其中“合适”一词包括两个含义：一是对应合适的年龄段配方，二是对应合适的配方粉成分［如苯丙酮尿症（PKU）配方、氨基酸配方、深度水解配方、早产儿配方、适度水解配方等］（图7）。

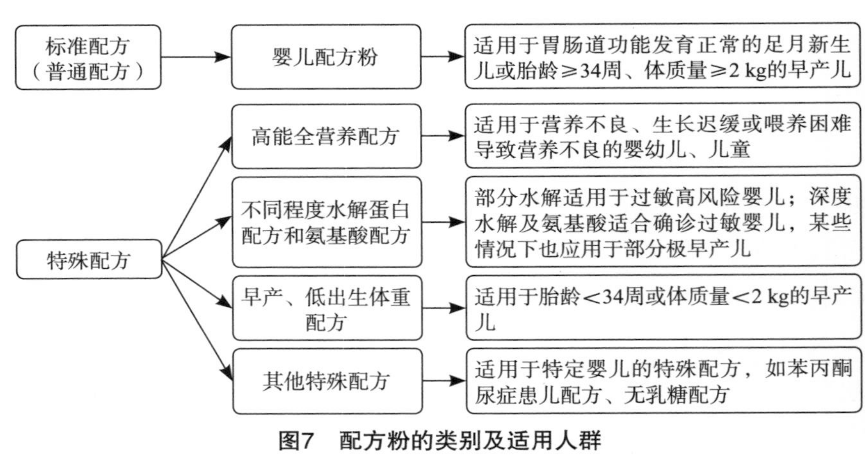

图7　配方粉的类别及适用人群

6月龄以后，可以依据个体化原则，逐步添加辅食（图8）。在2岁以前，是奶与辅食的混合喂养阶段。在此阶段需要根据婴幼儿需求，循序渐进地添加不同质地、不同品种的食物，而且应该注意辅食块头的大小。在刚开始时，添加辅食的目的主要在于促进婴儿咀嚼吞咽的发展，以及促进体内各种消化酶的发育。随着年龄的增长，辅食也承担了提供身体发育所需能量的作用。如何判断辅食的给予是否适应儿童需要，可以参考下列几点：①孩子是否喜欢吃；②孩子对食物是流质般地喝下去，还是咀嚼后吞咽；③辅食+奶制品配合，能否满足孩子的生长发育需要[12]。

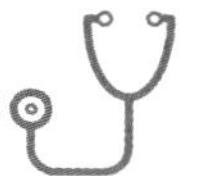

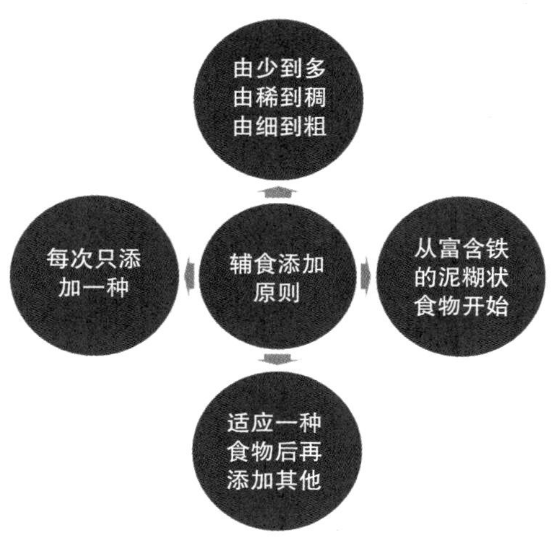

图8　辅食添加原则

18～24月龄的孩子，基本能自行进食，这个时候主要以三个正餐为主，添加两个小点心，就是我们经常说的“三餐两点”。小点心可以是一些有益的零食，如山楂条等，也可以是小份的水果。基于广东的水土，每天水果的总摄入量应该有所限制，建议量为50～100 g。根据孩子的口感，可以选择水奶（如市售的盒装奶）、配方奶或者奶酪等奶制品[13]。

到2岁以后，儿童基本正常进食，按照我国居民膳食宝塔进食，包括适量的谷类、蔬菜、水果、鱼、禽、肉、蛋等动物性食物，以及奶类和豆类食物，每天应摄入相当于300 g鲜奶的奶类及奶制品和相当于30～50 g干豆的大豆及大豆制品，并少盐少油。

4　预防儿童营养不良：引导儿童培养良好的饮食行为

营养的摄入离不开饮食行为的培养，饮食行为提倡“顺应性喂养”。它强调的是父母或抚养者和婴幼儿在喂食时的互动，鼓励婴幼儿发出饥饿信号，并给予及时、恰当的回应，最后让婴幼儿逐步学会独立进食，并获得长期健康的营养摄入及维持适宜的生长速度。早在2011年，学者Black和Aboud就建立了早期顺应性喂养的框架，并将顺应喂养定义为“孩子与看护者之间的相互作用”，具体包括三个步骤：①婴幼儿通过动作、面部表情和语言发出饥饿或者想吃的信号；②父母或抚养者识别并及时地、有情感地、保持一致性地回应婴幼儿发出的信号；③婴幼儿逐渐感受和学习父母可能回应的信号。在这个过程中，由于照护者与婴幼儿之间有一种默契和互动，自然很容易建立语言和非语言的交流。顺应性喂养承认婴幼儿的感受，并允许他们决定自己吃多少，而父母则决定提供什么以及何时提供。也就是说，顺应性喂养不仅仅是培养儿童独立进食，也是培养一种良好、能互相信任与交流的亲子途径[14]。

至于一些发育特别不好以及经过营养干预效果不明显的孩子，要考虑是否患内分泌疾病或者遗传代谢性疾病，建议转至相关专科进一步检查治疗。

儿童营养专科，是一个综合性专科，对于儿科各系统发育、对于营养成分与构成，甚至包括儿童心理发展等都需要有一定的认识，希望本文可以给大家一定的参考。预防营养不良需要各专科及社会各部门、家庭通力合作。

参考文献

［1］ ROBERTSON R C. The gut microbiome in child malnutrition（review）［J］. Nestle nutrition institute workshop series，2020（93）：133-143.

［2］ 李辉，季成叶，宗心南，等. 中国0～18岁儿童、青少年身高、体重的标准化生长曲线［J］. 中华儿科杂志，2009，47（7）：487-492.

［3］ GERMAN K R，JUUL S E. Iron and neurodevelopment in preterm infants：A narrative review［J］. Nutrients，2021，13（11）：3737.

［4］ ALLAI F M，GUL K，ZAHOOR I，et al. Malnutrition：Impact of zinc on child development［EB/OL］.（2022-01-22）［2022-12-25］. https://www.researchgate.net/publication/356838296_Malnutrition_Impact_of_Zinc_on_Child_Development.

［5］ ZHOU S J，COMDO D，RYAN P，et al. Association between maternal iodine intake in pregnancy and childhood neurodevelopment at age 18

months［J］. American journal of epidemiology，2019（2）：332–338.
［6］ZHANG Y B，XU J B. Effect of maternal vitamin A deficiency during pregnancy on neurodevelopment of offspring（review）［J］. Journal of shanghai jiaotong university（medical science），2020（9）：1277–1282.
［7］YANG T，LI C，DAI Y，et al. Vitamin A status is more commonly associated with symptoms and neurodevelopment in boys with autism spectrum disorders–a multicenter study in China［J］. Frontiers in nutrition，2022（9）：851980.
［8］SOILE T，KATRI R，ELISA H S，et al. Effect of high–dose vs standard–dose vitamin D supplementation on neurodevelopment of healthy term infants：A randomized clinical trial［J］. JAMA network open，2021，4（9）：e2124493.
［9］WANG H，YU X D，HUANG L S，et al. Fetal vitamin D concentration and growth，adiposity and neurodevelopment during infancy［J］. European journal of clinical nutrition，2018，72（10）：1396–1403.
［10］GOULD J F，ANDERSON A J，YELLAND L N，et al. Association of cord blood vitamin D with early childhood growth and neurodevelopment［J］. Journal of paediatrics and child health，2017，53（1）：75–83.
［11］蔡威，汤庆娅，王莹，等. 中国新生儿营养支持临床应用指南［J］. 临床儿科杂志，2013，31（12）：1177–1182.
［12］杨月欣，苏宜香，汪之顼，等. 7～24月龄婴幼儿喂养指南［J］. 临床儿科杂志，2016，34（5）：381–387.
［13］MYRIAM C A，SALVADOR V C，KATHLEEN C R，et al. Many infants and young children are not compliant with mexican and international complementary feeding recommendations for milk and other beverages［J］. Nutrients，2018，10（4）：466.
［14］BLACK M M，ABOUD F E. Responsive feeding is embedded in a theoretical framework of responsive parenting［J］. Journal of nutrition，2011，141（3）：490–494.

如何做好儿童生长发育管理

■ 吴婕翎
（广东省妇幼保健院）

儿童生长发育，从出生后一直贯穿到青春期结束。因此，管理好儿童生长全过程，等于管理好了儿童生理发育的一半。

管理儿童生长发育，首先要了解儿童生长发育是一个从快到慢的过程。头半年最快，然后逐渐放缓；3岁到青春期前期，基本维持在一个稳定的阶段；青春期再次进入第二个生长高峰，年增长速率增大，进入突增（peak height velocity，PHV）阶段。PHV持续1年左右生长速度逐渐减慢。一般女童整个青春期共增长23～25 cm，男童共增长25～28 cm。具体增长速率见表9[1]（每阶段生长发育规律图）。

表9　儿童期体格生长的一般规律

生长指标	婴儿期			幼儿期		学龄前期	学龄前	青春期	
	出生	3～4月龄	12月龄	2岁	2～3岁			男	女
体重/kg	3.2～3.3	2倍出生体重	3倍出生体重	4倍出生体重	2～3 kg/年	2.0 kg/年	2.0 kg/年	4～5 kg/年	
身高（长）/cm	49～50	62～63	75～76	85	7～8 cm/年	6～8 cm/年	5～7 cm/年	共增长28 cm	共增长25 cm
头围/cm	33～34	40	46	48	—	3～18岁：共增长约5 cm			

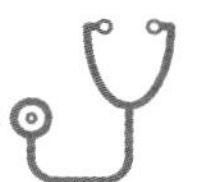

孩子的生长发育是否合适？这要从以下方面进行判断：孩子目前所处的水平（生长水平），以及孩子的增长速率（生长速度）。生长速度指对某一单项体格生长指标定期连续测量，所获得的该项指标在一定时间内的增长值即为该儿童此项体格生长指标的速率。测量数据值的表示可采用表格及生长曲线图[2]。生长曲线图是将表格测量数值按离差法或百分位数法的等级绘成不同年龄、不同体格指标测量数值的曲线图，较之表格更为方便、直观，不仅可以评估生长水平，还可看出生长趋势，并能算出生长速度，便于与家长交流[3]。当儿童发育百分位数值在P25～P75之间为正常范围，如果低于P10就应该引起警惕，低于P3应该通过调整饮食、运动、睡眠等进行干预。

饮食、运动、睡眠干预对促进生长有较明显的帮助。饮食包括宏量营养素以及微量营养素。宏量营养素包括蛋白质、脂类、碳水化合物。儿童生长发育迅速，所需蛋白质量相对较多，新生儿期蛋白质需要量最高，以后随年龄增长逐步下降。婴儿蛋白质需要量与优质蛋白质需要量均比成人更多。蛋白质长期摄入不足或摄入过多均会影响碳水化合物、脂肪代谢，导致生长发育迟滞、组织功能异常，甚至威胁生命。脂类包括脂肪和类脂。脂肪是人类能量的主要来源和贮存形式，脂肪由甘油和脂肪酸组成三酰甘油酯；类脂包括磷脂、糖脂、类固醇等。膳食中的脂类及脂肪酸有促进脂溶性维生素吸收、维持体温和保护脏器、提供必需脂肪酸的作用。碳水化合物亦称糖类，是自然界最丰富的能量物质，也是人类膳食能量的主要来源。矿物质来源于食物，包括钙、磷、铁、碘、锌等。维生素是身体不能合成的、存在于食物中、有生物活性的成分，包括水溶性维生素和脂溶性维生素。维生素D是生命必需的营养素和钙磷代谢最重要的生物调节因子，与骨骼健康密切相关。体内维生素D的来源有三个，即母体-胎儿转运、食物维生素D和皮肤光照合成[4]。皮肤产生维生素D_3的量与日照时间、太阳光波长、暴露在阳光下的皮肤的面积有关。人类和脊椎动物全身暴露30 min可产生10 000～20 000 IU维生素D。每天保证2 h的户外运动有助于维持维生素D营养状况良好，促进骨发育。虽然机体能通过日光照射获得所需要的维生素D，但现代生活方式和环境的改变使儿童户外活动受限，儿童维生素D不足与缺乏的高危因素仍存在。冬春季节、低海拔、高纬度都是维生素D缺乏的危险因素，需要额外补充维生素D。运动的目的有增强体质以及刺激骨骺板[5]。中等强度身体活动与学龄前儿童的脂肪重量呈负相关，高强度身体活动有利于其肌肉和骨骼健康，在选择运动时这两者应该同时兼顾。比如鼓励学龄前儿童游戏，全天处于活跃状态[6]。儿童和青少年应在一周内平均每天进行60 min的适度运动，且其中3 d需要进行剧烈强度的有氧运动，跳绳、游泳、篮球等运动就很合适。生长激素（GH）分泌频率夜间比白天多，入睡后45～90 min血浆生长激素明显升高。生长激素峰值与睡眠时间变化一致。一般建议在22时前入睡。

生长激素[7]是由垂体前叶生长激素细胞产生的一种蛋白激素，循环中的生长激素可以单体、二聚体或聚合体的形式存在。80%为22 KD单体，含有191氨基酸；20%为20 KD单体，含有176氨基酸。GH对正常的生长是必需的，除有增加身高的作用外，对心脏、肾脏、骨骼的功能，以及人体内糖、脂肪和蛋白质三大代谢均有极大的影响。利用基因重组技术制成的人生长激素（rhGH）可应用于：生长激素缺乏症（growth hormone deficiency，GHD）、慢性肾功能不全肾移植前（chronic renal insufficiency pretransplantation）、特纳综合征、普拉德—威利综合征（Prader-Willi syndrome）、小于胎龄儿（small for gestational age infant，SGA）、特发性矮身材（idiopathic short stature，ISS）、短肠综合征、*SHOX*基因缺失、努南综合征等。rhGH的生物合成技术有两种，一种是细菌（原核）重组，另一种是哺乳动物细胞（真核）重组。目前国内外rhGH多采用大肠杆菌分泌型基因表达技术合成，其氨基酸含量、序列及蛋白质结构与天然生长激素相同。国内rhGH制剂有冻干粉针剂和水剂、长效rhGH制剂。rhGH治疗总体不良反应的发生率低于3%[8]，目前报道rhGH治疗的相关不良反应有良性颅高压、糖代谢的影响、甲状腺功能低下、股骨头滑脱、脊柱侧弯、诱发肿瘤的可能性、色素痣、手脚变大等。注射局部红肿及皮疹并不常见，中耳炎、胰腺炎、男性乳腺发育等亦有少数报道。

参考文献

［1］ 黎海芪. 实用儿童保健学［M］. 2版. 北京：人民卫生出版社，2022.

［2］ 中华儿科杂志编辑委员会，中华医学会儿科学分会儿童保健学组. 中国儿童体格生长评价建议［J］. 中华儿科杂志，2015，53（12）：887-892.

［3］ 中华医学会儿科学分会内分泌遗传代谢学组，中华医学会儿科学分会儿童保健学组，中华儿科杂志编辑委员会. 儿童体格发育评估与管理临床实践专家共识［J］. 中华儿科杂志，2021，59（3）：169-174.

［4］ 中华医学会儿科学分会儿童保健学组，中华儿科杂志编辑委员会. 中国儿童维生素D营养相关临床问题实践指南［J］. 中华儿科杂志，2022，60（5）：387-394.

［5］ 学龄前儿童（3～6岁）运动指南编制工作组，关宏岩，赵星，等. 学龄前儿童（3～6岁）运动指南［J］. 中国儿童保健杂志，2020，28（6）：714-720.

［6］ WILLUMSEN J，BULL F. Development of WHO guidelines on physical activity，sedentary behavior，and sleep for children less than 5 years of age［J］. Journal of physical activity and health，2020，17（1）：96-100.

［7］ 颜纯，王慕逖. 小儿内分泌学［M］. 2版. 北京：人民卫生出版社，2006.

［8］ 中华医学会儿科学分会内分泌遗传代谢学组，中华儿科杂志编辑委员会，梁雁. 基因重组人生长激素儿科临床规范应用的建议［J］. 中华儿科杂志，2013，51（6）：426-432.

第九章
免疫与过敏性疾病学

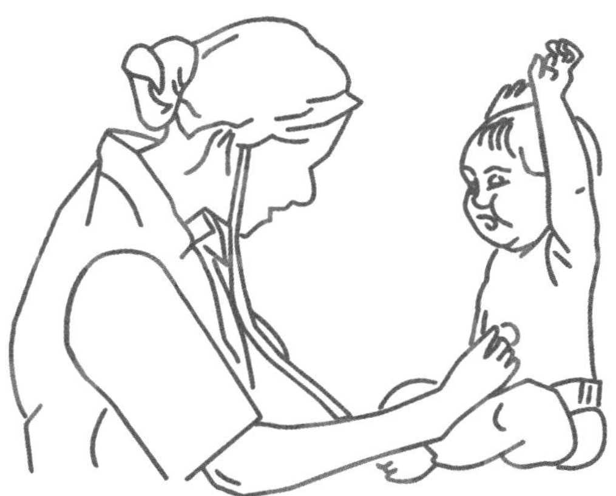

重视儿童风湿免疫性疾病继发的冠状动脉损害

■杨军　何庭艳
（深圳市儿童医院）

冠状动脉损害（coronary artery lesions，CAL）在儿科并不罕见但病因复杂，先天性冠状动脉疾病、动脉粥样硬化、感染性疾病、川崎病及多种儿童风湿免疫性疾病均可导致CAL[1]。其核心发病机制为局灶性或弥漫性炎症导致冠状动脉血管壁内膜、中层结构破坏，弹力纤维降解，继而引起冠状动脉扩张、狭窄或闭塞。川崎病（Kawasaki disease，KD）导致的CAL在儿科最为常见，20%～25%急性期可出现冠状动脉扩张或冠状动脉瘤，KD目前已取代风湿热成为儿童继发性心脏病的主要病因。一方面，国内儿科医师对KD的重视极大改善了其预后，及时诊断和积极治疗后，KD合并CAL的比例已降至5%以下[2]。另一方面，部分临床医师把发热出疹时的CAL作为诊断KD所谓的“金标准”，导致KD和不完全KD的误诊和漏诊时有发生。我们应该认识到：CAL不是KD的特有表现，很多儿童系统性炎症性疾病和风湿免疫性疾病均可导致冠状动脉受累，需要临床医师在深刻理解疾病发病机制的基础上系统排查、仔细鉴别，从而进一步提升临床诊治水平。

1　川崎病

KD是一种由感染诱发的儿童系统性炎症性疾病，血管炎是其主

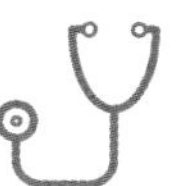

要特征，同时亦可造成呼吸、心脏、消化、神经、血液及关节等多器官、多系统受累，少数病例甚至可并发川崎病休克综合征（Kawasaki disease shock syndrome，KDSS）或巨噬细胞活化综合征（macrophage activation syndrome，MAS）从而危及生命。其血管炎主要累及中小动脉，临床表现包括发热，皮疹，眼球结合膜、口腔黏膜充血，掌跖红斑、指（趾）端硬性水肿及颈淋巴结肿大等，但上述症状体征并无特异性。该病通常预后良好，及时应用静脉注射免疫球蛋白（intravenous immunoglobulin，IVIG）治疗可将CAL发生率从25%降至约4%[2]。KD患儿CAL通常为暂时性改变，其远期并发症主要与冠状动脉受累程度相关。冠状动脉扩张至内径＜8 mm且Z值＜10常能逐渐恢复，而巨大冠状动脉瘤（最大内径≥8 mm）极易因冠状动脉闭塞造成心肌梗死、心律失常或猝死[3-4]。

KD的确切病因尚未阐明。临床研究发现川崎病存在不同细菌或病毒病原体的报道，如细小病毒B19、丙酸杆菌和人博卡病毒等，流行病学数据显示川崎病高发期间存在地域性疾病暴发现象。川崎病在东亚人群和亚裔美国人中发病率较高，提示该病可能存在遗传易感性。有关季节差异分析显示，部分川崎病病例与来自中亚的大规模流感有关。KD的病理显示炎性细胞浸润血管组织，破坏管腔内皮细胞、弹力纤维层和中层平滑肌细胞，最终导致管腔扩张和动脉瘤形成。浸润动脉血管的炎性细胞包括中性粒细胞、T细胞（尤其是$CD8^+$T细胞）、嗜酸性粒细胞、浆细胞（特别是分泌IgA的浆细胞）和巨噬细胞[5]。病程早期主要是中性粒细胞浸润动脉壁，2周后以单核细胞和$CD8^+$T细胞为主[6]。因此，川崎病可能是由于遗传易感个体暴露于各种感染/环境触发因素后，引起以固有免疫紊乱为主要原因的全身炎症性疾病。

2　儿童多系统炎症综合征

2020年4月，著名医学期刊*The Lancet*首次报道2019冠状病毒病（COVID-19）流行期间出现的儿童多系统炎症综合征（multisystem inflammatory syndrome in children，MIS-C）[7]，随后来自英国、意大利、美国、法国和瑞士的MIS-C病例队列亦在*The New England Journal of Medicine*、*The Journal of the American Medical Association*报道。MIS-C多发生于既往健康的儿童和青少年，临床表现类似KDSS，表现为全身多系统损害，且存在COVID-19的证据（RT-PCR或者血清学检测）[8]。世界卫生组织将MIS-C定义为：

（1）年龄＜19岁。

（2）发热≥3 d。

（3）多系统损害证据（≥2项）：①皮疹、双侧非脓性结膜炎或皮肤黏膜症状；②低血压或休克；③心血管功能障碍、心包炎、心瓣膜炎或冠状动脉损害；④凝血功能异常；⑤急性胃肠道症状（腹泻、呕吐或腹痛）。

（4）炎症标志物升高，如红细胞沉降率（erythrocyte sedimentation rate，ESR）、C-反应蛋白（C-reactive protein，CRP）或降钙素原（procalcitonin，PCT）等。

（5）排除其他病原体感染引起的炎症。

（6）COVID-19相关证据[9]。

心脏受累是MIS-C常见的表现，其中30%～40%患儿存在左室功能减退，8%～36%有冠状动脉异常，表现为冠状动脉扩张或冠状动脉瘤[10-11]。大多数（93%）冠状动脉瘤为轻度，7%为中度。40%～50%的MIS-C患儿满足KD或不完全KD的诊断标准，该病与KDSS非常相似。MIS-C与KD间的关键区别包括：MIS-C主要患者群为非西班牙裔黑人、西班牙裔或拉丁裔，多见于6～15岁儿童；MIS-C患儿胃肠道症状（特别是腹痛）更突出、炎症标志物升高更显著、淋巴细胞和血小板绝对计数更低，且存在COVID-19相关证据[11-12]。

MIS-C病例数攀升发生在COVID-19社区发病高峰之后的数周，研究显示MIS-C患儿持续存在单核细胞活化、抗重症急性呼吸综合征冠状病毒2（SARS-CoV-2）IgG抗体水平升高，$CD8^+$T细胞活化增

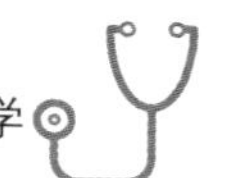

强，炎性细胞因子，如IL-4、IL-6、IL-12/IL-23、IL-1β、IFN-γ、TNF-β和铁蛋白水平显著升高等[8，11]。因此，MIS-C是一种病毒感染后诱发异常免疫应答导致的炎症细胞因子风暴性疾病。

3　多发性大动脉炎

多发性大动脉炎（Takayasu arteritis，TA）是一种慢性非特异性大中血管炎性疾病，主要累及主动脉及其主要分支，也可侵犯肺动脉和冠状动脉。TA早期常有非特异性全身症状，如发热、皮疹、乏力等；由于动脉狭窄、闭塞或者扩张导致的缺血性肢体疼痛和/或发绀、头晕目眩及高血压等症状在婴幼儿患者中并不明显且很难发现，早期诊断尤为关键，急性期血管超声和血管造影检查有助于确诊该病。TA与KD类似，可伴有炎症指标异常，如急性期反应物水平升高、贫血、白细胞/血小板增多；组织病理学显示动脉组织中主要是细胞毒淋巴细胞浸润，特别是γδ T细胞；其他炎症细胞还包括组织细胞、巨噬细胞和浆细胞等。这些细胞通过释放大量溶细胞性蛋白穿孔素引起血管损伤，破坏血管弹性膜和中膜肌层，导致动脉瘤样扩张[13]。TA冠状动脉损害发生率为10%～30%，可表现为局灶性或弥漫性炎症、扩张、狭窄或闭塞[14-16]，IVIG治疗无反应型KD应注意与本病鉴别。

4　全身型幼年特发性关节炎

全身型幼年特发性关节炎（systemic juvenile idiopathic arthritis，sJIA）是一种系统性自身炎症性疾病，早期可能无关节炎表现，关节外表现更为突出，包括每日间歇热（热峰≥38.5℃）、淡红色斑丘疹、肝脾淋巴结肿大、浆膜炎等，易并发MAS。sJIA实验室特征包括白细胞增多、粒细胞数量和比例升高、血小板增多、贫血、ESR增快、CRP和血清铁蛋白升高，而自身抗体阴性[17]。目前已有多篇文献报道sJIA患儿心脏超声检查可发现冠状动脉扩张，易误诊为KD或者不完全KD[18-21]。与KD类似，sJIA的免疫发病机制为具有一定基因遗传背景的个体，在各种促发因素下，固有免疫系统失调和过度激活，产生大量炎症细胞因子（IL-1、IL-6和IL-18）和促炎蛋白（S100-A8、S100-A9和S100A-12），进而导致全身多系统炎症甚至并发MAS[22]。鉴于sJIA对IVIG治疗无应答，因此对于IVIG无反应型KD患儿，即使存在冠状动脉扩张，也需与sJIA进行鉴别。

5 系统性红斑狼疮

儿童系统性红斑狼疮（pediatric-onset systemic lupus erythematosus，pSLE）是一种慢性复发性自身免疫性疾病，表现为多系统多脏器受累、标志性自身抗体阳性及补体下降。SLE患者发生CAL的风险显著高于健康人群，系统性炎症是其发生冠状动脉损害的独立危险因素。pSLE冠状动脉直径大于健康儿童，少数pSLE可并发冠状动脉炎/冠状动脉扩张，早期可能被诊断为KD或不完全KD[23-25]。对于pLSE，有学者认为冠状动脉炎可能是比现有认知更为常见的一个临床特征，早期识别和处理将有利于改善pSLE患儿的长期心血管结局[24]。

6 原发性免疫缺陷病

部分原发性免疫缺陷病亦可累及冠状动脉，包括由*STAT3*基因减功能突变所致的常染色体显性遗传高IgE综合征（autosomal dominant hyperimmunoglobulin E syndrome，AD-HIEs）、*XIAP*基因突变引起的X连锁淋巴增殖性疾病（X-linked lymphoproliferative disease 2，XLP-2）和部分单基因自身炎症性疾病（auto-inflammatory diseases，AIDs）。AD-HIEs主要临床表现包括顽固性湿疹、反复皮肤及肺部感染、肺囊肿、皮肤冷脓肿、慢性皮肤黏膜念珠菌病（chronic mucocutaneous candidiasis，CMC）及血清IgE水平显著升高，还可有特征性面容（粗糙面容、脸部不对称、鼻梁增宽、鼻翼及鼻尖肥大）、乳牙脱落延迟、血管和骨骼发育异常等免疫系统外表现[26]。AD-HIEs冠状动脉受累可表现为粥样硬化、迂曲、扩张及局部动脉瘤[27-29]。XLP-2常表现为EB病毒相关性暴发性传染性单核细胞增

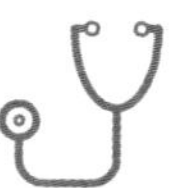

多症和噬血细胞综合征，可导致类似KD的冠状动脉损害，其潜在机制可能与EB病毒感染的CD8$^+$T细胞过度活化和炎症细胞因子风暴相关[30]。AIDs常表现为不明原因的反复发作性或持续性炎症，发作期临床特征与KD有诸多重叠，如发热、皮疹、浆膜炎、关节炎、无菌性脑膜炎、结膜炎及葡萄膜炎等，其中由*MVK*基因突变引起的高IgD综合征可出现冠状动脉扩张，早期易被误诊为KD或不完全KD[31-32]，“复发性KD”尤其应与AIDs进行鉴别。

7　慢性活动性EB病毒感染

慢性活动性EB病毒（chronic active Epstein-Barr virus，CAEBV）感染是一种罕见、危及生命的淋巴增生性疾病，表现为持续性传染性单核细胞增多症样综合征、EB病毒血症或EBV相关噬血细胞综合征。未经治疗的CAEBV感染者常会出现T细胞浸润组织所致全身性器官病变、噬血细胞性淋巴细胞增多、肝功能衰竭和冠状动脉损害等现象。研究显示CAEBV冠状动脉扩张的发生率约为8.9%，部分早期被误诊为不完全KD[33]。CAEBV发生CAL的机制可能与炎性因子（如TNF-α、IL-6和IL-10等）异常分泌、T细胞免疫失衡及NF-κB信号通路异常活化相关。对于持续发热、肝脾肿大、肝酶异常伴冠状动脉扩张的患儿，特别是无KD典型临床表现者，需注意与CAEBV进行鉴别。

8　其他风湿免疫性疾病

文献报道儿童白塞病（Behçet’s disease，BS）、结节性多动脉炎（polyarteritis nodosa，PAN）、ANCA相关性血管炎（ANCA-associated vasculitis，AAV）、过敏性紫癜（Henoch-Schonlein Purpura，HSP）等疾病均可出现冠状动脉损害或受累，需结合临床表现系统排查和鉴别[34-39]。

总之，多种儿童系统性炎症性疾病和风湿免疫性疾病均可导致冠状动脉损害。具有特殊遗传背景的个体在感染或其他诱因存在的前提下，机体固有免疫过度激活和/或适应性免疫失衡，进而引发急性或慢性炎症损伤是导致冠状动脉损害的关键免疫学致病机制。在深刻理解疾病发病机制的基础上，临床医师一方面应全方位拓宽疾病诊断思路，避免掉入KD或不完全KD的诊断陷阱；另一方面应高度重视多种风湿免疫性疾病继发的冠状动脉损害，加强风湿免疫专科与心血管专科、感染科、影像科等多学科合作（multi-disciplinary treatment，MDT）机制，积极防治冠状动脉并发症，进一步提升我国儿童风湿免疫性疾病的诊治水平。

参考文献

［1］ 汪沛志，袁晋青．冠状动脉扩张症的认识及进展［J］．心血管病学进展，2021，42（3）：193–197.

［2］ MCCRINDLE B W，ROWLEY A H，NEWBURGER J W，et al. Diagnosis，treatment，and long–term management of kawasaki disease：A scientific statement for health professionals from the American Heart Association［J］. Circulation，2017，135（17）：e927–e999.

［3］ BURNS J C，GLODE M P. Kawasaki syndrome［J］. The lancet，2004，364（9433）：533–544.

［4］ MANLHIOT C，MILLAR K，GOLDING F，et al. Improved classification of coronary artery abnormalities based only on coronary artery z–scores after Kawasaki disease［J］. Pediatric cardiology，2010，31（2）：242–249.

［5］ NAOE S，TAKAHASHI K，MASUDA H，et al. Kawasaki disease. With particular emphasis on arterial lesions［J］. Acta pathologica japonica，1991，41（11）：785–797.

［6］ BROWN T J，CRAWFORD S E，CORNWALL M L，et al. CD8 T lymphocytes and macrophages infiltrate coronary artery aneurysms in acute Kawasaki disease［J］. The journal of infectious diseases，2001，184（7）：940–943.

［7］ RIPHAGEN S，GOMEZ X，GONZALEZ–MARTINEZ C，et al. Hyperinflammatory shock in children during COVID–19 pandemic［J］. The lancet，2020，395（10237）：1607–1608.

［8］ 王亮．类川崎病——儿童多系统炎症综合征诊疗相关研究现状［J］．临床儿科杂志，2021，39（10）：792–796.

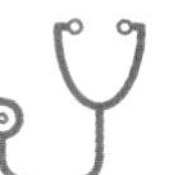

[9] WHO. Multisystem inflammatory syndrome in children and adolescents with COVID-9 [EB/OL]. (2020-05-15) [2023-03-25]. https://apps.who.int/iris/bitstream/handle/10665/332095/WHO-2019-nCoV-Sci_Brief-Multisystem_Syndrome_Children-2020.1-eng.pdf.

[10] DAVIES P, EVANS C, KANTHIMATHINATHAN H K, et al. Intensive care admissions of children with paediatric inflammatory multisystem syndrome temporally associated with SARS-CoV-2 (PIMS-TS) in the UK: A multicentre observational study [J]. Lancet child adolesc health, 2020, 4 (9): 669-677.

[11] NAKRA N A, BLUMBERG D A, HERRERA-GUERRA A, et al. Multi-system inflammatory syndrome in children (MIS-C) following SARS-CoV-2 Infection: Review of clinical presentation, hypothetical pathogenesis, and proposed management [J]. Children (Basel), 2020, 7 (7): 69.

[12] SON M B F, FRIEDMAN K. COVID-19: Multisystem inflammatory syndrome in children (MIS-C) clinical features, evaluation, and diagnosis [EB/OL]. (2023-03-07) [2023-03-28]. https://www.uptodate.com/contents/covid-19-multisystem-inflammatory-syndrome-in-children-mis-c-clinical-features-evaluation-and-diagnosis#!.

[13] SEKO Y, MINOTA S, KAWASAKI A, et al. Perforin-secreting killer cell infiltration and expression of a 65-kD heat-shock protein in aortic tissue of patients with Takayasu's arteritis [J]. Journal of clinical investigation, 1994, 93 (2): 750-758.

[14] RAV-ACHA M, PLOT L, PELED N, et al. Coronary involvement in Takayasu's arteritis [J]. Autoimmunity reviews, 2007, 6 (8): 566-571.

[15] YANG L R, ZHANG H M, JIANG X J, et al. Clinical manifestations and longterm outcome for patients with Takayasu arteritis in China [J]. The journal of rheumatology, 2014, 41 (12): 2439-2446.

[16] 王新宁，李建国，苏改秀，等. 儿童多发性大动脉炎合并心功能不全5例病例系列报告 [J]. 中国循证儿科杂志，2020，15（2）：150-153.

[17] 中国医师协会儿科医师分会风湿免疫专业委员会. 全身型幼年特发性关节炎诊断与治疗中国专家共识（2019年版）[J]. 中国实用儿科杂志，2019，34（12）：969-976.

[18] BINSTADT B A, LEVINE J C, NIGROVIC P A, et al. Coronary artery dilation among patients presenting with systemic-onset juvenile idiopathic arthritis [J]. Pediatrics, 2005, 116 (1): e89-e93.

［19］KUMAR S，VAIDYANATHAN B，GAYATHRI S，et al．Systemic onset juvenile idiopathic arthritis with macrophage activation syndrome misdiagnosed as Kawasaki disease：Case report and literature review［J］．Rheumatology International，2013，33（4）：1065–1069.

［20］LEFEVRE–UTILE A，GALEOTTI C，KONE–PAUT I．Coronary artery abnormalities in children with systemic–onset juvenile idiopathic arthritis［J］．Joint bone spine，2014，81（3）：257–259.

［21］DONG S，BOUT–TABAKU S，TEXTER K，et al．Diagnosis of systemic–onset juvenile idiopathic arthritis after treatment for presumed Kawasaki disease［J］．Journal of pediatrics，2015，166（5）：1283–1288.

［22］陈同辛，张晨星．全身型幼年特发性关节炎发病机制研究进展［J］．中国实用儿科杂志，2021，36（1）：16–19.

［23］ZHANG H，ZHANG L J，GUO N．Pediatric–onset systemic lupus erythematosus with coronary artery dilation：A case report［J］．Medicine（Baltimore），2020，99（5）：e18946.

［24］AGARWAL A，BIGLARIAN S，LIM–STAVROS S，et al．Pediatric systemic lupus erythematosus presenting with coronary arteritis：A case series and review of the literature［J］．Seminars in arthritis and rheumatism，2015，45（1）：42–47.

［25］SHEN C C，CHUNG H T，HUANG Y L，et al．Coronary artery dilation among patients with paediatric–onset systemic lupus erythematosus［J］．Scandinavian journal of rheumatology，2012，41（6）：458–465.

［26］杨芝，杨军，赵晓东．高IgE综合征研究进展［J］．中国实用儿科杂志，2018，33（1）：72–75.

［27］GHARIB A M，PETTIGREW R I，ELAGHA A，et al．Coronary abnormalities in hyper–IgE recurrent infection syndrome：Depiction at coronary MDCT angiography［J］．American journal of roentgenology，2009，193（6）：W478–W481.

［28］LING J C，FREEMAN A F，GHARIB A M，et al．Coronary artery aneurysms in patients with hyper IgE recurrent infection syndrome［J］．Clinical Immunology，2007，122（3）：255–258.

［29］ABD–ELMONIEM K Z，RAMOS N，YAZDANI S K，et al．Coronary atherosclerosis and dilation in hyper IgE syndrome patients：Depiction by magnetic resonance vessel wall imaging and pathological correlation［J］．Atherosclerosis，2017（258）：20–25.

［30］CHEN R Y，LI X Z，LIN Q，et al．Epstein–Barr virus–related

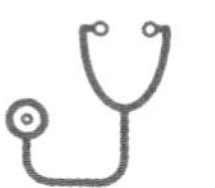

hemophagocytic lymphohistiocytosis complicated with coronary artery dilation and acute renal injury in a boy with a novel X-linked inhibitor of apoptosis protein（XIAP）variant：A case report［J］. BMC pediatrics，2020，20（1）：456.

［31］THORS V S，VASTERT S J，WULFFRAAT N，et al. Periodic fever in MVK deficiency：A patient initially diagnosed with incomplete Kawasaki disease［J］. Pediatrics，2014，133（2）：e461–e465.

［32］TURK S，AYDIN D，DOGAN E，et al. Periodic fever syndromes：A patient diagnosed with recurrent Kawasaki disease［J］. Cardiology in the young，2020，30（7）：1009–1011.

［33］WEI A，MA H H，ZHANG L P，et al. Clinical analysis of chronic active EBV infection with coronary artery dilatation and a matched case-control study［J］. Orphanet journal of rare diseases，2021，16（1）：50.

［34］MESSAOUD M B，BOUCHAHDA N，BELFEKIH A，et al. A giant aneurysm of the left anterior descending coronary artery in the setting of Behcet's disease［J］. Cardiovascular journal of Africa，2020，31（1）：e1–e3.

［35］PU L H，LI R J，XIE J J，et al. A giant pseudoaneurysm of coronary artery in a young patient with Behcet's disease［J］. Echocardiography，2017，34（11）：1736–1737.

［36］BLOOM J L，DARST J R，PROK L，et al. A case of henoch-schonlein purpura with dilated coronary arteries［J］. Pediatric rheumatology，2018，16（1）：54.

［37］HOLT S，JACKSON P. Ruptured coronary aneurysm and valvulitis in an infant with polyarteritis nodosa［J］. The journal of pathology，1975，117（2）：83–87.

［38］BASARAN O，CAKAR N，GUR G，et al. Juvenile polyarteritis nodosa associated with toxoplasmosis presenting as Kawasaki disease［J］. Pediatrics international，2014，56（2）：262–264.

［39］罗裕，普家海. 冠状动脉扩张的研究现状［J］. 心血管病学进展，2012，33（4）：494–498.

亚急性坏死性淋巴结炎

■黄艳艳　杨军
（深圳市儿童医院）

亚急性坏死性淋巴结炎（subacute necrotizing lymphadenitis，SNL）也称为组织细胞性坏死性淋巴结炎（histiocytic necrotizing lymphadenitis，HNL），1972年首先由日本学者Kikuchi和Fujimoto同时作出报道，故又称此病为Kikuchi-Fujimoto病或者Kikuchi病，本病原因不明，是一种炎性免疫反应性非肿瘤性淋巴结肿大性疾病，好发于年长儿，男性较多，冬季发病较多，可能与病毒感染、自身免疫相关，患者通常表现为颈部淋巴结肿大和发热。由于发病率低，表现多样且缺乏特异性，临床误诊率极高。在SNL患者中，大部分患者预后良好，部分儿童患者因延误诊治可能发展为噬血细胞综合征。

1　病因

SNL确切病因和发病机制尚不明确，目前有两种假说——感染和自身免疫。许多感染因子（包括病毒和细菌）被认为是SNL的可能诱因。病毒诱发因素包括EB病毒（EBV）、单纯疱疹病毒1型和2型（HSV1/2）、水痘-带状疱疹病毒、巨细胞病毒（CMV）、人类疱疹病毒（6、7、8）、细小病毒B19、人类乳头状瘤病毒（HPV）、乙型肝炎病毒（HBV）、1型人类T细胞白血病病毒、风疹病毒、副黏病毒、副流感病毒等。然而，在活检组织中没有发现病毒颗粒，因此无法证实直接由病毒引起[1]。细菌诱发因素包括布鲁氏菌、巴尔通体、刚地弓形虫、小肠结肠炎耶尔森氏菌、溶组织内阿米巴和分枝杆菌

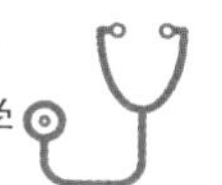

等[1]。然而，本病的细菌培养和传染病学检查结果也通常是阴性的。

在自身免疫性假说方面，已经发现人类白细胞抗原（HLAs）尤其是HLA Ⅱ类等位基因*HLA-DPA1*和*HLA-DPB1*在亚洲人群更为常见，符合SNL流行病学区域性分布特点，与疾病相关性更强。SNL与许多自身免疫性疾病有关，包括系统性红斑狼疮、干燥综合征、韦格纳肉芽肿病、类风湿关节炎、斯蒂尔病（Still disease）等。[2]其中SLE最为常见，两者在临床和形态学上存在一定程度的重叠。电镜显示SNL中活化的淋巴细胞和组织细胞的胞浆中存在管状网状结构，在SLE和其他自身免疫性疾病患者的内皮细胞和淋巴细胞中也发现了类似的结构。然而，自身免疫血清学标记在SNL患者中通常是阴性的。

也有恶性肿瘤、中枢神经系统感染、肾功能衰竭、间质性肺疾病、异物植入、胃旁路手术与SNL病相关的病例报道，提示各种机体损害可触发SNL。目前普遍接受的是病毒或未知的感染性触发因素导致易感人群发生炎症[3-4]。

具体致病机制涉及T细胞和组织细胞对感染因子的免疫应答。细胞毒性淋巴细胞（$CD8^{+}$T细胞）介导的细胞凋亡是细胞破坏的主要机制[5]，细胞凋亡可能由Fas-FasL系统诱导。同时还有研究提示干扰素γ和IL-6可能参与SNL的发病机制[6]，该研究纳入了4例经活检证实有SNL的男性，发现在急性期的干扰素γ和IL-6血清水平升高，但干扰素α、肿瘤坏死因子和IL-2均不升高；在恢复期干扰素γ和IL-6降至正常水平的情况。SNL患者的淋巴结活检可见表达T-bet的CD4细胞，伴有T-bet阳性的CD8细胞和B细胞[7]。

2　临床表现

虽然SNL最初报道的是2例日本患者，但此后发现该病发生于所有种族和许多国家。SNL的发生率在不同群体之间存在很大差异，最常见于亚洲。男童的发病概率略高于女童。

2.1　前驱症状

多数病例病前5～7天有咽痛、腮腺炎、咽结合膜热等症状；患者偶尔会出现许多其他症状和体征，包括强直、肌痛、关节痛、胸痛和腹痛。部分患者伴有盗汗、恶心、呕吐、腹泻和体重减轻等症状。

2.2 发热

30%～50%的患者以发热为主要症状；通常为低热并持续约1周，偶尔可能持续长达1个月。发热的中位持续时间为9 d，但在有高热（≥39.0℃）、白细胞减少和较大淋巴结的患儿中持续时间更长。

2.3 淋巴结受累

60%～90%的患者表现为单侧压痛后颈淋巴结病，偶尔累及锁骨上和腋窝淋巴结。受累的淋巴结通常是活动的、孤立的、非化脓性的，并且大约一半的病例伴有疼痛。受累淋巴结的直径通常会增大到1～2 cm，最大可达7 cm[8]。可能发生双侧或对称淋巴结病，1%～22%的患者可患全身淋巴结病。

2.4 皮疹

病情较重的患者可能出现类似风疹或药疹的一过性皮疹，偶尔伴有瘙痒。多达40%的患者有皮肤表现，包括：面部红斑，红斑性斑疹、斑片、丘疹或斑块，散在分布的硬化病变，溃疡，多形性日光疹，白细胞破碎性血管炎，鳞屑，瘙痒，脱发[9]。颧部出现“蝴蝶斑”提示SLE，如上所述，SLE可伴发于SNL。

2.5 其他表现

无菌性脑膜炎、脑膜脑炎、急性小脑症状（震颤和共济失调）、甲状腺炎和腮腺肿大、胸腔积液、肺部浸润、对称性多关节炎、急性肾衰竭、睾丸炎、多发性肌炎、噬血现象、葡萄膜炎、双侧乳头性结膜炎、自身免疫性肝炎、臂丛神经炎和周围神经病均有报道。此外，也有文献报道发现有抗磷脂综合征伴多器官衰竭等表现。

3 实验室及病理学检查

3.1 实验室检查

实验室检查缺乏特异性，急性发作期可有非特异性的炎症标志物升高，包括C-反应蛋白、红细胞沉降率、铁蛋白，其他非特异性指标

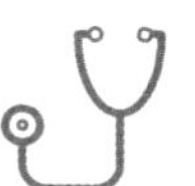

包括氨基转移酶升高和血清乳酸脱氢酶升高。20%～58%的病例出现白细胞减少的现象；2%～5%病例出现白细胞增多的现象。25%的病例中可能存在非典型的外周血淋巴细胞。30%的患者存在巨噬细胞活化综合征，这些患者的住院时间更长且后期使用糖皮质激素的比例更高[10]。

（1）骨髓检查。骨髓检查结果最常为巨噬细胞增加而未见异型细胞。有2例患者因骨髓中成熟噬血细胞性组织细胞数量增加，而被误诊为病毒相关性噬血细胞综合征[10]。

（2）血清学检查。抗核抗体（antinuclear antibody，ANA）、类风湿因子和红斑狼疮细胞检测通常呈阴性。约有15%的患者会出现免疫指标ANA弱阳性。

（3）病原学检查。EB病毒、巨细胞病毒、HIV、弓形虫病、小肠结肠炎耶尔森菌、猫抓病和其他感染因子的血清学检查通常为阴性。

（4）影像学检查。超声结果常发现单侧颈部淋巴结肿大，以Ⅱ区和Ⅴ区多见。颈部浅表病变淋巴结通常最大直径＜3 cm，＞7 cm者少见，表现为圆形或椭圆形的低回声区域，淋巴结门及边界不清，淋巴结周边往往有回声增高现象。颈部CT结果表现为大血管旁淋巴结肿大以及部分融合，边缘模糊，密度均匀，周围脂肪间隙有渗出密度影，增强扫描后延迟呈明显强化，较大的淋巴结内可见片状轻度强化坏死区，其特异性高，但可用于与恶性淋巴瘤、转移瘤、淋巴结结核、白血病等疾病的鉴别诊断。伴有脑实质损害如脑干脑炎或脑炎患者，全脑均可累及，并无特征性影像表现。头颅MRI结果多表现为双侧大脑半球、双侧苍白球、双侧小脑半球、大脑脚、脑桥等部位出现异常的长T2信号。严重者可见大脑半球、基底节与脑干出现多发出血灶，损伤部位无特定区域。合并脑膜炎者，MRI增强扫描可能出现硬脑膜不规则强化现象，亦可能出现软脑膜强化、硬膜下积液现象[11]。

3.2　病理学检查

（1）淋巴结病理——镜检。该病病变通常见于副皮质区，常伴有坏死和组织细胞浸润，这些病灶可能呈单发或多发。可能浸润被膜，常见淋巴结周围炎症。坏死过程常常限制在局限性的嗜酸性纤维蛋白样物质区，伴有不规则分布的核碎片。病变分为增殖期、坏死期及黄色瘤期。增殖期行早期活检可见滤泡增生以及淋巴细胞、T和B原始细胞、浆细胞样单核细胞和组织细胞所致的副皮质区扩大，背景内有大量细胞凋亡；坏死期活检可见坏死但无中性粒细胞及嗜酸性粒细胞浸润，组织细胞逐渐成为主要的细胞类型。组织细胞常有新月形细胞核，且含有吞噬的碎片。坏死期不存在中性粒细胞及嗜酸性粒细胞，有助于鉴别感染性疾病。黄色瘤期显示病灶中出现大量泡沫样组织细胞，坏死灶由纤维组织和肉芽组织代替。免疫组化，虽然SNL的诊断主要基于病理学评估，但免疫组化分析具有鉴别恶性淋巴瘤、SLE等疾病的意义，尤其是在取样组织较少，难以分辨受累淋巴结结构的情况下。SNL的免疫表型具有以下特点：①SNL的组织细胞除了表达溶菌酶、CD68和CD4外，还可表达髓过氧化物酶（myeloperoxidase，MPO）和CD163；②浆细胞样（单核）树突状细胞CD123、CD68均阳性，CD163、MPO均阴性；③淋巴细胞以T淋巴细胞占优势，B细胞少量散开分布，且$CD8^{+}$T淋巴细胞数目明显多于$CD4^{+}$T淋巴细胞；④边缘区的免疫母细胞主要具有T细胞毒性表型，而少见B细胞免疫特征。目前有研究发现，联合应用MPO和CD123可作为诊断SNL较为客观的可靠的免疫组化标记。另外研究发现儿童比成人具有更强的CD68表达，而MPO和CD163的表达差异无显著性区别。

（2）皮肤病理。SNL患者淋巴结活检可见特征性组织病理学变化，但皮肤活检样本的组织学特征具有高度变异性和非特异性。可能存在的常见组织学表现包括：表皮改变（最常见的是角质形成细胞坏死）、非中性粒细胞核碎片、基底层空泡改变、真皮乳头层水肿和淋巴细胞浸润。一项研究评估了16例患者的皮肤活检结果，在其中观察到的特征包括：空泡性界面改变（75%）、角质形成细胞坏死（68%）、核碎裂（100%）、表浅和深层淋巴组织细胞浸润（分别为

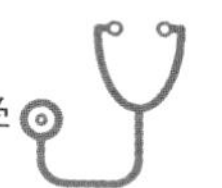

100%和56%）和脂膜炎（60%）[12]。浸润细胞主要是CD68和CD163阳性的组织细胞与CD3阳性的T淋巴细胞。

4　诊断及鉴别诊断

4.1　诊断

SLN的临床特点主要有3点：①颈部为主的淋巴结痛性肿大，②发热时，抗生素治疗无效，而对糖皮质激素敏感；③一过性白细胞减少，尤以中性粒细胞减少为主，并出现血沉增快。对不明原因的发热、淋巴结肿大的患者需考虑是否为该病，但由于其临床表现缺乏特异性，其确诊主要依据特定的组织病理学改变。完整淋巴结切除活检和细针穿刺细胞学检查均可作为获取病理组织的方式，但由于SNL组织学表现多样，且细针穿刺细胞学检查取样有限，敏感度较低，所以对于非典型SNL确诊，建议进行淋巴结切除活检。典型SNL病理学改变即大片或小灶的凝固性坏死，坏死边缘灶可见大量组织细胞增生、吞噬碎片和核碎裂，而病灶中中性粒细胞、嗜酸性粒细胞以及浆细胞罕见。对于非典型SNL（早期或晚期）的诊断需同时结合免疫组化的结果，组织细胞可表达CD68和MPO、浆细胞样（单核）树突状细胞CD123阳性及淋巴细胞以$CD8^+$ T细胞为主，而B细胞少见。

4.2　鉴别诊断

SLN尽管存在特征性病理改变，但在疾病演变过程中其组织学表现多样，仍存在误诊可能，鉴别诊断中主要包括：①淋巴恶性肿瘤，特别是非霍奇金淋巴瘤；②自身免疫性疾病引起的淋巴结病，主要是SLE；③感染性疾病，如EB病毒、单纯疱疹病毒和弓形体病等。由于以上疾病与SNL的治疗和预后有所不同，因此必须先排除相关疾病，才能作出SNL诊断。

（1）感染性淋巴结炎。与SNL相比，感染性淋巴结炎的组织细胞浸润较少，中性粒细胞和浆细胞浸润较多，$CD4^+$T细胞占优势。此外，某些病毒（例如单纯疱疹病毒感染）可能会以病毒的细胞病变（例如病毒包涵体）的存在为特征。EB病毒感染所致的传染性单核细胞增多症通常表现出明显的滤泡增生和副皮质扩张，浆细胞浸润，单细胞凋亡和坏死灶，另外病毒抗体和病毒复制检测有助于鉴别诊断。结核性淋巴结病理检查中可见结节样改变或干酪样坏死，抗酸染色可找到抗酸杆菌。在由小肠结肠炎耶尔森氏菌引起的淋巴结炎中，嗜酸性粒细胞浸润明显，而在细菌感染中，中性粒细胞浸润明显。另外，通过特殊染色和免疫组化染色有助于鉴别病原体，通过血清学及分子诊断学检测可确定病原体。

（2）系统性红斑狼疮。两者在临床表现及病理表现中高度相似，难以鉴别，甚至联系紧密，可存在SNL与SLE同时出现或先后出现的现象。不同之处在于SLE血清学自身抗体为阳性，淋巴结镜检组织学上的苏木精小体阳性，大量浆细胞、中性粒细胞浸润，显著的纤维素样坏死，以及周围动脉炎等特征有助于鉴别诊断。

（3）淋巴恶性肿瘤。活检标本的组织学和免疫染色可以协助鉴别诊断，在组织学上，CD20阳性B细胞的缺乏可帮助鉴别B细胞淋巴瘤，而在SNL中髓过氧化物酶阳性染色可协助鉴别T细胞淋巴瘤。Reed–Sternberg细胞缺失、CD30/CD15染色不明显以及外周血流式细胞术不显著也可用于排除淋巴瘤。此外，与SNL相比，淋巴瘤和其他恶性肿瘤的体格检查结果通常表现为无痛的非流动淋巴结病，以及进展缓慢的淋巴结肿大。

5　治疗

HNL具有自限性，临床症状和体征多在1～4个月内自然缓解。本病治疗目标以缓解症状为主，目前尚无治疗共识，但抗生素治疗无效。

（1）非甾体抗炎药。布洛芬、对乙酰氨基酚等非甾体抗炎药可减轻淋巴结触痛及发热症状，减轻患儿不适感。

（2）糖皮质激素。对于合并淋巴结外病变或全身症状重的患者，可早期应用糖皮质激素，用量为0.5～1 mg/（kg · d），一般总量不超过40 mg，可以于2～4周逐渐减量或停用。

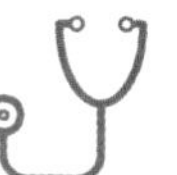

（3）羟氯喹。近年来，对于一些难治性HNL，尤其是应用糖皮质激素后无反应的，越来越多的学者推荐羟氯喹，剂量为3 mg/（kg·d）。应用羟氯喹过程中，需定期监测眼底及视野等眼部并发症区域。

（4）丙种球蛋白。对于严重病例可予以丙种球蛋白静滴，目前在部分病例中的疗效获得肯定。

（5）英夫利昔单抗：有部分病例报道英夫利昔单抗可成功治疗复发性SNL[13]。

6　预后

SNL预后较好，复发率较低，研究表明，该病的复发率为3%～4%，但仍有研究表明儿童复发率可高达42.4%[14]，复发可发生于起病后几个月至数十年，严重病例可导致死亡，其死亡原因包括肺出血、心肌炎、噬血细胞综合征以及弥散性血管内凝血，复发病例的症状持续时间长于初发病例，荧光ANA检测结果为阳性的患者复发风险更高。除了疾病本身复发以外，SNL还可能进展为其他疾病，如自身免疫性肝炎、SLE、干燥综合征、混合性结缔组织病等，因此对于本病患者需要定期随访，以评估疾病是否复发及是否合并或进展为SLE等自身免疫性疾病。

参考文献

［1］ PERRY A M，CHOI S M. Kikuchi-Fujimoto disease：A review［J］. Archives of pathology & laboratory medicine，2018，142（11）：1341-1346.

［2］ AL-ALLAF A W，YAHIA Y M. Kikuchi-Fujimoto disease associated with sjogren's syndrome：A case report［J］. European journal of case reports in internal medicine，2018，5（5）：000856.

［3］ LELII M，SENATORE L，AMODEO I，et al. Kikuchi-Fujimoto disease in children：Two case reports and a review of the literature［J］. Italian journal of pediatrics，2018，44（1）：1-7.

［4］ JOEAN O，THIELE T，RAAP M，et al. Take a second look：It's Kikuchi's disease! A case report and review of literature［J］. Clinics and practice, 2018, 8（4）: 1095.

［5］ OHSHIMA K, SHIMAZAKI K, KUME T, et al. Perforin and Fas pathways of cytotoxic T-cells in histiocytic necrotizing lymphadenitis［J］. Histopathology, 1998, 33（5）: 471–478.

［6］ KUBOTA M, TSUKAMOTO R, KUROKAWA K, et al. Elevated serum interferon gamma and interleukin-6 in patients with necrotizing lymphadenitis（Kikuchi's disease）［J］. British journal of haematology, 1996, 95（4）: 613–615.

［7］ JOHRENS K, ANAGNOSTOPOULOS I, DURKOP H, et al. Different T-bet expression patterns characterize particular reactive lymphoid tissue lesions［J］. Histopathology, 2006, 48（4）: 343–352.

［8］ ZUCKERMAN R, DAMIANI L, AYYAD H A, et al. Persistent cervical lymphadenitis in a patient with prior thyroid cancer attributed to Kikuchi-Fujimoto disease［J］. BMJ case reports, 2018（2018）: bcr-2018-226457.

［9］ YASUKAWA K, MATSUMURA T, SATO-MATSUMURA K C, et al. Kikuchi's disease and the skin: Case report and review of the literature［J］. The British journal of dermatology, 2001, 144（4）: 885–889.

［10］ AHN S S, LEE B, KIM D, et al. Evaluation of macrophage activation syndrome in hospitalised patients with Kikuchi-Fujimoto disease based on the 2016 EULAR/ACR/PRINTO classification criteria［J］. Plos One, 2019, 14（7）: e0219970.

［11］ 杨佳蕾，尹世敏，陈华蕾，等. 组织细胞坏死性淋巴结炎的研究进展［J］. 北京医学，2019，41（4）：296–298.

［12］ KIM J H, KIM Y B, IN S I, et al. The cutaneous lesions of Kikuchi's disease: A comprehensive analysis of 16 cases based on the clinicopathologic, immunohistochemical, and immunofluorescence studies with an emphasis on the differential diagnosis［J］. Human pathology, 2010, 41（9）: 1245–1254.

［13］ MASUDA H, KOBAYASHI T, HACHIYA A, et al. Infliximab for the treatment of refractory Kawasaki disease: A nationwide survey in japan［J］. Journal of pediatrics, 2018, 195: 115–120. e3.

［14］ SELVANATHAN S N, SUHUMARAN S, SAHU V K, et al. Kikuchi-Fujimoto disease in children［J］. Journal of paediatrics and child health, 2020, 56（3）: 389–393.

第十章
感染病学

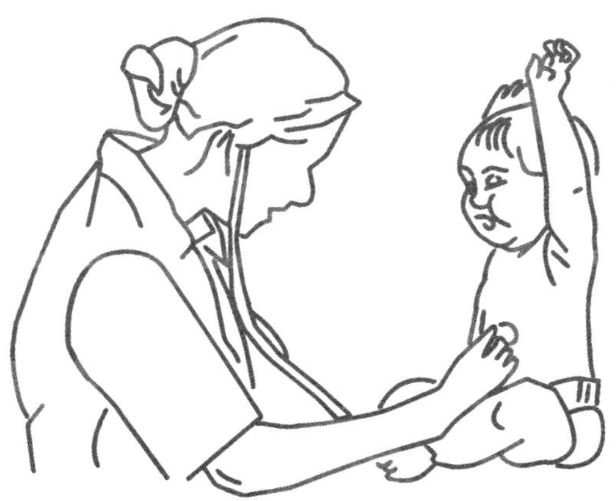

百日咳再现与临床诊疗进展

■ 王红梅　邓继岿
（深圳市儿童医院）

近20年以来，尽管百日咳疫苗接种率很高，但全球很多国家包括美国、英国、澳大利亚、加拿大、西班牙、比利时、捷克共和国等仍出现了百日咳发病率明显上升的现象。中国报告的百日咳病例数在2014年及之前的20多年里，每年都不超过3 500例，但从2015年报告的6 658例开始，百日咳病例数急剧增加到2019年的30 027例[1]。笔者所在医院2015—2018年共报告百日咳病例2 716例，呈逐年波动性上升趋势[2]，2015—2017年的病例占广东省的80%以上，占全国的9%左右，2018年才有所下降，这种状况与2017年《中国儿童百日咳诊断及治疗建议》[3]的发表有很大关系，该建议极大地强化了临床医生对百日咳的认识，促使越来越多的地区和医院开展百日咳鲍特菌（Bordetella pertussis，Bp）的分离培养、血清PT-IgG抗体及更为敏感的核酸聚合酶链式反应（polymerase chain reaction，PCR）检测，使其能够诊断出更多的百日咳病例。

1　实验室诊断

世界卫生组织（WHO）提供了百日咳的实验室诊断指南（图9）[4]。诊断方法有两种：直接诊断和间接诊断。直接诊断包括通过培养或实时聚合酶链式反应（RT-PCR）来确认Bp。间接诊断是通过血清学方法检测被感染者血清中的特异性抗体。

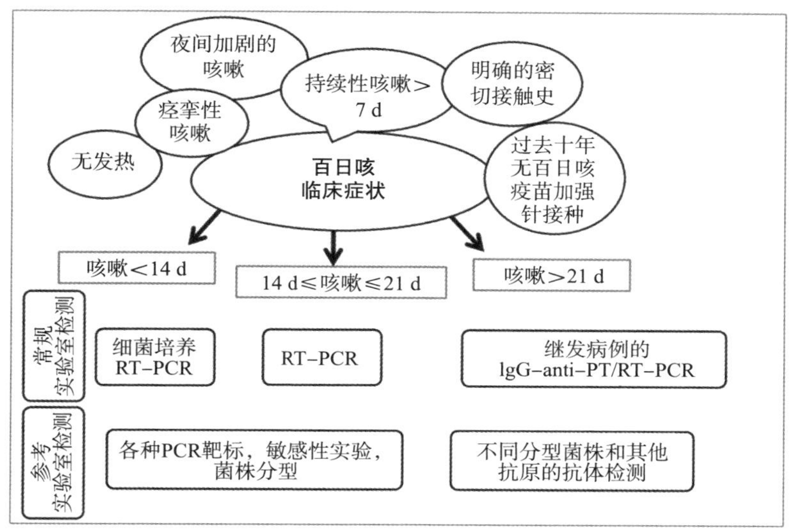

图9　百日咳实验室诊断指南

1.1　细菌培养

Bp培养具有100%的特异性，是诊断百日咳的金标准，从培养物中获得的菌株可以进行抗菌药物敏感性实验，对公共卫生及临床治疗具有重要意义。杨永弘等调查了1970—2014年中国北方地区采集的Bp抗菌药物敏感性的变化，显示20世纪70年代和2000—2008年的分离株对所有测试的大环内酯类均敏感，而2013—2014年的分离株中有91.9%的菌株对红霉素具有高度耐药性（最低抑菌浓度MIC＞256 μg/mL）[5]，不同地区可能存在一些差异，深圳和上海地区分离的Bp对大环内酯类抗生素的耐药率分别为50.7%、57.5%[6–7]。细菌培养需要注意采样时机、采样部位及拭子种类的选择[3]，由于检测阳性率低，对培养技术要求较高，目前开展单位少，有必要进行针对性培训。

1.2　核酸检测

聚合酶链式反应是一种检测Bp–DNA序列的分子技术，其敏感性远远高于培养法，是诊断百日咳的重要工具，并且被越来越多的临床医生使用。与培养法不同，其优点在于样本中不需要存在活细菌，方便快捷，但需注意的是，百日咳PCR检测在临床实验室尚未实现标准化，使用的测试方法、测定的DNA目标片段和结果解释标准各不相同，实验室会使用不同的循环阈值（CT值）来确定阳性结果。正确解释PCR结果是非常必要的，如IS481是常见的检测靶点，Bp中存在多个复制，而在霍氏鲍特菌（*B. holmesii*）、支气管败血鲍特菌（*B. bronchiseptica*）和副百日咳鲍特菌（*B. parapertussis*）中也有少量复制存在，因此会出现假阳性结果[4]。使用多个靶标（IS481、IS1001、ptx-A）可以提高PCR检测对Bp的特异性。目前已出现敏感性高的单PCR商用检测试剂盒和含检测Bp及副百日咳鲍特菌的多重呼吸道病原检测试剂盒[8]，由于在症状出现3～4周后，PCR的敏感性显著降低[9]，所以在疾病的早期阶段（在咳嗽开始后的前3周）进行PCR取样是很重要的。如果患者出现症状超过4周，则建议采用血清学诊断方法。

1.3 血清学诊断

血清学检测针对的抗原主要是百日咳毒素（pertussis toxin，PT）、丝状血凝素（filamentous hemagglutinin，FHA）、百日咳黏着素（pertactin，PRN）和菌毛（fimbriae，FIM）。PT-IgG抗体对百日咳杆菌具有特异性。不建议使用抗FHA、抗PRN、抗FIM和抗ACT抗体等，原因在于其可以与其他微生物抗原（例如其他鲍特菌属、嗜血杆菌属、肺炎支原体）存在交叉反应而导致特异性低，临床诊断价值低[10]。关于PT-IgG抗体检测结果的解释，因影响因素多，目前尚无全球统一的标准，WHO建议咳嗽2～3周后检测受感染者血清中的特异性抗PT抗体，且不建议对1岁以内的婴儿使用血清学检测，因为他们的免疫系统不成熟，容易受到母体抗体的干扰，亦不建议在一年内接种过疫苗的患者进行血清学检测，因检测值无法区分是由疫苗引起的抗体还是自然感染所致[4]，美国疾病控制与预防中心（CDC）认为血清学检测对疾病后期的诊断更有用，采集样本的最佳时间是咳嗽发作后2～8周，此时抗体滴度最高[9]。原卫生部2007年发布的《百日咳诊断标准》将恢复期血清特异性抗体比急性期呈≥4倍增长作为确诊病例诊断标准[11]。但单份血清诊断界值多因国家或地区不同，甚至不同生产商推荐而有较大差异[12-13]，笔者所在团队的研究显示，百日咳儿童PT-IgG抗体水平受年龄、病程、疫苗接种状态影响，单份血清以80 IU/mL为诊断界值可能导致漏诊率明显增加，需进一步探索适合我国儿童的诊断标准[14]。

1.4　外周血白细胞计数和裂隙淋巴细胞检测

卫生部发布的《百日咳诊断标准》提出外周血白细胞计数和淋巴细胞数量显著增高等现象，可以作为诊断线索[11]；血细胞涂片染色可观察到具有特殊形态的裂隙淋巴细胞，已被国内外学者报道[15-16]。Zhang等[17]的队列研究显示呼吸道感染患儿大多可以检出裂隙淋巴细胞，但其数量在小于4月龄百日咳患儿外周血中会显著增加，可以作为该疾病的诊断线索之一，其产生机制有待进一步深入研究。

2　确诊标准

《百日咳诊断标准》将患者分为疑似病例、临床诊断病例及确诊病例。对于确诊病例的认定仅依靠培养或者恢复期血清特异性抗体比急性期呈≥4倍增长为依据，一直未纳入Bp-PCR检测阳性条件，与全球绝大多数诊断标准不符[4，9-10]，亟须修改和完善；2017年中华医学会儿科学分会感染学组制定的《中国儿童百日咳诊断及治疗建议》已将核酸检测纳入实验室确诊标准[3]，2020年我国首个可供临床检测的PCR试剂盒获准上市，这可能会推动国家诊断标准的修订。

3　并发症

婴儿是百日咳发生率及病死率最高的人群，肺炎是最常见的并发症，年龄越小并发肺炎比例越高，肺实变或肺不张是重症百日咳的独立危险因素[18]。百日咳脑病更为严重，惊厥发作是其主要的临床表现[19]。高白细胞血症在未免疫儿童中更为明显，与Bp产生的PT密切相关，还可能导致预后极差的肺动脉高压[20]。混合其他病原感染也会加重百日咳患儿的临床症状[20-21]。

4　重症与死亡

《小儿传染病学》（第5版）已就重症百日咳进行了明确定义，

即：出现百日咳脑病、白细胞显著增高（白细胞计数>30×10^9/L）、反复呼吸暂停/心率减慢、呼吸衰竭、心血管功能障碍（肺动脉高压和心源性休克）者[22]。导致死亡的危险因素包括高白细胞计数、肺动脉高压、未接种疫苗、低龄及混合感染等[18，23–26]。

5 治疗

病原治疗首选大环内酯类抗菌药物，包括静脉用红霉素和口服阿奇霉素等；对于大环内酯耐药的百日咳，可考虑使用复方磺胺甲噁唑［注意2月龄以下婴儿禁用此类药物，且需除外葡萄糖–6–磷酸脱氢酶（G6PD）缺乏症］。糖皮质激素与免疫球蛋白治疗有可能减轻痉咳。最近的研究表明大剂量氨溴索也有可能改善症状[27]。换血疗法对高白细胞血症或伴有肺动脉高压的危重患儿可能有效[25]。

6 预防与展望

近年来中国百日咳报告发病率逐年显著上升，与其他很多国家类似。由于受实验室检测技术及诊断标准影响，百日咳发病实际情况可能被严重低估，因此有必要重视并推广、培养PCR检测等实验室检测方法。我国现行百日咳诊断标准存在局限性，急需改进以提升百日咳监测和报告水平，从而完善中国百日咳疫苗免疫程序和免疫策略[28]。

参考文献

［1］ ZHANG J S，DENG J K，YANG Y H．Pertussis vaccination in Chinese children with increasing reported pertussis cases［J］．The lancet．Infectious diseases，2022，22（1）：21–22．

［2］ 徐周，王红梅，吴小颖，等．儿童百日咳临床流行特征及其密切接触者感染现况［J］．中华医学杂志，2021，101（44）：3650–3654．

［3］ 中华医学会儿科学分会感染学组，《中华儿科杂志》编辑委员会．中国儿童百日咳诊断及治疗建议［J］．中华儿科杂志，2017，55（8）：568–572．

［4］ World Health Organization．Laboratory manual for the diagnosis of whooping cough caused by bordetella pertussis/bordetella parapertussis：Update 2014［EB/OL］．（2014–06–04）［2023–03–24］．https://www.who．

int/publications/i/item/WHO-IVB-14．03.

[5] YANG Y，YAO K H，MA X，et al．Variation in bordetella pertussis susceptibility to erythromycin and virulence-related genotype changes in China（1970-2014）［J］．PLoS One，2015，10（9）：e0138941.

[6] FU P，WANG C Q，TIAN H，et al．Bordetella pertussis infection in infants and young children in shanghai，China，2016-2017：Clinical features，genotype variations of antigenic genes and macrolides resistance［J］．The pediatric infectious disease journal，2019，38（4）：370-376.

[7] 雷炎玲，王红梅，张交生，等．百日咳患儿及密切接触者的细菌培养和药物敏感性检测［J］．儿科药学杂志，2021，27（4）：37-39.

[8] LI C，HUANG C Y，ZHANG R M，et al．Evaluation of biofire respiratory panel 2 plus for detection of bordetella pertussis in nasopharyngeal swab specimens from children with clinically suspected pertussis［J］．Microbiology spectrum，2023，11（1）：e0180622.

[9] HAVERS F P，MORO P L，HARIRI S，et al．Pertussis［EB/OL］．（2022-10-19）［2023-03-24］．https://www.cdc.gov/vaccines/pubs/pinkbook/pert.html.

[10] GUISO N，BERBERS G，FRY N K，et al．What to do and what not to do in serological diagnosis of pertussis：Recommendations from EU reference laboratories［J］．European journal of clinical microbiology & infectious diseases，2011，30（3）：307-312.

[11] 中华人民共和国卫生部．百日咳诊断标准：WS 274—2007［S/OL］．（2014-10-10）［2023-03-30］．http:www.nhc.gov.cn/wjw/s9491/201410/52040bc16d3b4eecae56ec28b3358666.shtml.

[12] SUBISSI L，RODEGHIERO C，MARTINI H，et al．Assessment of IgA anti-PT and IgG anti-ACT reflex testing to improve bordetella pertussis serodiagnosis in recently vaccinated subjects［J］．Clinical microbiology and infection，2020，26（5）：645．e1-645．e8.

[13] HALLANDER H O，LJUNGMAN M，STORSAETER J，et al．Kinetics and sensitivity of ELISA IgG pertussis antitoxin after infection and vaccination with bordetella pertussis in young children［J］．APMIS，2009，117（11）：797-807.

[14] 吴小颖，王红梅，张锐沐，等．百日咳患儿血清百日咳毒素-IgG抗体水平及其影响因素的分析［J］．中华传染病杂志，2021，39（12）：753-758.

[15] KUBIC V L，KUBIC P T，BRUNNING R D．The morphologic and

immunophenotypic assessment of the lymphocytosis accompanying Bordetella pertussis infection［J］. American journal of clinical pathology，1991，95（6）：809–815.

［16］ZHANG R M，WANG H M，DENG J K. A 4–year–old girl with progressive cough and abnormal blood smear［J］. Clinical infectious diseases，2017，64（11）：1630–1631.

［17］ZHANG R M，WANG H M，LI C，et al. Utility of cleaved lymphocytes from peripheral blood smear in the diagnosis of pertussis［J］. International journal of laboratory hematology，2021，43（1）：e26–e27.

［18］胡云鸽，刘泉波. 儿童百日咳247例临床特点及重症百日咳危险因素分析［J］. 中华儿科杂志，2015，53（9）：684–689.

［19］ZELLWEGER H. Pertussis encephalopathy［J］. Archives of pediatrics（NY），1959（76）：381–386.

［20］TIAN S F，WANG H M，DENG J K. Fatal malignant pertussis with hyperleukocytosis in a Chinese infant：A case report and literature review［J］. Medicine（Baltimore），2018，97（17）：e0549.

［21］ZHANG R M，DENG J K. Clinical impact of respiratory syncytial virus infection on children hospitalized for pertussis［J］. BMC infectious diseases，2021，21（1）：161.

［22］方峰，俞蕙. 小儿传染病学［M］. 5版. 北京：人民卫生出版社，2020.

［23］姚开虎，李丽君. 重症百日咳的诊断及其死亡风险因素研究进展［J］. 中华实用儿科临床杂志，2019，34（22）：1681–1685.

［24］张光莉，田小银，谷瑞雪，等. 重庆地区重症百日咳患儿临床特点分析［J］. 临床儿科杂志，2020，38（2）：134–139.

［25］SHI T T，WANG L，DU S L，et al. Mortality risk factors among hospitalized children with severe pertussis［J］. BMC infectious diseases，2021，21（1）：1057.

［26］LIU C，YANG L，CHENG Y W，et al. Risk factors associated with death in infants <120 days old with severe pertussis：A case–control study［J］. BMC infectious diseases，2020，20（1）：852.

［27］周晓华，杨奕校，林广裕，等. 大剂量氨溴索治疗2岁以下儿童百日咳的多中心前瞻性、非随机对照研究［J］. 国际呼吸杂志，2021，41（24）：1865–1872.

［28］中华预防医学会，中华预防医学会疫苗与免疫分会. 中国百日咳行动计划专家共识［J］. 中华流行病学杂志，2021，42（6）：955–965.

关注不明病因儿童重症急性肝炎

■曾丹　徐翼
（广州市妇女儿童医疗中心）

近期，全球多国出现不明病因的儿童急性肝炎（acute hepatitis of unknown aetiology in children）病例，其中急性重症肝炎对患儿肝脏破坏力较大。截至2022年5月27日，世界卫生组织发布的650例病例中，至少38例（5.8%）需要进行肝移植，9例（1.4%）死亡。WHO表示，儿童不明病因肝炎需要进一步明确传染性和非传染性病因，以全面评估和管理风险。考虑到目前未知的病因、受影响的儿科人群和潜在的严重后果（肝功能衰竭、肝移植等），该疾病已成为一个值得关注的公共卫生事件。

1　流行病学特征

2021年10月，美国亚拉巴马州首次报道了5例不明病因肝损伤患儿，均排除由甲、乙、丙、丁和戊型肝炎病毒感染导致[1]。但腺病毒（human adenovirus，HAdV）检测均呈阳性，当时未引起重视。2022年3月至4月中旬，苏格兰的格拉斯哥皇家儿童医院收治了10例3～5岁不明病因的重型肝炎患儿，其表现为黄疸、腹泻、呕吐和腹痛等[2]。收治人数已显著超过历年的发病水平，从而拉起不明病因儿童急性肝炎疫情的警报。

欧美已有11个国家报告了169例类似儿童肝炎病例，英国病例最多（$n=114$）。发病年龄在1月龄至16岁不等，患儿以黄疸、胃肠道症状为主要表现，多数无发热，血清转氨酶显著升高。部分患儿（$n \geqslant 74$）腺病毒核酸或血清学抗体检测呈阳性，少数患儿（$n=20$）新型冠状病毒（SARS-CoV-2）检测呈阳性，其中腺病毒和新型冠状病毒共感染者19例。10%的患儿（$n=17$）需要肝移植，已出现1例死亡病例[4]。最近日本出现亚洲首例儿童不明病因急性肝炎疑似病例，其腺病毒检测呈阴性。

2 临床表现与诊断

不明病因急性肝炎患儿临床症状通常表现为腹泻、呕吐、腹痛等胃肠道症状和黄疸，如茶色尿、白陶土样大便、皮肤瘙痒、巩膜黄染、肌肉和关节疼痛、感觉异常、胃纳欠佳等，大多数无发热[1, 3, 5]。英国卫生安全局（UK Health Security Agency，UKHSA）建议对此类肝炎患儿应完善病原微生物检测，如有阳性结果则需要上报。不明病因急性肝炎病例肝酶显著升高，病重者需进行肝移植，甚至死亡。此类患儿既往体健，无新型冠状病毒疫苗接种史，无免疫抑制剂用药史，且居住的环境、接触过的玩具、食物未发现中毒迹象[6]。

早期世界卫生组织赋予了不明病因儿童急性肝炎相关定义[3]：

（1）确诊病例。自2022年1月1日起，年龄10岁以下，出现急性肝功能损害（除HAV、HBV、HCV、HDV、HEV），AST和或ALT大于500 U/L。

（2）疑似病例。自2022年1月1日起，11～18岁，出现急性肝功能损害（除HAV、HBV、HCV、HDV，HEV），AST和或ALT大于500 U/L。

（3）流行病学关联病例。自2022年1月1日以来和确诊病例密切接触的任何年龄组，出现急性肝功能损害病例（除HAV、HBV、HCV、HDV、HEV）。

（4）由于此类肝炎性质不明，“确诊病例”这一定义已被更正，暂无确诊病例诊断标准。对于符合疑似诊断条件病例，重点是明确病原，强调腺病毒核酸检测，标本推荐全血[6]。

（5）收集病例一般临床资料、流行病学特征及病例间关联。

（6）对于SARS-CoV-2和（或）腺病毒阳性病例，进行病原遗传背景研究，确定与病例间的关联。

3　可能病因

目前，对于引起这些儿童急性肝炎的病原学研究仍在调查和研究中，研究者提出了如下病因假设：

（1）儿童急性肝炎的发生可能与新型冠状病毒导致的超抗原性有关。儿童感染后，新型冠状病毒在胃肠道中的持续存在可导致病毒蛋白在肠道上皮细胞中反复释放，病毒刺突蛋白中的超抗原基序（superantigen motif）激活免疫细胞，释放炎症因子造成脏器损害[7]。

（2）在新型冠状病毒感染流行期间严格的防护措施使得患儿对人腺病毒等暴露显著减少，易感性增加[8]。腺病毒感染可致免疫力低下儿童发生肝炎，但健康儿童感染腺病毒极少出现肝衰竭，腺病毒感染并不能完全解释临床表现及肝功能异常的严重程度。

（3）有研究提示接种新型冠状病毒mRNA疫苗可引发以T细胞为主的自身免疫性肝炎[9]。WHO指出，由于绝大多数受影响儿童没有接种新型冠状病毒疫苗，目前不支持与新型冠状病毒疫苗副作用相关的假设。

（4）新的未知病原体感染（单独或共同感染）。

（5）新型冠状病毒感染后综合征等[8]。

4　治疗

不明病因急性肝炎在疾病早期病因往往难以确定，临床往往以对症支持治疗为主。主要包括利胆退黄，护肝、改善肝细胞功能和支持治疗等[10]。患儿病情有可能快速恶化，尽可能让患儿在重症监护病房接受监护和治疗。治疗团队应包含有儿童急性肝衰竭诊疗经验的儿童危重症、感染肝病和肝移植专家，以及训练有素的护士和辅助人员。实时监测生命体征、肝功能等生化指标和持续动态的床旁临床评估，以便尽早发现病情变化，及时调整治疗方案和做出重要决策。

5 预防

儿童急性肝炎主要感染途径是通过消化道和血液感染。主要预防措施是避免儿童前往人多拥挤、空气不流通的公共场所，切断飞沫接触和粪口传播途径。保证儿童充足睡眠和营养摄入，定期清洗儿童外出衣物和常接触的物品，勤洗手，戴口罩，保持社交距离，一旦儿童出现黄疸、消化道症状等肝炎病症时需及时就医。

鉴于全球目前尚无病原确诊病例，对于我国可能出现的疑似病例，需进行流行病学特征调查、追踪或必要时采取隔离措施，积极开展病原学调查。国家卫生健康委员会发文，对于输入性儿童不明病因急性肝炎病例应于24h内通过中国疾病预防控制信息系统的监测报告模块进行网络直报，疾病名称选择“其他传染病”的“输入性儿童不明病因急性肝炎”。在临床诊疗中，临床医务人员对于流行病学关联病例或不明原因儿童急性重症肝炎病例，需高度重视患儿疾病进展。

参考文献

［1］ World Health Organization. Disease outbreak news：Acute hepatitis of unknown aetiology in children-Multi-country［R/OL］.（2022-05-27）［2022-06-19］. https://www.who.int/emergencies/disease-outbreak-news/item/DON-389.

［2］ World Health Organization. Acute hepatitis of unknown aetiology-the united kingdom of great britain and northern ireland［R/OL］.（2022-04-15）［2022-04-28］. https://www.who.int/emergencies/disease-outbreak-news/item/2022-DON368.

［3］ UK Health Security Agency. Hepatitis（liver inflammation）cases in children［R/OL］.（2022-04-06）［2022-04-28］. https://www.gov.uk/government/news/increase-in-hepatitis-liver-inflammation-cases-in-children-under-investigation.

[4] World Health Organization. Multi-country-acute, severe hepatitis of unknown origin in children [R/OL].(2022-04-23)[2022-04-28]. https://www.who.int/emergencies/disease-outbreak-news/item/2022-DON376.
[5] World Health Organization. WHO director-general's opening remarks at the WHO press conference-26 April 2022 [R/OL].(2022-04-26)[2022-05-28]. https://www.who.int/director-general/speeches/detail/who-director-general-s-opening-remarks-at-the-who-press-conference-26-April-2022.
[6] UK Health Security Agency. Hepatitis: Increase in acute cases of unknown aetiology in children [R/OL].(2022-04-08)[2022-04- 28]. https://www.gov.uk/government/publications/hepatitis-increase-in-acute-cases-of-unknown-aetiology-in-children.
[7] PETTER B, MOSHE A. Severe acute hepatitis in children: Investigate SARS-CoV-2 superantigens [J]. The lancet gastroenterology & hepatology, 2022, 7(7): 594-595.
[8] MARSH K, TAYLER R, POLLOCK L, et al. Investigation into cases of hepatitis of unknown aetiology among young children, scotland, 1 January 2022 to 12 April 2022 [J]. Euro surveillance, 2022, 27(15): 2200318.
[9] TOBIAS B, BENEDIKT C, HENRIKE S, et al. SARS-CoV-2 vaccination can elicit a CD8 T-cell dominant hepatitis [J]. Journal of hepatology, 2022, 77(3): 653-659.
[10] 张祯祯,陈军华,刘成军,等. 不明原因儿童严重急性肝炎诊疗及防护指导建议(试行版)[J]. 儿科药学杂志,2022,28(6):1-4.

第十一章
呼吸病学

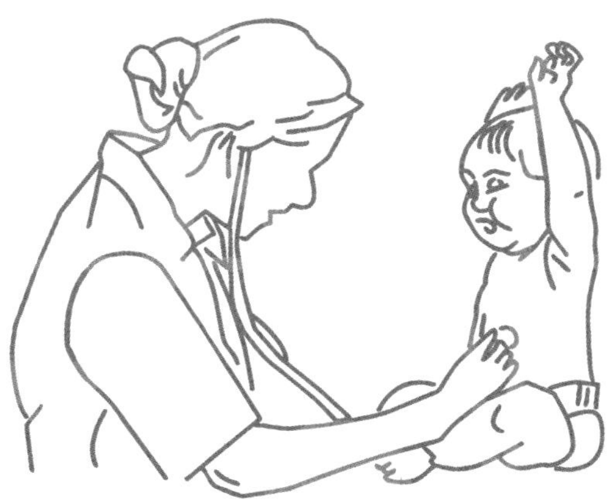

广东省儿童呼吸专科的发展现况

■ 陈德晖[1]　卢根[2]　黄柳[3]　王文健[4]　黄花荣[5]　王桂兰[6]　陈晓雯[1]
（1. 广州医科大学附属第一医院　2. 广州市妇女儿童医疗中心　3. 中山大学附属第一医院　4. 深圳市儿童医院　5. 中山大学孙逸仙纪念医院　6. 中山市博爱医院）

广东省儿科呼吸病学的发展有着悠久的历史，儿科呼吸专业是省内多家医疗单位儿科中成立最早的专业之一。几代呼吸科人经过不懈努力为儿童呼吸专业打下了坚实而深厚的基础，儿童呼吸内镜介入技术、支气管哮喘与过敏免疫专科疾病的规范诊疗、疑难罕见肺部疾病的诊治等领域均处于全国领先水平，具有广泛的影响力。

自2005年全国儿科支气管镜协作组成立以来，儿科支气管镜医学发展迅速。特别是2010年广州支气管镜会议以来更可以说是创新不断、发展迅猛。广东省内各地各单位儿科同道共同努力打造了专业化、技术力量雄厚的支气管镜技术团队，不断学习内镜介入新技术并拓宽介入手段在儿科中的应用范围。介入专科采用综合支气管镜介入诊疗方案，包括急重症病人气道清理术、支架植入术、球囊扩张术、冷冻治疗术、气道肿物活检或清除术等，在儿科呼吸系统重症感染、气道软化、气道肿瘤、困难气道、机械通气脱机困难等疑难危重疾病患儿的诊断与治疗方面均取得了革命性的进展[1-3]。2019年发布的11家中国医师协会儿科呼吸内镜医师培训基地名单中，广东省医院有2家，分别为广州医科大学附属第一医院和广东省妇幼保健院。同年，由中华医学会儿科学分会发起的“基层医生支气管镜标准化培训项

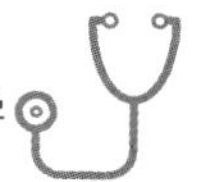

目”启动会在广东召开，该项目选择了8家医院作为培训基地，广州市妇女儿童医疗中心名列其中。广东省儿科呼吸专科以呼吸介入专业技术团队为基础，多次举办国家级、省级、市级大型儿童呼吸专题及支气管手把手学习班，邀请国内外著名专家前来授课指导，建立儿童支气管镜规范化进修培训平台；团队骨干成员多次受邀在全国性、亚太地区及全球呼吸内镜等大型会议上进行专题授课，与国际技术交流合作的同时发出了广东省呼吸学组的声音，培养了一批省内外呼吸内镜介入技术医师。儿科呼吸介入技术团队还积极拓展呼吸介入技术，以保持国内领先优势，并带动呼吸其他专科的发展。

支气管哮喘等变态反应性疾病是儿童最常见的疾病之一，儿童哮喘患病率约3.02%，其发病率逐年增长，近20年来我国儿童哮喘患病率以每10年增加50%以上的幅度上升[4]。为提高儿童哮喘控制水平、规范哮喘管理，国内外专家提出了哮喘标准化门诊及哮喘行动计划的理念[5-6]。我国的儿童哮喘标准化门诊项目于2017年启动，截至2020年12月已建成儿童哮喘标准化门诊1 289家、区域示范中心135家。广东省呼吸专科在国内较早开展了儿童哮喘的临床和基础研究，并积累了丰富的临床经验和取得了丰硕的科研成果。为进一步提高儿童支气管哮喘的诊治水平，在前任组长邓力教授等的带领下，广东省多家医院紧跟全国“哮喘标准化门诊建设”步伐，先后建立了哮喘雾化吸入治疗中心，并成为广东省儿童哮喘标准化门诊的示范单位。中山大学孙逸仙纪念医院等单位利用现代信息技术建立了儿童哮喘管理平台，实现了智能化的管理和服务；中山大学附属第一医院、深圳市儿童医院等单位通过专家下社区健康服务中心坐诊及宣教服务，培训社区健康服务中心对儿童哮喘的筛查能力，努力促进广东省各级医院儿童哮喘专科门诊的建设和发展。目前，广东省呼吸专科已开展儿童肺功能检测、呼出气一氧化氮检测、呼吸道病原体筛查与检测、呼吸道常见过敏原和血液炎症因子的检测等检测项目。针对哮喘这一危害人类生命健康的世界性公共卫生问题，广东省呼吸专科深入研究哮喘的发病机制及精准治疗，定期派遣专科成员出国进行交流学习，多项科研项目先后获得了国家自然科学基金委员会、广东省科技厅、广东省卫健委、中华医学会等机构或组织的基金资助，在国内外著名期刊发表多篇论文。

随着儿童疾病谱改变，儿童危重症及疑难罕见病的发病率明显增加。广东省内多家医院相继成立了儿科重症监护室（pediatric intensive care unit，PICU）病区，拥有连续性肾脏替代治疗（continuous renal replacement therapy，CRRT）、体外膜肺氧合（extracorporeal membrane oxygenation，ECMO）、机械通气、血流动力学监测、床边彩超、呼吸功能监测等技术，解决了许多疑难危重症患儿的救治问题；同时对外科手术患儿的围手术期进行管理，为单位小儿外科保驾护航，专科救治水平得到同行认可。广东省呼吸专科不断累积呼吸系统受累的相关儿童风湿免疫疾病如系统性红斑狼疮、类风湿性关节炎、ANCA相关性血管炎、高IgM综合征等的临床诊治及教研经验，开展了生物制剂应用、血浆置换术等技术，突破了累及肺部的难治性风湿免疫性疾病患儿的诊治瓶颈，提升了综合诊疗能力。随着基因检测等现代医学检测技术的发展，近年来儿童罕见病等特发病种的诊断率进行性上升。广东省中山市博爱医院等多个单位陆续报道了先天性肺囊性囊腺瘤样畸形、右位主动脉弓（Ⅱ型）伴迷走左锁骨下动脉、弯刀综合征、*CYBB*基因缺陷导致的慢性肉芽肿病、*CCNO*基因复合杂合突变导致原发性纤毛运动障碍等罕见病例，其中多个不乏为粤港澳大湾区西翼地区“首例诊断”，多次国内及省内学术会上被分享，引发儿科同道的热烈讨论。

广东省儿科呼吸专科专家在新冠疫情期间还积极参与制定新型冠状病毒感染防控指南——《儿童新型冠状病毒感染诊断、治疗和预防专家共识》[7]以及《新型冠状病毒肺炎疫情期间加强儿童发热门诊流程的管理指引》[8]，为新型冠状病毒感染防控提供指导。这是机遇与挑战并存的新时代。2022年广东省医学会儿科学学术年会儿科呼吸学组共计投稿180篇（未包括护理学稿件），展示了丰硕的成果，广东省儿童呼吸专科的同道将携手共进，在原有重点优势专科基础上继续开拓、耕耘新兴领域，力求实现急重症疑难病、慢性病全覆盖，向急性病精准诊治、慢性病规范诊疗、全程康复和管理全面发展，为促进儿童健康发展、筑牢健康中国根基贡献力量。

参考文献

［1］ 刘玺诚．儿科介入呼吸病学的历史现状及展望［J］．中国实用儿科杂志，2019，34（6）：466-469.

［2］ 陈德晖，黄燕，焦安夏，等．中国儿童难治性肺炎呼吸内镜介入诊疗专家共识［J］．中国实用儿科杂志，2019，34（6）：449-457.

［3］ 孟晨，刘帅帅，王少超．气道支架置入术在现代儿科介入呼吸病学的应用［J］．中国实用儿科杂志，2019，34（6）：485-490.

［4］ 中华医学会儿科学分会呼吸学组，《中华儿科杂志》编辑委员会．儿童支气管哮喘诊断与防治指南（2016年版）［J］．中华儿科杂志，2016，54（3）：167-181.

［5］ 国家呼吸系统疾病临床医学研究中心，中华医学会儿科学分会呼吸学组哮喘协作组，中国医药教育协会儿科专业委员会，等．中国儿童哮喘行动计划临床应用专家共识［J］．中华实用儿科临床杂志，2021，36（7）：484-490.

［6］ DUNCAN C L，WALKER H A，BRABSON L，et al. Developing pictorial asthma action plans to promote self-management and health in rural youth with asthma：A qualitative study［J］. The journal of asthma，2018，55（8）：915-923.

［7］ 蒋荣猛，谢正德，姜毅，等．儿童新型冠状病毒感染诊断、治疗和预防专家共识（第五版）［J］．中华实用儿科临床杂志，2023，38（1）：20-30.

［8］ 张国成，程小宁，丁辉，等．新型冠状病毒肺炎疫情期间加强儿童发热门诊流程的管理指引（第一版）［J］．中华实用儿科临床杂志，2020，35（2）：97-104.

广东省儿童呼吸专科的未来展望

■陈德晖[1]　卢根[2]　黄柳[3]　王文健[4]　黄花荣[5]　王桂兰[6]　陈晓雯[1]
（1. 广州医科大学附属第一医院　2. 广州市妇女儿童医疗中心　3. 中山大学附属第一医院　4. 深圳市儿童医院　5. 中山大学孙逸仙纪念医院　6. 中山市博爱医院）

秉承《中国儿童发展纲要（2021—2030年）》提出的“坚持儿童优先原则，大力发展儿童事业”的发展理念，把握全面打造“粤港澳大湾区”医疗高地、争创全国儿童友好城市等重大发展机遇，广东省对儿童健康事业的发展提出了更高的要求。针对现今儿童疾病谱的改变、疑难危重症患病率的上升以及诊疗科学技术的迅猛发展，广东省儿童呼吸专科对学科的未来发展做了充分的规划，现将重点发展方向作如下介绍。

支气管镜技术是呼吸系统疾病诊疗不可缺少的基本手段，以支气管镜技术为基础发展起来的介入呼吸病学是现代呼吸病学的重要组成部分。尽管国内儿科呼吸内镜的开展要比成人的晚10余年，但在刘玺诚教授的带领下，儿童支气管镜诊疗技术得到迅猛发展，新的介入技术在儿科呼吸系统的感染、变态反应、间质性肺疾病、先天性发育异常、部分气道疾病等诊疗方面均起到了推动性作用。支气管镜的诊疗技术从20世纪80年代的单纯气管镜检查术发展到如今的支气管肺泡灌洗、支气管镜黏膜和肺活检、钳取异物等的高级呼吸内镜介入术，目前已在国内儿科普及，并不断得到加强、规范与发展。近20多年来，随着各方面科学技术的发展，热消融（激光、氩气刀、高频电刀）、冷冻治疗术、支架植入术、经纤维支气管镜针吸活检术等介入技术被

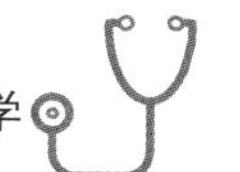

引入，促使介入肺脏病学进入了新时代[1]。《中国儿科可弯曲支气管镜术指南（2018年版）》明确指出[2]，儿科支气管镜术的禁忌证多取决于术者的技术水平和必要的设备条件，随着呼吸内镜介入技术的发展，支气管镜介入术在儿科中的适应证及应用领域得到进一步的拓展。广东省呼吸介入团队将继续发挥领先带头作用，不断提高操作技术专业能力、危重症风险处理能力、多学科团队协同合作能力，省市级医院儿科带动县乡级医院儿科逐步开展支气管镜介入术，力求让儿童支气管镜介入技术发挥更强大、更微创的综合诊疗作用。

宏基因组二代测序（metagenomics next-generation sequencing，mNGS）是通过对生物样本中提取的核酸进行高通量测序，从而获取样本中包含的微生物种类和丰度信息，对精准检测感染性疾病的病原体具有划时代意义[3]。临床上儿童肺部感染主要是由多种病原体引起的肺实质炎症，其抗感染方案通常是根据痰、支气管肺泡灌洗液的涂片及传统培养结果，并结合血清学检测和胸部影像学表现来制定。由于传统方法和血清学方法检出病原体的阳性率不高，许多患者的病原学诊断并不明确，加之部分患者合并基础疾病或免疫功能低下，其肺部往往为混合性感染，从而导致抗感染疗效欠佳，因此快速、简便且准确地检出病原体是治疗肺部感染的第一要务。据报道，mNGS诊断感染性疾病的灵敏度和特异度分别为88.30%和81.16%，在检测结核分枝杆菌、真菌、病毒和厌氧菌方面的灵敏度较高，且抗生素暴露对mNGS的影响较小[4]。此外，mNGS检测还可用于鉴定传统培养法结果为阴性或生长缓慢的病原体，以及诊断罕见或不寻常的感染。目前mNGS规范化检测应用于儿童肺部感染的情况非常有限，中国儿童肺部感染中应用mNGS尚缺乏大样本研究。广东省呼吸学组通过前瞻性分析儿童肺部感染者的mNGS结果，初步了解病原体的分布情况与规律，评估合并肺部基础疾病时mNGS的表现，并与传统方法和血清学检测进行对比，为临床抗感染治疗提供了循证理论依据。

随着卫生条件的持续改善和预防接种的普及，呼吸疾病谱正在发生改变，尤其是2020年新冠疫情下生活方式的改变，使过敏性疾病、先天遗传性疾病、早产儿慢性肺病等成为儿童呼吸系统疾病的主要类型。目前不管是消化系统、呼吸系统，还是其他系统过敏性疾病，其发病率均逐年上升。以往有学者认为，对于存在食物过敏的儿童，在添加辅食方面应该延缓相关食物的引入，但这个观点目前仍有争议。有研究认为早期适量引入多种固体食物可诱导免疫耐受，对食物过敏患儿后期过敏进程的发展起到一个积极的作用[5]。另外有学说提到过敏的人群和非过敏的人群中肠道益生菌的水平是不一致的[6]，鉴于益生菌的产生有赖于摄入食物的构成，因此探索婴幼儿时期摄入的食物结构包括致敏食物的引入时机对后期儿童呼吸道过敏性疾病的防治有着非常积极的作用。此外，为什么过敏性疾病常先表现为消化道过敏症状而后才出现呼吸道过敏症状；食物过敏在其中起到多大的作用；早期对食物过敏进行规范的干预，如指导合理饮食、护理等，是否对后期呼吸道过敏性疾病的发生有积极的阻断作用；这类长期、大样本的前瞻性研究将是我们今后研究的重点。

慢性咳嗽近年已成为儿童的常见病、多发病，准确的病因诊断是合理治疗的基础。然而，慢性咳嗽的病因非常复杂，具有较强的异质性，极易导致误诊误治，因此针对慢性咳嗽的规范化诊治及管理十分重要。国内外文献表明，在慢性咳嗽的病因构成方面，国内与国外、国内不同地区、成人与儿童、儿童不同年龄段之间均有不同[7-8]。距离2012年《中国儿童慢性咳嗽病因构成比多中心研究》发布已过去10多年，有必要再重新调查分析，鉴于目前尚缺乏广东省慢性咳嗽病因的调研资料，呼吸学组未来将在广东省多所医院开展多中心研究，以填补这些研究空白。此外，由于引起慢性咳嗽的病因纷繁复杂，如何简化诊断及治疗的流程以尽量缩短明确病因的时间并避免延误治疗的时间，亦是我们今后重点探讨的方向。

得益于综合医院的优势，呼吸专科一直致力于与其他学科的合作。随着异基因造血干细胞移植技术的不断成熟，在移植成功率逐渐提高的同时，移植后并发症正逐渐成为影响移植疗效和患者生存质量的主要因素，其中移植后肺部并发症是导致移植相关死亡的重要原

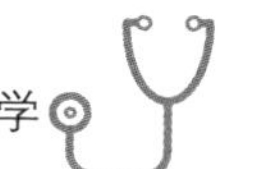

因。根据病因的不同，移植后肺部并发症分为感染性、非感染性两大类。感染性方面各种病原体感染均有可能发生；非感染性方面以损伤后免疫反应多见，其起病隐匿，缺乏病理诊断标准，早期诊断困难。文献表明，72%的肺部并发症在移植患者生前未被诊断出，其中感染性并发症漏诊率为52%，非感染性并发症漏诊率高达80%[9-10]。呼吸专科与移植专科通力合作，对发生移植后肺部并发症的患者在并发症早期开展以纤维支气管镜为核心的病原学和肺泡灌洗液成分检查，指导临床开展病因学精准治疗，改善移植后肺部并发症患者的预后，提高患者的生存质量。在后续的临床科学研究中，我们将致力于研究造成移植后患儿气道损伤的具体免疫机制，以期发掘新的干预治疗靶点。

在上述慢性难治性呼吸系统疾病以及支气管肺发育不良、原发性纤毛不动症、囊性纤维化、闭塞性细支气管炎、神经和肌肉疾病呼吸障碍等呼吸系统慢性疾病的疾病进程中，反复呼吸道感染、呼吸功能障碍等呼吸系统问题是影响预后的决定性因素。因此，在全面管理和康复的基础上，通过无创通气、气道廓清、呼吸肌训练、营养评估与支持、预防感染和环境控制等综合治疗，辅以健康教育及培训、自我监测和自我管理、建立档案及定期随访评估，方能达到延缓病情进展、防治并发症以及提高患者生活质量的目的。慢性病康复和管理涉及各级医疗机构、社区与家庭，针对儿科医生数量不足、接诊时间有限的困境，广东省呼吸专科未来将尝试以医院门诊为基础的儿童呼吸慢病管理模式，其核心是设置儿童呼吸宣教和管理门诊（儿童呼吸专科护理门诊）；把原来单纯的“诊疗”分为“诊疗-教育指导及管理”两个步骤，医生负责疾病的诊断治疗和方案调整，护士负责宣传教育指导和管理，内容涉及规范化健康宣教、指导自我病情监测及各种工具的使用、指导家庭自我管理、协助远程视频复诊或远程联合会诊及双向转诊等，为慢性病患儿提供全面、主动、连续的管理，提高慢性呼吸系统疾病的控制水平，提升患儿及其家属就医的体验感、获得感。

构建全方位、全过程的儿童健康医疗服务体系任重而道远，广东省儿科呼吸学组将继续大力发展优势特色专科，拟发展呼吸学组亚专科建设，包括成立发展与继续深化支气管镜协作组、呼吸道感染病原学协作组、支气管哮喘协作组、慢性咳嗽协作组、慢病肺康复协作组、疑难罕见病协作组，努力促进各级医院儿童呼吸专科的建设和发展，广大儿科同道将携手一道共同谱写呼吸学组专科建设的崭新篇章。

参考文献

［1］ 刘玺诚．儿科介入呼吸病学的历史现状及展望［J］．中国实用儿科杂志，2019，34（6）：466–469.

［2］ 国家卫生健康委员会人才交流服务中心儿科呼吸内镜诊疗技术专家组，中国医师协会儿科医师分会内镜专业委员会，中国医师协会内镜医师分会儿科呼吸内镜专业委员会，等．中国儿科可弯曲支气管镜术指南（2018年版）［J］．中华实用儿科临床杂志，2018，33（13）：983–989.

［3］ HAN D S，LI Z Y，LI R，et al．mNGS in clinical microbiology laboratories：On the road to maturity［J］．Critical reviews in microbiology，2019，45（5–6）：668–685.

［4］ YAN Z，XIAO J Q，TING W，et al．The diagnostic value of metagenomic next–generation sequencing in lower respiratory tract infection［J］．Front cell infect microbiology，2021（11）：694756.

［5］ HUA M C，YAO T C，CHEN C C，et al．Introduction of various allergenic foods during infancy reduces risk of IgE sensitization at 12 months of age：A birth cohort study［J］．Pediatric research，2017，82（5）：733–740.

［6］ REY MARINO A，FRANCINO M P．Nutrition，gut microbiota，and allergy development in infants［J］．Nutrients，2022，14（20）：4316.

［7］ 赖克方，易芳，向科衡．慢性咳嗽临床诊断及治疗的新理念［J］．中华肺部疾病杂志（电子版），2021，14（6）：705–710.

［8］ CHUNG K F，MCGARVEY L，SONG W J，et al．Cough hypersensitivity and chronic cough［J］．Nature reviews disease primers，2022，8（1）：45.

［9］ SHIARI A，NASSAR M，SOUBANI A O．Major pulmonary complications following Hematopoietic stem cell transplantation：What the pulmonologist needs to know［J］．Respiratory medicine，2021（185）：106493.

［10］BUSMAIL A，PENUMETCHA S S，AHLUWALIA S，et al．A systematic review on pulmonary complications secondary to hematopoietic stem cell transplantation［J］．Cureus，2022，14（5）：e24807.

第十二章
神经病学

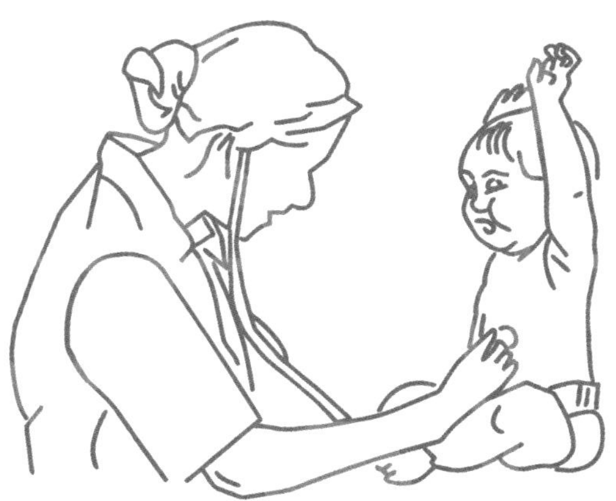

儿童抗NMDAR脑炎诊治进展

■ 陈文雄
（广州市妇女儿童医疗中心）

抗N–甲基–D–天冬氨酸受体（N–methyl–D–aspartate receptor，NMDAR）（简称“抗NMDA受体”）脑炎是一种免疫介导的疾病，以复杂的神经精神综合征及脑脊液存在针对NMDAR的GluN1亚基的抗体为特征。该病于2007年首次被报道，其发病率约为每年1.5/1 000 000，其中约37%的患者发病年龄小于18岁[1]。虽然罕见，但多数患者病情严重，甚至需要重症监护，其临床及基础研究是当前研究热点。

1　临床特点及病程

该病最早在一组均伴有畸胎瘤的年轻女性患者中发现，早期研究发现该病具有女性优势（女：男≈8：2），核心症状包括精神行为异常、运动障碍、癫痫发作、语言障碍、睡眠障碍、记忆障碍、意识改变及自主神经功能障碍等[1]。近年来研究发现，该病在儿童与成年人的临床表现不尽相同。对广州市妇女儿童医疗中心纳入的111例的儿童疾病队列研究发现[2]，其性别优势并不明显（女：男≈1.3：1），中位数发病年龄为6.8岁；约1/3患儿起病前存在前驱事件，其中感染事件最常见。与成人患者不同的是，儿童患者最常见的起病症状为惊厥发作，但病程中最常见的症状仍是精神症状，早期应注意识别[2]。该病在不同阶段的临床表现有所不同。在疾病早期（起病1周内）可能仅表现为病毒感染的症状，如发热和头痛等；1～2周开始出现惊厥发作/精神行为异常等一系列症状；数周后可能出现运动异常、自主神经功能障碍、低通气综合征和频繁的癫痫发作等症状，并可能持续数月，随后进入恢复期[1]。一些成人患者合并肿瘤，但儿童患者当中伴随肿瘤的少见[2]。部分患儿可在感染性脑炎（如单纯疱疹病毒性脑炎）后继发抗NMDAR脑炎[1]。

2　诊断及鉴别诊断

2016年Graus等[3]发表了包括抗NMDAR脑炎的自身免疫性脑炎（autoimmune encephalitis，AE）诊断指南，随后国内学者也发表了相应的专家共识。国内外对于抗NMDAR脑炎的诊断均分为“可能的”及“确诊的”两个诊断层次。其中确诊抗NMDAR脑炎必须在脑脊液中检测到针对NMDAR的GluN1亚基的抗体。2020年*Neurology*杂志发表了关于儿童包括抗NMDAR脑炎的AE的诊断指南[4]。该指南中特别提到儿童炎症性脑病的播散速度快，范围广，导致中枢神经系统（central nervous system，CNS）炎症的潜在致病机制可能涉及血管炎症、脱髓鞘或针对神经元和支持结构的免疫反应。炎症也可能继发于感染、恶性肿瘤或全身性炎症性疾病。诊断儿科AE尤其具有挑战性，在明确诊断儿童自身免疫性脑炎时需与原发性中枢神经系统的其他炎症如桥本脑病、中枢神经系统血管炎、脱髓鞘疾病等疾病相鉴别，还需与系统性免疫性疾病累及中枢，感染相关脑病，以及其他非炎症性疾病如代谢性、肿瘤性疾病及精神心理行为异常等相鉴别。

3　评估及生物学标记物

该病严重程度的评估，多采用的是改良的脑卒中（mRS）评分，评分3分以上为重症。但该评分体系相对偏粗糙，且无法有效地帮助临床医生评估患者的预后。最近的一项研究提出采用抗NMDAR脑炎一年功能状态分数（NMDMR encephalitis one-year functional status，NEOS）来评估病情及判断预后，该评分越高则提示1年后预后越差。

抗NMDAR脑炎的唯一特异性诊断性标记物为脑脊液中受体GluN1亚基的IgG抗体，目前该抗体滴度的相关随访研究显示与临床病程并不完全相关。其他的一些生物学标记物如脑脊液CXCL13升高提示与复发或免疫治疗反应差有关，而脑脊液TNF-α、IL-6、IL-10及可溶性Fas和FasL浓度升高与mRS评分相关，但对病程和预后意义如何仍未知[1]。

4 抗体及抗体重叠

广州市妇女儿童医疗中心抗NMDAR脑炎队列研究[2]发现约10%的儿童患者当中可能重叠其他的自身免疫性疾病抗体，主要包括MOG抗体、AQP4抗体、GFAP抗体、抗GABA、抗浦肯野细胞抗体[2]。研究显示重叠MOG抗体阳性时患儿往往合并中枢神经系统脱髓鞘改变，且一线免疫治疗对该类患儿效果好，具体机制仍在研究中[5]。抗甲状腺抗体阳性、FT3、FT4或TSH水平异常以及非甲状腺疾病综合征（nonthyroid illness syndrome，NTIS）在儿童抗NMDAR脑炎中常见[6]。抗NMDAR脑炎治疗可改善甲状腺抗体和甲状腺激素异常的症状。合并甲状腺抗体阳性患儿起病年龄较大，更有可能多次接受静脉注射免疫球蛋白治疗。与成人抗NMDAR脑炎不同，NTIS可能与儿科患者抗NMDAR脑炎的临床特征无关。虽然抗NMDAR脑炎共患其他免疫性疾病抗体的机制仍不明确，但对于儿童抗NMDAR脑炎应根据病情进行相关MOG抗体及甲状腺功能的检查。

5 治疗及预后

该病急性期的一线治疗包括静脉大剂量甲泼尼龙冲击治疗、静脉注射免疫球蛋白、血浆置换或免疫吸附治疗。其中静脉大剂量甲泼尼龙冲击治疗联合静脉输注免疫球蛋白治疗在临床上应用较多，而血浆置换或免疫吸附治疗往往用于上述治疗无效且病情进展快的患者[1]。广州市妇女儿童医疗中心抗NMDAR脑炎队列研究[2]发现80%的患儿对糖皮质激素联合IVIG治疗有效，约20%患儿一线免疫治疗无效，接受二线利妥昔单抗治疗后有效。约有13.5%的患儿可能复发；对于复发患儿的长程免疫治疗药物包括吗替麦考酚酯与硫唑嘌呤等，每月注射IVIG也是一个常用方案。该病其他治疗还包括抗惊厥/癫痫、抗感染及对症支持治疗。对于抗NMDAR脑炎合并癫痫者，目前临床使用较多的抗癫痫药物包括丙戊酸钠、左乙拉西坦及奥卡西平等[2]。

绝大多数儿童预后良好，死亡率约为1.8%。随访研究发现约51%的患儿最终得到痊愈，约49%患儿可能遗留一个以上的神经系统后遗症，其中常见的包括脾气暴躁、学习困难、运动障碍、睡眠问题等[2]。

6　总结

抗NMDAR脑炎是儿童时期最常见的自身免疫性脑炎；女性略多于男性，学龄前期及学龄期发病较为常见；起病时及病程中最常见的临床表现分别为惊厥发作及精神症状；存在重叠抗体现象，合并肿瘤少见；急性期一线治疗为激素（静脉甲泼尼龙冲击治疗）联合IVIG治疗，多数患儿免疫治疗效果及预后良好。该病急性期病情重且最终可能遗留神经系统后遗症，神经内科医生及相关专科医生对该病需高度重视，保持警醒，早期识别，早期治疗。

参考文献

[1]　DALMAU J，ARMANGUÈ T，PLANAGUMÀ J，et al．An update on anti-NMDA receptor encephalitis for neurologists and psychiatrists：Mechanisms and models［J］．The lancet neurology，2019，18（11）：1045-1057.

[2]　LI X J，HOU C，WU W L，et al．Pediatric anti-N-methyl-D-aspartate receptor encephalitis in southern China：Analysis of 111 cases［J］．Journal of neuroimmunology，2021（352）：577479.

[3]　GRAUS F，TITULAER M J，BALU R，et al．A clinical approach to diagnosis of autoimmune encephalitis［J］．The lancet neurology，2016，15（4）：391-404.

[4]　CELLUCCI T，VAN MATER H，GRAUS F，et al．Clinical approach

to the diagnosis of autoimmune encephalitis in the pediatric patient [J]. Neurology–neuroimmunology & neuroinflammation, 2020, 7 (2): e663.

[5] HOU C, WU W L, TIAN Y, et al. Clinical analysis of anti–NMDAR encephalitis combined with MOG antibody in children [J]. Multiple sclerosis and related disorders, 2020 (42): 102018.

[6] CHEN L F, WU W L, TIAN Y, et al. Thyroid function and anti–thyroid antibodies in pediatric anti–NMDAR encephalitis [J]. Frontiers in neurology, 2021 (12): 707046.

古法新生——生酮饮食疗法治疗儿童难治性癫痫

■廖建湘　叶园珍　操德智
（深圳市儿童医院）

生酮饮食疗法（ketogenic diet therapy，KDT）是一种脂肪高比例、碳水化合物低比例、蛋白质和其他营养素含量合适的配方饮食[1-2]。KDT用于治疗癫痫始于1921年（美国梅奥诊所），在中国大陆始于2004年（深圳市儿童医院癫痫中心）[3]。早在20世纪20年代，药物匮乏，生酮饮食疗法已成为神经科疾病如癫痫、糖尿病和泌尿系感染等疾病的主流治疗手段，并被写入教科书。随着新的抗癫痫药物、胰岛素等药物出现，生酮饮食疗法受到冷落，临床上应用逐渐减少。然而，多年来，在癫痫治疗领域，新的抗癫痫药物不断问世，药物难治性癫痫仍然占1/3。因此，20世纪90年代，生酮饮食疗法这一古老的方法又获得重视，并屡屡创造奇迹。各国逐渐恢复生酮饮食疗法，国际抗癫痫联盟于2015年成立饮食治疗专业委员会，中国抗癫痫协会也于2021年成立生酮饮食专业委员会，以便推广和发展生酮饮食疗法。

1　生酮饮食疗法的适应证和禁忌证

1.1　适应证

基于现有临床经验及研究证据，推荐KDT的适应证如下[2, 4]：

（1）一线治疗。可以作为首选治疗方案的包括葡萄糖转运蛋白1（glucose transporter protein-1，GLUT-1）缺乏症和丙酮酸脱氢酶缺乏症（pyruvate dehydrogenase deficiency，PDHD）。

（2）优选治疗。目前没有针对性强的治疗方法，预后较差，但生酮饮食疗法反应率为70%左右，应尽早考虑的情形有West综合征（婴儿痉挛症）、Dravet综合征（婴儿严重肌阵挛癫痫）、大田原综合征、结节性硬化症合并难治性癫痫、热性感染相关性癫痫综合征（febrile infection related epilepsy syndrome，FIRES）、Angelman综合征（快乐木偶综合征）、超级难治性癫痫持续状态、线粒体复合酶Ⅰ缺乏症，以及管饲的难治性癫痫儿童或婴儿。

（3）重要考虑方案。反应率为50%左右，适时考虑的例如皮层发育不良癫痫、腺苷琥珀酸裂解酶缺乏症、*CDKL5*基因变异脑病、难治性儿童失神癫痫、婴儿游走性部分性癫痫、伴睡眠中持续棘慢复合波的癫痫性脑病、Lennox–Gastaut综合征、青少年肌阵挛癫痫、Landau–Kleffner综合征、拉福拉病、糖原贮积症Ⅴ型、磷酸果糖激酶缺乏症、雷特综合征、亚急性硬化性全脑炎以及其他病因不明的难治性癫痫。

（4）探索方案。有证据显示可能有效，尚待进一步探索及研究的包括多种非癫痫类疾病（如各种炎性疾病、肿瘤、肥胖病、糖尿病、脑和脊髓损伤、各种精神障碍及神经退行性疾病等精神行为问题）和孤独症谱系障碍等。

1.2 禁忌证

（1）相对禁忌证。包括KDT不能维持适量营养或不配合者、适合实施切除性手术（如致痫灶明确且可切除）的患者、合并使用异丙酚（KDT增加异丙酚输注综合征的发生风险）者等。

（2）绝对禁忌证。主要是脂肪酸代谢障碍和生物氧化异常的相关疾病。包括β–氧化缺陷、卟啉病、丙酮酸羧化酶缺乏症、长链3–羟基酰基辅酶A缺乏症、中链3–羟基酰基辅酶A缺乏症、长链酰基脱氢酶缺乏症、中链酰基脱氢酶缺乏症、短链酰基脱氢酶缺乏症、原发性肉碱缺乏症、肉碱棕榈酰转移酶Ⅰ或Ⅱ缺乏症、肉碱转位酶缺乏症[2, 5–6]。

2 生酮饮食疗法的启用时机

关于KDT介入时机，专家调查意见显示大部分专家［56%

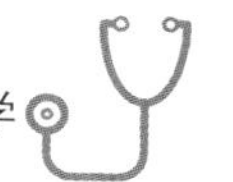

（29/52）］建议启动KDT应在第2种抗癫痫药失败后；其次21%（11/52）的专家认为应在第3种药物失败后；还有17%（9/52）的专家认为可以首选；只有4%（2/52）的专家认为可以作为最后的治疗手段[2]。对于有明确手术病灶切除指征者，建议术前等待期间或手术失败后可尝试KDT。

3　生酮饮食疗法可能发生的不良反应

不良反应，对于大多数患儿来说，通过保守治疗可以缓解，没必要因此停止KDT。肾结石（3%～7%），口服枸橼酸钾有助于防止结石形成，可大大减少结石发生率（0.2%）。其他不良反应包括胃肠道症状（12%～50%）、高尿酸血症（2%～26%）、低钙血症（2%）、低镁血症（5%）、氨基酸水平下降和酸中毒（2%～5%）。还有肉碱缺乏症、高胆固醇血症。若已经达到合格的生酮饮食标准，则可能不会发生不良反应。但是，医师需要认识到这些潜在的风险，以便能够适当地告诉患者父母和监测患者，从而防止出现这些并发症[1-2, 6]。

4　生酮饮食疗法合格的标准

中国于2004年开始实施生酮饮食疗法后，在全国100多家三甲医院推广并推广到非洲加纳布里克教学医院，取得了很多成绩[7-10]。如推进了方法、流程和生酮食品标准的本土化，提出其新内涵——要求体现平衡饮食原则。提出可操作性合格生酮饮食的标准：①生长发育正常，达同年龄组第50百分位数左右。患者营养指标正常，面部肤色健康，精神状态良好等。②食物美味。患者心情愉悦，能使患者满足并坚持该疗法。③营养平衡。排便正常，每日1次，自然排便；饮食方案具备合理的食物成分，有多种营养补充剂，达到营养均衡。④酮症个性化。尿酮保持在+++以上，血酮1.2～4.9 mmol/L，血糖控制在4.0 mmol/L左右，血糖/酮（葡萄糖/酮指数）为1：1～2：1。个人酮体水平个性化。⑤无不良反应。目标和长程管理儿童生酮饮食疗法，可以提高依从性和疗效。中国抗癫痫协会生酮饮食组组织完成了多中心临床研究，包括难治性癫痫和线粒体病，特别是发表了生酮饮食疗法用于抢救超级难治性癫痫持续状态的专家共识（英文）。参与了国际抗癫痫联盟《在资源受限地区开展生酮饮食疗法的最低要求》指南的编写[4]。对免疫学机制、肠道菌群机制进行了研究。

参考文献

［1］ KOSSOFF E H，ZUPEC-KANIA B A，AUVIN S，et al．Optimal clinical management of children receiving dietary therapies for epilepsy：Updated recommendations of the international ketogenic diet study group［J］．Epilepsia open，2018，3（2）：175–192.

［2］ 廖建湘，秦炯，中华医学会儿科学分会神经学组，等．生酮饮食疗法在癫痫及相关神经系统疾病中的应用专家共识（2018）［J］．中华儿科杂志，2019，57（11）：820–825.

［3］ SUO C Q，LIAO J X，LU X G，et al．Efficacy and safety of the ketogenic diet in Chinese children［J］．Seizure，2013，22（3）：174–178.

［4］ KOSSOFF E H，AL–MACKI N，CERVENKA M C，et al．What are the minimum requirements for ketogenic diet services in resource–limited regions?Recommendations from the international league against epilepsy task force for dietary therapy［J］．Epilepsia，2015，56（9）：1337–42.

［5］ FANG Y，LI D，WANG M，et al．Ketogenic diet therapy for drug-resistant epilepsy and cognitive impairment in children with tuberous sclerosis complex［J］．Frontiers in neurology，2022（13）：863826.

［6］ 廖建湘．生酮饮食疗法的临床方案［J］．中华实用儿科临床杂志，2013，28（12）：881–883.

［7］ CAO D Z，BADOE E，ZHU Y W，et al．First application of ketogenic diet on a child with intractable epilepsy in ghana［J］．Child neurology open，2015，2（3）：2329048X15604593.

［8］ TONG X，CAI Q Y，CAO D Z，et al．Chinese expert recommendations on ketogenic diet therapy for super–refractory status epilepticus［J］．Acta epileptologica，2022，4（1）：8.

［9］ YE Y Z，SUN D，LI H，et al．A multicenter retrospective cohort study of ketogenic diet therapy in 481 children with infantile spasms［J］．Acta Epileptologica，2022，4（1）：11.

［10］YANG R R，WEN J L，WEI W J，et al．Improving the effects of ketogenic diet therapy in children with drug–resistant epilepsy［J］．Seizure，2022（94）：183–188.

第十三章
危重病学

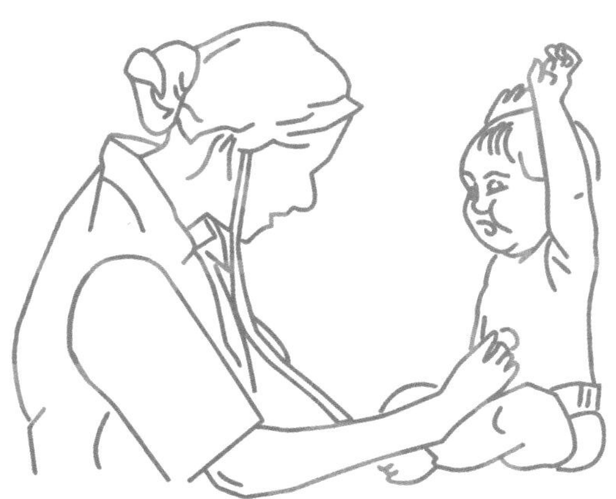

儿童液体治疗中容量反应性的评估现状及展望

■ 林明祥　郭予涛　罗梦洁
（汕头市中心医院）

液体治疗是一种重要的临床治疗方法，特别是针对休克和脓毒症等症状存在或潜在循环衰竭的患者，它的关键在于提供足够的血管内容量，以增加心输出量（cardiac output，CO），进而改善组织灌注性，减少组织缺血，改善循环功能障碍。但液体治疗引起心输出量的增加是不稳定的，已有大量研究证明儿童液体超负荷与PICU病死率相关[1-4]，因此，在液体治疗的过程中，合理监测容量反应性就显得非常重要。预测容量反应性在成人群体中的研究相对成熟，但在儿童群体中仍未得到充分的探索，与成人相比，儿童血流动力学变化更加复杂，液体治疗也更为棘手，因此更应做好容量管理。

1　液体治疗的生理学基础

血管内血液在静脉系统中分为压力容量（stressed volumes，Vs）和无压力容量（unstressed volumes，Vu）两部分，其中Vs代表在静脉系统内可快速移动的血液，可拉伸血管壁的血容量，从而使血管壁受到压力的影响，产生跨壁压（即血液对血管壁的压力与施加在血管壁外侧的压力之间的压力差）；而Vu是维持血管最小扩张的血容量，不产生跨壁压。血管内的分布大约为30%为Vs，70%为Vu，两者可自由

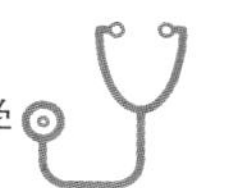

转换，任何引起血管舒张的因素均可使Vs转向Vu，任何引起血管收缩的因素可使Vu转向Vs[5-7]。

在机体循环稳态条件下，体循环和肺循环的静脉回心血量等于心输出量。静脉回流是由循环系统平均充盈压（mean circulatory filling pressure，MCFP）和右心房压（right atrial pressure，RAP）之间用于克服静脉回流阻力（resislance to venous return，RVR）的压力梯度来决定的[8]。当静脉输液时，补充的液体不能立即使静脉弹性充盈，而是先转换为Vu，这种转变不会产生血流动力学效应，但随着液体继续补充，血管内容量会达到一个转折点，血管内Vu逐渐开始转变为Vs，这种转变会产生跨壁压，使MCFP逐渐升高，进而静脉回流增多，心输出量也随之增加。静脉输液在Vs和Vu之间的分布是不可预测的，这就可以解释只有约一半的危重症患者在接受液体治疗时才显著增加心输出量的原因[7-8]。

2　容量反应性概念及生理学基础

容量反应性（fluid responsiveness，FR），又称液体反应性，一般是指快速补液后每搏输出量（stroke volume，SV）或心输出量随之增加的现象，是心脏前负荷的储备功能、液体治疗有效性的反映[9]。容量反应性不是容量状态评估，容量状态评估是对机体循环容量的整体评价，容量状态可能是超负荷的，也可能是不足的，是需要根据患者病理生理状态的综合评价，不能混淆上述两者的概念。

容量反应性的提出是基于心定律，当心室处于Frank-Starling曲线上升支时，通过增加前负荷，心肌收缩力加强，每搏输出量增多，能有效增加心输出量，从而改善组织灌注，此时液体治疗处于前负荷依赖区，不会增加心衰及肺水肿风险。当任何一个心室处于Frank-Starling曲线平台期时，盲目扩容并不能增加心输出量，反而只会增加心脏充盈压，导致容量超负荷状态及血液稀释，从而增加心衰及组织水肿风险。因此，在这种情况下，应该谨慎扩容，以免发生不良后果。

3 容量反应性的预测方法

3.1 静态指标

反映心脏充盈压的指标有中心静脉压（central venous pressure，CVP）、肺动脉楔压（pulmonary capillary wedge pressure，PCWP），以及心脏舒张末期容积（global end-diastolic volume，GEDV），这些都是静态前负荷参数，这些参数受肺动脉高压、瓣膜返流、心肺交互作用的影响。这类指标仅仅反映容量状态而无法准确预测容量反应性，对指导液体给药的作用有限，而且需要通过有创监测技术获得，因此，现已逐渐被淘汰[10-13]。

3.2 动态试验及动态观察指标

目前FR有两类动态试验，一类是“外源性输入”，即快速补液，另一类是“内部血容量的转移”的，后者包括被动抬腿试验（passive leg raising，PLR）、呼气末阻断试验（end-expiratory occlusion test，EEOT）。动态指标包括心输出量变化（ΔCO）、心脏指数变化（ΔCI）、每搏输出量指数（ΔSVI）、每搏输出量变异度（stroke volume variation，SVV）、脉压变异度（pulse pressure variation，PPV）、收缩压变化（systolic pressure variation，SPV）、主动脉血流峰值速度（ΔVpeak）等，其中SVV、PPV、SPV是基于心肺相互作用的参数，仅适用于机械通气患者[14]。

3.2.1 快速补液试验

快速补液试验（fluid challenge，FC）又称容量负荷试验，传统FC是指在30 min内快速输注500～1 000 mL晶体液或300～500 mL胶体液，ΔSV或ΔCO较补液前增加≥10%～15%提示机体有容量反应性。由于补液量大，对机体造成不可逆影响，提出将容量负荷试验改良为迷你补液试验，是指1 min内给予50～100 mL晶体液，ΔCO较补液前增加≥5%提示机体有容量反应性。虽然迷你补液试验风险低于传统补液试验，但仍存在相应的容量超负荷风险，迷你补液量可能不足以引起前负荷变化所导致CO的变化，从而产生假阴性结果[9]。

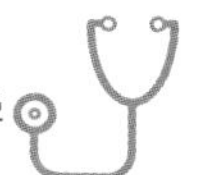

3.2.2　被动抬腿试验

被动抬腿试验通过将腿抬高使下肢血液回流，是一种可逆的、可重复操作、安全性高的自体容量负荷试验，适用于机械通气和非机械通气患者，不受机械通气影响。2002年，Boulain等[15]最早建立PLR试验模型来预测容量反应性，随后在成人中有大量利用PLR预测容量反应性的研究，其可靠性已得到证实[16-17]。PLR试验方法在成人中已逐渐成熟，PLR试验的最适体位明确，其中初始体位为半卧位时对血流动力学的影响更大，可诱导更大的前负荷增加，半卧位时最佳角度是45°，相当于转移成人300～400 mL血液[18-19]。在PLR中，衡量心输出量的时间段最好在1～1.5 min，超过此时间，由PLR诱导的短暂血流动力学变化就基本消失[17, 19-20]。PLR在儿童中的应用目前存在争议，儿童腿较短，儿童的腿长与体长之比小于成人，PLR时回心血量可能有限，所以对容量反应性影响可能会很小[21-24]。但近年来国内外也有相关研究发现PLR联合各种监测技术在儿童群体中有预测价值。

3.2.3　心肺交互作用及参数

心肺交互作用即在自主呼吸周期中，胸腔内压力呈周期性改变，当呼气时，胸腔内压高于大气压，挤压胸腔内大血管，从而限制腔静脉注射的回流；而当吸气时，胸腔内压力会低于大气压，这就会对腔静脉产生抽吸效应，相当于“呼吸泵”作用，使心脏回心血量增多。

SVV和PPV是一种相似的基本参数，它们都是根据一定的呼吸周期来计算和测量的。SVV是指在一定呼吸周期中最大SV和最小SV差值与该时间段内SV平均值比值的百分比，受呼吸周期影响。PPV是指在一定呼吸周期中，脉搏压最大值与最小值差值与脉搏压平均值的比值百分比，是机械通气中随胸腔内压变化而动态变化的参数，PPV在成人中是首选，其预测能力在成人中已被大量的研究和荟萃分析所证实[13, 25]。儿童因血管弹性低，SVV的预测能力优于PPV、SPV[26]，2013年一项荟萃分析对机械通气儿童研究发现，PPV预测儿童容量反应性的7项研究中有6项结果为阴性，1项研究发现SVV可预测房间隔缺损/室间隔缺损手术修复后儿童的容量反应性[27]。

3.2.4 呼气末阻断试验

呼气末阻断试验适用于机械通气患者，利用心肺交互作用来监测容量反应性。Monnet等人对成人休克患者进行了15 s的EEO，研究发现在机械通气患者中，每次给气都会增加腹膜腔内压从而增加右心房压力，并降低右心前负荷，在EEO期间ΔCI≥5%预测为有容量反应性，其敏感度和特异度分别为91%和100%（表10）[28]。因此，利用呼吸机“呼气屏气”功能来中断机械通气，同时肺泡压力保持在呼气末正压（PEEP）水平，可以阻止心脏前负荷的降低，达到类似快速补液的效果，通过观察ΔSVI、ΔCI、SVV、PPV预测患者的容量反应性。因呼气暂停持续时间须超过12 s，以允许增加的前负荷从心脏右侧传输到左侧（肺传输时间），并允许心输出量的平均值的增加在几秒钟内在设备上得到显示，故该试验不适用于因呼吸活动过度而中断呼气的患者。目前尚未有对儿童进行的相关研究。

表10 动态试验比较

	快速补液试验	PLR	心肺交互作用	EEO
影响因素	临床医师决定扩容量，存在液体超负荷风险	颅内高压； 腹高压； 下肢手术； 深静脉血栓； 弹力袜	有自主呼吸心律失常； 右心衰竭； 腹内压增高； 开胸手术； 呼吸频率极快	同心肺交互作用； 需要有机械通气，能耐受呼气末阻断12～15 s
优点	可能改善灌注	体位恢复后可逆，降低肺水肿风险； 不受自主呼吸和心律失常干扰； 操作简单、可重复	无须额外补充液体； 无须心输出量监测	不受PEEP影响； 可以有较弱自主呼吸； 可以导致轻度心律失常

4 血流动力学监测技术

4.1 有创血流动力学监测技术

4.1.1 肺动脉导管监测

肺动脉导管（pulmonary artery catherization，PAC）监测又称Swan-Ganz导管监测，PAC对CO的测量是可靠的，但测量时断时续，且其监测的PCWP对容量反应性的预测价值较差，操作要求高，对人体侵入性大，2000年美国国立心肺血液研究所提出：儿科PAC适应证限于液体复苏和中小计量血管活性药物无效的难治性休克患者[29]。目前国内外儿科临床应用较少。

4.1.2 脉搏指示连续心输出量仪

脉搏指示连续心输出量仪（pulse indicator continuous cardiac output，PICCO）自1997年问世至今，已有26年历史，通过综合肺热稀释技术与动脉脉搏轮廓分析技术，集成了广泛的静态和动态血流动力学数据，可提供CO、SV、SVV、SVR、EVLW等参数。由于其有创性，目前儿科应用数据有限。2019年古方伟等利用该技术及脉搏灌注指数变异（plethysmographic variability index，PVI）监测技术联合PLR预测脓毒性休克患儿容量反应性，结果发现以PVI≥14.69为截断值时，预测容量反应性的敏感度为90.4%，特异度为85.1%，以SVV≥12.58为截断值时，其敏感度为88.9%，特异度为87.4%，提示PLR联合PVI和SVV均能够有效评估脓毒性休克儿童对液体复苏治疗的容量反应性[30]。

4.2 无创血流动力学监测技术

4.2.1 经胸超声心动图

经胸超声心动图（transthoracic echocardiography，TTE）可以估计地测出CO、SV、ΔVpeak等血流动力学指标来评估容量反应性。在儿童中，研究最多的预测因子是主动脉血流峰值速度（ΔVpeak）的呼吸变化，其次是下腔静脉直径（ΔIVC）的呼吸变化，ΔVpeak的汇总灵敏度和特异度分别为84.95（0%CI，76.0～90.0）和82.95（0%CI，75.0～87.0），AUC为89.95（0%CI，86.0～92.0）。ΔIVC的汇总敏感度和特异度分别为79.95（0%CI，62.0～90.0）和70.95（0%CI，51.0～84.0），AUC为81.95（0%CI，78.0～85.0）[31]。已有多项研究及荟萃分析提示ΔVpeak对机械通气的儿童容量反应性的预测能力良好[32, 33]。2021年LUO等[23]利用无创超声联合PLR评估，发现SV变化可用于评估先天性心脏手术后机械通气下儿童的液体反应性。2021

年周芹等通过TTE监测对41例机械通气脓毒性休克患儿容量复苏前后的动态指标SVV、ΔIVC进行监测，发现TTE用于评估脓毒性休克患儿容量反应性时具有良好评估价值，当12.04%为SVV或主动脉流速时间积分变异度（ΔVTI）的截断值时，两者在容量反应性诊断评估中的灵敏度、特异度、AUC较好[34]。

4.2.2　超声心输出量测定

超声心输出量测定化（ultrasonic cardiac output monitor，USCOM）是一款无创监测心功能和血流动力学的床旁超声设备，广泛应用于儿童。2014年程玉薇利用该技术联合FC预测先天性心脏病术后患儿容量反应性，结果发现以SVV≥17.04%为截断值时，预测容量反应性的敏感度为84.4%，特异度为60.7%，提示用USCOM监测的SVV可以预测液体反应性[35]。2017年骆德强等利用USCOM监测联合PLR预测先天性心脏病术后患儿容量反应性，以ΔSV≥10%为截断值时，其敏感度为80.77%，特异度为64.29%[36]。2014年武宇辉等应用USCOM监测儿童脓毒性休克患儿PLR引起的ΔSV，以ΔSV≥12.25%评价时容量反应性的敏感度为80.0%，特异度为88.9%[37]。

4.2.3　电子心力法

电子心力法（electrical cardiometry，EC）利用生物电阻抗技术将血流经过胸腔时引起的血流信号转换为电信号，测出每搏输出量、心输出量等参数，并利用Osypka专利算法可动态反映心脏前后负荷、心肌收缩力等心功能情况，可得到CO、SV、SVV等血流动力学参数。EC测定的心输出量与有创方法非常相近。多项临床试验研究已经证实此方法与PAC、PICCO、TEE有较好的一致性[38]。基于此方法的监测仪器有德国的ICON®及比利时的NICOM®，其中ICON®是FDA认证可应用于新生儿及儿童的。2021年范江花等学者研究证明ICON®可预测儿童脓毒性休克液体治疗的容量反应性（表11）[39]。但目前ICON®联合PLR在预测脓毒症和脓毒性休克患儿容量反应性方面的研究仍然相当有限。

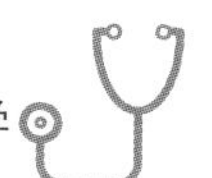

表11　国内儿童容量反应性研究现状比较

动态试验	研究文献年份	研究疾病	设备	参考指标/%	敏感度/%	特异度/%	AUC
FC	2014年程玉薇[35]	先天性心脏病术后	USCOM	SVV≥17.04	84.4	60.7	0.776
—	2021年范江花等[39]	脓毒性休克	ICON®	SVV≥13 ΔSV≥10	85.8 81	80.3 75.8	0.836 0.778
PLR	2014年武宇辉等[37]	脓毒性休克	USCOM	ΔSV≥12.25	80	88.9	0.946
—	2017年骆德强等[36]	先天性心脏病术后	USCOM	ΔSV≥10	80.77	64.29	0.916
—	2019年古方伟等[30]	脓毒性休克	PICCO和PVI监测仪	PVI≥14.69 SVV ≥12.58	90.4 88.9	85.1 87.4	0.923 0.955

5　讨论

目前尚未有哪项试验或指标是完美的，大多研究是将患者分为“容量反应性阳性者”和“容量反应性阴性者”进行对照，利用ROC曲线（receiver operator characteristic curve，ROCC）以确定敏感度和特异度，诊断容量反应性阳性的标准是人为设定的，可能导致诊断阈值的不准确，与成人相比，儿童的肺、血管和心脏顺应性不同，儿童与成人应该采用不同的常量设置。现有预测容量反应性的方法是否适用于儿童，仍有待商榷，需要更多的试验研究预测儿童容量反应性的能力。

参考文献

［1］ ALOBAIDI R，MORGAN C，BASU R K，et al．Association between fluid balance and outcomes in critically ill children：A systematic review and meta-analysis［J］．JAMA pediatrics．2018，172（3）：257-268.

［2］ LI Y H，WANG J，BAI Z J，et al．Early fluid overload is associated with acute kidney injury and PICU mortality in critically ill children［J］．European journal of pediatrics．2016，175（1）：39-48.

［3］ DIAZ F，BENFIELD M，BROWN L，et al．Fluid overload and outcomes in critically ill children：A single center prospective cohort study［J］. Journal of critical care，2017（39）：209–213.

［4］ RAINA R，SETHI S K，WADHWANI N，et al. Fluid overload in critically ill children［J］. Frontiers in pediatrics，2018，6（29）：306.

［5］ GELMAN S，BIGATELLO L. The physiologic basis for goal-directed hemodynamic and fluid therapy：The pivotal role of the venous circulation［J］. Canadian journal of anesthesia/journal canadien d'anesthésie，2018，65（3）：294–308.

［6］ GELMAN S. Venous function and central venous pressure：A physiologic story［J］. Anesthesiology，2008，108（4）：735–748.

［7］ MAGDER S. Volume and its relationship to cardiac output and venous return［J］. Critical care，2016，20（1）：271–282.

［8］ CHERPANATH T G V，GEERTS B F，LAGRAND W K，et al. Basic concepts of fluid responsiveness［J］. Netherlands heart journal，2013，21（12）：530–536.

［9］ MONNET X，SHI R，TEBOUL J L. Prediction of fluid responsiveness. What's new?［J］. Annals of intensive care，2022，12（1）：46.

［10］ MARIK P E，BARAM M，VAHID B. Does central venous pressure predict fluid responsiveness? a systematic review of the literature and the tale of seven mares［J］. Chest，2008，134（1）：172–178.

［11］ MARIK P E，CAVALLAZZI R. Does the central venous pressure predict fluid responsiveness? An updated meta-analysis and a plea for some common sense［J］. Critical care medicine，2013，41（7）：1774–1781.

［12］ DE BACKER D，VINCENT J. Should we measure the central venous pressure to guide fluid management? Ten answers to 10 questions［J］. Critical care，2018，22（1）：1186.

［13］ BENTZER P，GRIESDALE D E，BOYD J，et al. Will this hemodynamically unstable patient respond to a bolus of intravenous fluids?［J］. The journal of the American Medical Association，2016，316（12）：1298–1309.

［14］ WEIGL W，ADAMSKI J，ONICHIMOWSKI D，et al. Methods of assessing fluid responsiveness in septic shock patients：A narrative review［J］. Anaesthesiology intensive therapy，2022，54（2）：175–183.

［15］ BOULAIN T，ACHARD J M，TEBOUL J L，et al. Changes in BP induced by passive leg raising predict response to fluid loading in critically ill patients［J］. Chest，2002，121（4）：1245–1252.

[16] MONNET X, MARIK P, TEBOUL J. Passive leg raising for predicting fluid responsiveness: A systematic review and meta-analysis [J]. Intensive care medicine, 2016, 42 (12): 1935-1947.

[17] ANEMAN A, SONDERGAARD S. Understanding the passive leg raising test [J]. Intensive care medicine, 2016, 42 (9): 1493-1495.

[18] JABOT J, TEBOUL J L, RICHARD C, et al. Passive leg raising for predicting fluid responsiveness: Importance of the postural change [J]. Intensive care medicine, 2009, 35 (1): 85-90.

[19] MONNET X, TEBOUL J L. Passive leg raising: Five rules, not a drop of fluid! [J]. Critical care (London, England), 2015, 19 (1): 18.

[20] GEERTS B F, VAN DEN BERGH L, STIJNEN T, et al. Comprehensive review: Is it better to use the Trendelenburg position or passive leg raising for the initial treatment of hypovolemia? [J]. Journal of clinical anesthesia, 2012, 24 (8): 668-674.

[21] EL-NAWAWY A A, FARGHALY P M, HASSOUNA H M. Accuracy of passive leg raising test in prediction of fluid responsiveness in children [J]. Indian journal of critical care medicine, 2020, 24 (5): 344-349.

[22] ISMAIL J, BANSAL A. Passive leg raising for fluid responsiveness in children: Is it reliable? [J]. Indian journal of critical care medicine, 2020, 24 (5): 291-292.

[23] LUO D Q, DAI W, LEI L, et al. The clinical value of passive leg raising plus ultrasound to predict fluid responsiveness in children after cardiac surgery [J]. BMC pediatrics, 2021, 21 (1): 243.

[24] LU G P, YAN G F, CHEN Y, et al. The passive leg raise test to predict fluid responsiveness in children -preliminary observations [J]. The Indian journal of pediatrics, 2015, 82 (1): 5-12.

[25] TEBOUL J, MONNET X, CHEMLA D, et al. Arterial pulse pressure variation with mechanical ventilation [J]. American journal of respiratory and critical care medicine, 2019, 199 (1): 22-31.

[26] DE BACKER D, AISSAOUI N, CECCONI M, et al. How can assessing hemodynamics help to assess volume status? [J]. Intensive care medicine, 2022, 48 (10): 1482-1494.

[27] GAN H, CANNESSON M, CHANDLER J R, et al. Predicting fluid responsiveness in children [J]. Anesthesia & analgesia, 2013, 117 (6): 1380-1392.

[28] MONNET X, OSMAN D, RIDEL C, et al. Predicting volume

responsiveness by using the end–expiratory occlusion in mechanically ventilated intensive care unit patients［J］. Critical care medicine，2009，37（3）：951–956.

［29］BERNARD G R，SOPKO G，CERRA F，et al. Pulmonary artery catheterization and clinical outcomes：National heart，lung，and blood institute and food and drug administration workshop report. consensus statement［J］. The journal of the American Medical Association，2000，283（19）：2568–2572.

［30］古方伟，邹永蓉，丁玲，等. 脉搏灌注变异指数联合被动抬腿试验评估脓毒症感染性休克儿童容量反应的研究［J］. 中南医学科学杂志，2019，47（3）：307–310.

［31］CARIOCA F L，DE SOUZA F M，DE SOUZA T B，et al. Point–of–care ultrasonography to predict fluid responsiveness in children：A systematic review and meta–analysis［J］. Paediatric anaesthesia，2023，33（1）：24–37.

［32］YENJABOG P，KANCHONGKITTIPHON W，CHUTIPONGTANATE S，et al. Dynamic parameters for fluid responsiveness in mechanically ventilated children：A systematic review［J］. Frontiers in pediatrics，2022（10）：1010600.

［33］WANG X Y，JIANG L L，LIU S，et al. Value of respiratory variation of aortic peak velocity in predicting children receiving mechanical ventilation：A systematic review and meta–analysis［J］. Critical Care，2019，23（1）：372.

［34］周芹，任兴琼，张国英，等. 床旁经胸心脏超声在脓毒性休克患儿容量反应性评估中的应用［J］. 中国小儿急救医学，2021，28（3）：176–180.

［35］程玉薇. USCOM监测容量指标评价先天性心脏病术后患儿液体反应性的临床研究［D］. 重庆：重庆医科大学，2014.

［36］骆德强，陈自力，戴巍，等. 无创心排量监测联合被动抬腿预测小儿先天性心脏病术后容量反应性的研究［J］. 中国心血管病研究，2017，15（1）：37–41.

［37］武宇辉，刘晓红，李成荣，等. 无创心排血量监测技术联合被动抬腿试验预测脓毒性休克患儿容量反应性的临床研究［J］. 中华危重病急救医学，2014，26（1）：46–50.

［38］戴佳原，李一伟，徐军，等. ICON无创心输出量监测在感染性休克患者中的准确性研究［J］. 中国急救医学，2018，38（1）：63–66.

［39］范江花，康霞艳，张新萍，等. 无创血流动力学监测对儿童脓毒性休克液体复苏容量反应性的预测价值［J］. 中国实用儿科杂志，2021，36（3）：205–210.

ECMO在儿童脓毒症中的应用进展

■ 郑贵浪[1]　郭予雄[1]　周成斌[1, 2]
（1. 广东省人民医院　广东省医学科学院　2. 广东省心血管病研究所）

体外膜肺氧合（extracorporeal membrane oxygenation，ECMO）是一种体外循环辅助技术，通过常规置入血管管路，在“人工心”的作用下推动体外血液流动，通过“人工肺”完成气体交换，最终将动脉血输回患者体内。目前儿童ECMO的临床应用主要包括：①心源性休克、心脏手术后严重心衰；②呼吸衰竭、急性呼吸窘迫综合征（acute respiratory distress syndrome，ARDS）；③新生儿呼吸衰竭、先天性膈疝等；④其他严重心肺衰竭，如呼吸心跳骤停行体外心肺复苏（extracorporeal cardiopulmonary resuscitation，ECPR）等。过去通常认为ECMO在脓毒症的应用是禁忌，然而，近年来，在严重脓毒症患者中应用ECMO技术救治有增多的趋势。体外生命支持组织（Extracorporea Life Sapport Orgavization，ELSO）登记的数据显示，呼吸疾病患儿应用ECMO救治的成功率约为60.4%，心脏疾病患儿应用ECMO救治的生存率为53.9%。ECMO强大的人工心肺支持技术是救治常规治疗无效的严重心肺功能衰竭患者的有效手段，是危重症患者（包括严重脓毒症）救治的最后一道防线。

1 脓毒症及ECMO在严重脓毒症中的应用

脓毒症（sepsis）是宿主对感染诱发的免疫功能失调导致的危及生命的器官功能障碍综合征[1]，是当前最具挑战性的医学问题之一。严重脓毒症[2]是指脓毒症并心血管功能障碍，或急性呼吸窘迫综合征，或2个及2个以上的其他器官功能障碍，脓毒性休克是严重脓毒症的一个类型。脓毒症约占重症监护病房中急危重症总患病的11%，且以惊人的速度每年递增[3]。在高收入国家，脓毒症的住院病死率为17%，其中严重脓毒症病死率为26%；据估算，全世界每年脓毒症患者超过3 000万人，严重脓毒症患者超过1 900万人，且脓毒症每年会导致530万人死亡[4]。美国七州的流调显示儿童脓毒症的发病率为0.89‰，并呈现上升的趋势[5]，我国江苏淮安的流调显示儿童脓毒症年病死率约为3.5%，而严重脓毒症病死率为34.6%[6]。此外，部分严重脓毒症幸存者会出现并发症[7]。

儿童脓毒症发病率高，严重脓毒症病死率高，严重危害儿童的健康。为了攻克儿童脓毒症，提高儿童脓毒症的救治水平，学者及儿童临床医师进行了很多研究，积累了一些宝贵的诊治经验。其主要治疗方法包括：液体复苏及血流动力学监测、血管活性药物的使用、感染灶的清除与抗感染治疗、呼吸功能的支持、免疫治疗及其他支持治疗。积极的目标导向治疗在于维持脓毒症患儿早期组织灌注以及氧供需的平衡。尽管脓毒症拯救运动不断推出新的诊治建议，严重儿童脓毒症患者的病死率仍然高达26%～34.6%。

由于ECMO技术上的因素，如感染机体使用体外循环可能会增加抗菌的难度、严重脓毒症的凝血功能紊乱会进一步促进ECMO管路血栓形成及增加出血风险等，ECMO在脓毒症中的应用曾被认为是替代支持的禁忌证。但随着ECMO器械设备的改进以及重症诊治水平的不断提高，目前严重脓毒症患者心肺ECMO替代支持的良好效果已有越来越多的报道。尤其是在新冠肺炎全球大流行期间，ECMO心肺支持挽救了很多严重心肺功能衰竭患者的生命[8]。

ECMO通过体外循环辅助装置，可以改善组织的氧供及机体大循环中的血供，对于严重脓毒症的组织缺血缺氧可能起到帮助作用。但也应该明确，ECMO不能从根本上解决脓毒症问题，不能直接抑制过度激活的全身炎症状态，不能直接纠正微循环衰竭导致的线粒体功能障碍，且ECMO技术本身的局限性也可能带来新的临床困境，如手术创伤、出血、感染等。正确理解ECMO在严重脓毒症中的价值及局限性，对于ECMO的治疗决策选择可能带来益处。

2　ECMO治疗儿童严重脓毒症的适应证、禁忌证及时机

早在20世纪90年代，ECMO就有关于用于儿童脓毒性休克的报道[9-10]。自2002年后，ECMO在严重脓毒症中的应用报道开始逐渐增多。如今，ECMO在儿童严重脓毒症，尤其是脓毒性休克中的应用得到了国内外同行的广泛认可。不论国内还是国外，医学界都把ECMO支持作为儿童脓毒性休克治疗的最后一道防线[11-15]。

ECMO是生命器官支持的高级形式，适用于高病死率风险的、经保守常规治疗无效的严重心肺功能衰竭的患儿。对于病死率风险大于50%的患儿，可考虑ECMO支持；对于病死率风险大于80%的患儿，则有ECMO支持指征[16]。对于严重不可逆性脑损伤、不可逆性恶性肿瘤性疾病、出血无法控制者、多器官功能障碍综合征（multiple organ dysfunction syndrome，MODS）或严重酸中毒时间太长等的患儿，选择ECMO则要权衡利弊，慎重考虑。ECMO是生命支持手段，但不能根治原发病。对于治疗上机的具体时机，《拯救脓毒症运动国际指南》建议：液体复苏无效、血管活性药物抵抗的、难治性脓毒性休克或呼吸衰竭的患儿建议使用ECMO支持治疗[17]，这与其他专家的建议类似[18]。

美国危重病协会推荐：当脓毒性休克患儿存在以下情况时，需要考虑ECMO支持：①已经给予积极的液体复苏及其他常规治疗；②肾上腺维持剂量大于1 μg/（kg·min）或变异指数分值（varianceindex score，VIS）大于100；③病情仍然持续恶化，表现为持续低血压、乳酸升高或多器官功能衰竭[16]。对于新生儿脓毒症ECMO治疗的时

机，目前还难以确定，但是在器官功能不全及氧债可逆期进行支持预后会更好。目前没有新生儿脓毒症确切的ECMO上机时间研究，成人有研究提示入院后96 h内上机、脓毒性休克持续30.5 h内上机可能可以提高存活率[19]。

3　ECMO治疗儿童严重脓毒症的上机管理

3.1　ECMO模式选择

ECMO模式大体可分为VV-ECMO及VA-ECMO，前者主要适合严重呼吸功能衰竭患者，对循环功能没有支持作用；后者适合严重心肺功能衰竭患者，对呼吸功能及循环功能均有强大的支持作用。传统观点认为，儿童脓毒症常常合并脓毒症相关性心肌功能抑制（sepsis induced myocardial dysfunction，SIMD），其脓毒性休克选择ECMO时需要兼顾心肺功能的支持，故传统的观点认为VA-ECMO是儿童严重脓毒症的首选[16]。Sean C.等[19]学者对4 332例0～18岁儿童脓毒症ECMO支持患者进行回顾性分析发现VV-ECMO存活率（79%）明显高于VA-ECMO（64%），据此建议条件允许时，应把VV-ECMO作为首选的模式。这可能是与VV-ECMO具有可以为冠状动脉提供更好的氧供且不需结扎血管等优势有关，而VA-ECMO可能增加左心后负荷，导致心脏顿抑[19]。但也有研究[17, 20]认为更高流量的VA-ECMO治疗儿童脓毒性休克的效果优于VV-ECMO。

不同年龄儿童严重脓毒症时，病理生理改变存在差异。新生儿严重脓毒症容易出现持续性肺动脉高压，而婴幼儿或者年龄小的儿童发生严重脓毒症常常会并发左心功能不全，而大龄儿童则易出现分布性休克[21]。这些差异都有可能影响ECMO支持模式的选择。对于年龄小的婴幼儿或新生儿，其严重脓毒症主要损害呼吸功能和循环功能。损害轻微者，可考虑VV-ECMO；年长儿严重脓毒症常常循环衰竭明显，休克严重时可考虑VA-ECMO对心肺功能进行支持[16]。须针对患者心肺衰竭的类型，结合患者年龄大小、体重及血管发育情况进行选择。

3.2　插管方式与流量管理

对于体重低于10 kg的儿童，VV-ECMO通常选择颈部双腔管，VA-ECMO选择中心插管或颈总动脉-颈内静脉；对于10 kg以上儿童，VV-ECMO通常选择股静脉-颈内静脉，VA-ECMO选择颈总动脉-颈内静脉、股动脉-股静脉或者中心插管[22]。中心插管技术指的是采取升主动脉、右心耳插管，多用于患儿病情危重、时间紧迫或正中开胸体外循环术后无法停机的情形，在成人中极少使用。

国外Graeme MacLaren等[23]学者回顾了23例儿童难治性脓毒性休克的中心置管VA-ECMO支持的治疗过程，ECMO目标流量是10 kg以下儿童为＞150 mL/（kg·min）、10 kg以上者为＞2.4 L/（min·m^2），儿童存活率为74%，提示中心插管ECMO在小儿难治性脓毒性休克中可以获得更好的疗效。Felix Oberender等[17]学者对年龄为30日龄至18岁儿童脓毒症ECMO治疗的国际多中心回顾性研究发现，高流量VA-ECMO［150 mL/（kg·min）］支持的严重脓毒症患者的存活率明显高于采用流量较低的ECMO支持或传统保守治疗者，治疗前4 h＞150 mL/（kg·min）的流量患者存活率是传统治疗的2倍，这与Bréchot N.等[20, 24]学者的研究结果类似。但高流量增加了ECMO有关并发症的风险，如溶血、心脏顿抑及出血等，故有学者[25]提出过高的流量可能增加病死率。如何选择合适的流量，目前观点并不一致，临床医师仍需结合实际病情适当选择最优的ECMO流量。ECMO的支持主要目标是尽快纠正循环衰竭导致的高乳酸，维持稳定的血流动力学，为严重脓毒症的救治争取时间。

3.3　血液净化管理

ECMO治疗过程中，常常合并存在缺血再灌注损伤、非搏动性血流损害、溶血、高凝状态导致血栓栓子形成、全身炎症反应等因素，导致急性肾损伤。为了维持血流动力学稳定、稳定内环境或纠正电解质紊乱，常常输入较多的液体，在急性肾损伤的基础上，就容易出现液体超载。液体超载是ECMO治疗预后不良的独立危险因素。据统计，有50%～60%的ECMO支持者采用了联合连续性肾替代治疗（CRRT）[22]。ECMO期间联合CRRT的方式主要有三种：滤器连接于ECMO血流通路、CRRT独立运行（即建立新的CRRT管路）及CRRT设备与ECMO连接。

Yu Kawai等[26]学者回顾性分析了因严重脓毒症合并多器官功能衰竭在ECMO支持下进行了血浆置换（PE）的14个儿童（存活率71.4%）病例，发现ECMO+PE可以促进器官损害的恢复及维持血流动力学的稳定。但也有不同的观点，Amanda Ruth等[27]对4 795例需要体外循环支持的严重脓毒症患儿的研究发现，单纯接受ECMO的患者死亡率为47.8%，单纯肾脏替代治疗（RRT）的患者死亡率为32.3%，RRT+ECMO为58.0%，这提示体外循环支持严重脓毒症患儿疗效有待进一步研究。当急性肾损伤好转或液体超载减轻时，应及时终止或暂停CRRT。具体指标[22]包括：需要急性透析的原因消失（如高钾血症、严重酸中毒等）、尿量＞1.5 mL/（kg・h）、液体超载＜10%或器官功能改善。对于严重脓毒症ECMO支持的儿童，其确切CRRT上机及撤机的时机研究，目前鲜见报道。

4 ECMO治疗儿童严重脓毒症的预后

ECMO在新生儿脓毒症的应用有超过30年的历史[28-30]，总体上在新生儿脓毒症中ECMO支持的成功率比较高，ELSO上登记的2014—2019年ECMO支持治疗的119例新生儿脓毒症，存活率为51%[18]，还有报道称其存活率高达70%以上[21, 30, 31]；而年龄较大的儿童ECMO治疗的脓毒症存活率波动于43%～74%之间[19, 21, 32]，成人脓毒症ECMO支持病死率高达75%[31]。但也有报道提示ECMO在儿童严重脓毒症中的效果并不显著，对改善预后仍不明确[27, 33]。整体上，年龄越小，预后越好。新生儿严重脓毒症ECMO治疗效果优于儿童，儿童优于成人。

脓毒症ECMO支持的预后影响因素比较复杂，与致病菌、病情的过程、临床表现及支持的时机有关，其他风险因素包括机体的年龄、体重、营养状态及上机过程出现的并发症。细菌性脓毒症存活率高达75%，而腺病毒脓毒症存活率仅仅11%。体重低于3 kg，胎龄小于34

周的VA-ECMO支持的脓毒症新生儿更容易出现神经系统并发症，而合并神经系统并发症的脓毒症新生儿伴随更高的病死率。高乳酸水平、高VIS、pH＜7.2及上机期间出现心脏停搏增高了ECMO支持期间的病死率[18]。而低乳酸水平、ECMO上机前无心搏骤停及采用中心置管VA-ECMO可以作为患儿存活的重要预测因子[34]。

5　展望ECMO在儿童严重脓毒症中的应用前景及问题

儿童严重脓毒症是感染诱发自身免疫紊乱所致的危急重症，ECMO可以为重症儿童提高氧供应，维持大循环血流动力学稳定。这对于严重脓毒症患者可能起到关键作用，成为儿童严重脓毒症救治的最后一道防线。尽管国内外不少专家对其在儿童严重脓毒症中的应用进行了推荐，临床上也不断有救治成功的案例或研究文献报道，但是前瞻性的大样本的随机对照研究目前鲜见报道，以致其在儿童严重脓毒症中的应用效果如何、确切的上机时机怎么选择、上机过程如何科学地管理、ECMO救治的远期预后、能否改变或提高儿童严重脓毒症的救治效果，目前还缺乏有力的证据[16]。

综合笔者所在团队关于ECMO在儿童严重脓毒症中应用的经验，ECMO是抢救严重脓毒症患者的最后尝试，有它的价值所在。未来，对上述悬而未决的问题迫切需要进行科学研究，以应对ECMO在儿童严重脓毒症中应用的困境。

参考文献

［1］ SINGER M，DEUTSCHMAN C S，SEYMOUR C W，et al. The third international consensus definitions for sepsis and septic shock（Sepsis-3）［J］. Journal of the American Medical Association，2016，315（8）：801-810.

［2］ GOLDSTEIN B，GIROIR B，RANDOLPH A. International pediatric sepsis consensus conference：Definitions for sepsis and organ dysfunction in pediatrics［J］. Pediatric critical care medicine，2005，6（1）：2-8.

［3］ DEUTSCHMAN C S，TRACEY K J. Sepsis：Current dogma and new perspectives［J］. Immunity，2014，40（4）：463-475.

[4] FLEISCHMANN C, SCHERAG A, ADHIKARI N K, et al. Assessment of global incidence and mortality of hospital-treated sepsis. Current estimates and limitations [J]. American journal of respiratory and critical care medicine, 2016, 193 (3): 259-272.

[5] HARTMAN M E, LINDE-ZWIRBLE W T, ANGUS D C, et al. Trends in the epidemiology of pediatric severe sepsis [J]. Pediatric critical care medicine, 2013, 14 (7): 686-693.

[6] WANG Y Y, SUN B, YUE H N, et al. An epidemiologic survey of pediatric sepsis in regional hospitals in China [J]. Pediatric critical care medicine, 2014, 15 (9): 814-820.

[7] FARRIS R W, WEISS N S, ZIMMERMAN J J. Functional outcomes in pediatric severe sepsis: Further analysis of the researching severe sepsis and organ dysfunction in children: A global perspective trial [J]. Pediatric critical care medicine, 2013, 14 (9): 835-842.

[8] RABIE A A, AZZAM M H, AL-FARES A A, et al. Implementation of new ECMO centers during the COVID-19 pandemic: Experience and results from the Middle East and India [J]. Intensive care medicine, 2021, 47 (8): 887-895.

[9] MEYER D M, JESSEN M E. Results of extracorporeal membrane oxygenation in neonates with sepsis. The extracorporeal life support organization experience [J]. Journal of thoracic and cardiovascular surgery, 1995, 109 (3): 419-425.

[10] MEYER D M, JESSEN M E. Results of extracorporeal membrane oxygenation in children with sepsis. The extracorporeal life support organization [J]. The annals of thoracic surgery, 1997, 63 (3): 756-761.

[11] BRIERLEY J, CARCILLO J A, CHOONG K, et al. Clinical practice parameters for hemodynamic support of pediatric and neonatal septic shock: 2007 update from the American College of Critical Care Medicine [J]. Critical care medicine, 2009, 37 (2): 666-688.

[12] DAVIS A L, CARCILLO J A, ANEJA R K, et al. American College of Critical Care Medicine clinical practice parameters for hemodynamic support of pediatric and neonatal septic shock [J]. Critical care medicine, 2017, 45 (6): 1061-1093.

[13] DELLINGER R P, LEVY M M, RHODES A, et al. Surviving sepsis campaign: International guidelines for management of severe sepsis and septic shock, 2012 [J]. Intensive care medicine, 2013, 39 (2): 165-228.

[14] DELLINGER R P, LEVY M M, CARLET J M, et al. Surviving sepsis

campaign：International guidelines for management of severe sepsis and septic shock：2008［J］. Critical care medicine，2008，36（1）：296–327.

［15］中华医学会儿科学分会急救学组，中华医学会急诊医学分会儿科学组，中国医师协会儿童重症医师分会. 儿童脓毒性休克（感染性休克）诊治专家共识（2015版）［J］. 中华实用儿科临床杂志，2015，30（22）：1687–1691.

［16］程晔，陆国平. 儿童脓毒症休克与体外膜肺氧合治疗［J］. 中国实用儿科杂志，2022，37（3）：204–208.

［17］SKINNER S C，IOCONO J A，BALLARD H O，et al. Improved survival in venovenous vs venoarterial extracorporeal membrane oxygenation for pediatric noncardiac sepsis patients：A study of the extracorporeal life support organization registry［J］. Journal of pediatric surgery，2012，47（1）：63–67.

［18］OBERENDER F，GANESHALINGHAM A，FORTENBERRY J D，et al. Venoarterial extracorporeal membrane oxygenation versus conventional therapy in severe pediatric septic shock［J］. Pediatric critical care medicine，2018，19（10）：965–972.

［19］BUTT W W，CHILETTI R. ECMO for neonatal sepsis in 2019［J］. Frontiers in pediatrics，2020（8）：50.

［20］WEISS S L，PETERS M J，ALHAZZANI W，et al. Surviving sepsis campaign international guidelines for the management of septic shock and sepsis–associated organ dysfunction in children［J］. Intensive care medicine，2020，46（Suppl 1）：10–67.

［21］RAMANATHAN K，YEO N，ALEXANDER P，et al. Role of extracorporeal membrane oxygenation in children with sepsis：A systematic review and meta–analysis［J］. Critical care（London，England），2020，24（1）：684.

［22］封志纯，洪小杨，张晓娟. 儿科体外膜肺氧合操作手册［M］. 北京：人民卫生出版社，2019.

［23］MACLAREN G，BUTT W，BEST D，et al. Central extracorporeal membrane oxygenation for refractory pediatric septic shock［J］. Pediatric critical care medicine，2011，12（2）：133–136.

［24］BRÉCHOT N，LUYT C E，SCHMIDT M，et al. Venoarterial extracorporeal membrane oxygenation support for refractory cardiovascular dysfunction during severe bacterial septic shock［J］. Critical care medicine，2013，41（7）：1616–1626.

［25］LOU S，MACLAREN G，BEST D，et al. Hemolysis in pediatric patients receiving centrifugal–pump extracorporeal membrane oxygenation：

Prevalence, risk factors, and outcomes [J]. Critical care medicine, 2014, 42（5）: 1213–1220.

[26] KAWAI Y, CORNELL T T, COOLEY E G, et al. Therapeutic plasma exchange may improve hemodynamics and organ failure among children with sepsis–induced multiple organ dysfunction syndrome receiving extracorporeal life support [J]. Pediatric critical care medicine, 2015, 16（4）: 366–374.

[27] RUTH A, MCCRACKEN C E, FORTENBERRY J D, et al. Extracorporeal therapies in pediatric severe sepsis: Findings from the pediatric health–care information system [J]. Critical care（London, England）, 2015（19）: 397.

[28] REITERER F, RESCH E, HAIM M, et al. Neonatal extracorporeal membrane oxygenation due to respiratory failure: A single center experience over 28 years [J]. Frontiers in pediatrics, 2018（6）: 263.

[29] RAMBAUD J, GUELLEC I, LÉGER P L, et al. Venoarterial extracorporeal membrane oxygenation support for neonatal and pediatric refractory septic shock [J]. Indian journal of critical care medicine, 2015, 19（10）: 600–605.

[30] BATEMAN R M, SHARPE M D, JAGGER J E, et al. 36th International symposium on intensive care and emergency medicine: Brussels, belgium. 15–18 March 2016 [J]. Critical care（London, England）, 2016, 20（Suppl 2）: 94.

[31] SOLÉ A, JORDAN I, BOBILLO S, et al. Venoarterial extracorporeal membrane oxygenation support for neonatal and pediatric refractory septic shock: More than 15 years of learning [J]. European journal of pediatrics, 2018, 177（8）: 1191–1200.

[32] ROBB K, BADHEKA A, WANG T, et al. Use of extracorporeal membrane oxygenation and associated outcomes in children hospitalized for sepsis in the United States: A large population–based study [J]. PloS ONE, 2019, 14（4）: e0215730.

[33] FOSTER C, BAGDURE D, CUSTER J, et al. Outcomes of pediatric patients with sepsis related to staphylococcus aureus and methicillin–resistant staphylococcus aureus infections requiring extracorporeal life support: An elso database study [J]. Frontiers in pediatrics, 2021（9）: 706638.

[34] SCHLAPBACH L J, CHILETTI R, STRANEY L, et al. Defining benefit threshold for extracorporeal membrane oxygenation in children with sepsis–a binational multicenter cohort study [J]. Critical care（London, England）, 2019, 23（1）: 429.

重症救治中稳态与脑保护

■ 任广立
（中国人民解放军南部战区总医院）

显然，重症救治中神经保护是非常重要的内容，很多时候也是决定病人预后的关键因素。诸如缺氧窒息、颅内感染、重症中暑、外伤出血及梗死等均可导致严重的脑损害[1]，患儿临床可能表现为不同程度的神经系统症状和体征。轻者表现为头痛、头晕、烦躁激惹、呕吐；重症可以出现嗜睡、抽搐、意识障碍甚至昏迷等。而脑损害的发生除了原发疾病外，继发因素更是需要临床医师重视。在临床救治中，系统性的思维与各种生理稳态对于进一步减少脑损伤至关重要。

医师不仅要关注原发性损害，更要心细如丝地关注继发性损害，这就需要我们放眼全局，更多地去关注机体的平衡与稳态。临床救治中，我们会遇到类似这样的情况：休克患者最后扩容到水肿，忽略了毛细血管渗漏；脓毒症昏迷的患儿全身出血瘀斑，在关注脑损伤及输注血小板及血浆的同时，错失了弥散性血管内凝血（disseminated intravascular coagulation，DIC）的救治时机。诸如此类，在不同医院不同科室均可能发生。因此，全局性的临床思维与稳态在重症救治中需要我们每一位医师切实力行。

容量、氧合、渗透压、酸碱与代谢、炎症与凝血等，甚至是出入量及体重变化，这些看似简单的问题，有时会令我们先入为主、一叶障目。容量与血压显然是重症中非常重要的指标，任何重症比如炎症或外伤情况下脑血管舒张性均会受到影响，此时对于血压的维持和控制是非常重要的。对于血容量过少及血压过低，扩容显然非常重要，但也要考虑到心功能情况，必要时加用强心药物如多巴酚丁胺或西地兰等。另外，也需要注意患儿的胶体渗透压，考虑是否需要补充白蛋白防止液体外渗，观察是否出现血压不佳、扩容过度而导致的组织间隙水肿。对于容量过多血压过高的情况，显然需要控制液体入量，降低血压。血压过高或过低都会导致压力被动性脑血流异常，严重者将出现出血或缺血性脑损害。

氧合平衡即动脉血氧含量与机体耗氧间的平衡。及时发现潜在的低氧因素，以及气道、循环及感染后酸中毒等问题。给予正确的吸氧方式和合适的参数，纠正相应的平衡紊乱。而过度给氧或医源性氧中毒，与低氧同样可以导致继发性脑损害和肺损伤等[2-3]。影响血渗透压的因素主要是胶体渗透压、血钠、血糖等，而渗透压过高或过低同样会影响脑细胞功能甚至进一步加重脑损害。渗透压过高，会导致脑细胞脱水；渗透压过低，会导致脑细胞水肿，都会加重神经系统损害[4]。这时应该注意血白蛋白水平，建议血白蛋白＜35 g/L时应及时予以处理；同时维持血钠在135～145 mmol/L，维持血糖在4～6 mmol/L。临床中有时遇到非肾性非容量性多尿或少尿的症状，自然可以想到抗利尿激素（antidiuretic hormone，ADH）分泌异常综合征，即过少或过度分泌导致患儿尿量的异常。诸如对于脑炎、脑损害、脑出血、颅内肿瘤或术后等，针对原发病的治疗显然是不可少的，但早期的药物对症治疗，针对不同病因或利尿或加用ADH等治疗以控制尿量，适时调整血钠等对于脑功能恢复也是非常重要的。

酸碱平衡与电解质紊乱及机体代谢异常在重症患儿中是常出现的失平衡问题，而内环境的稳态也是预防继发性脑损伤非常必要的部分[5]。酸中毒或碱中毒均会导致细胞膜功能异常，钠钾泵及钙泵的功能异常，也会进一步导致电解质的失衡。钙镁的异常，同样会影响细胞膜功能及神经肌肉的兴奋性变化。而低钙或低镁导致的抽搐，会加重脑细胞损害，及时纠正酸碱及电解质平衡在神经重症中也非常重要。

炎症反应与变态反应的平衡，对于感染相关重症患儿的预后非常重要，也就是促炎反应与抗炎反应的平衡，两者尽早地平衡会使机体及早康复。否则此消彼长的状态都对机体不利，要么出现炎症风暴，要么出现持续的免疫麻痹低下状态[6]。而以上任何一方的亢进状态不仅会加重脑损伤，同时也会加重机体各器官功能损害。因此，在感染极期即炎症反应亢进期，尤其对于处于瀑布反应期的重症感染者，可以在抗感染基础上加用小剂量激素的抗炎治疗。有文献报道称乌司他丁在脓毒症中具有较好的抗炎作用[7]。而在后期特别是并发了慢性危重病（chronic critical illness，CCI）或者持续炎症–免疫抑制分解代谢综合征（persistent inflammation–immunosuppression catabolism syndrome，PICS）时，这时应该以上调免疫为主，可以适当选用免疫调节药物比如血浆、丙种丙蛋白等。

在疾病初期凝血机制已经开始启动，伴随疾病的加重，凝血机制逐渐失去平衡，由早期的局部反应，演变为全身性的凝血异常。对于重症感染比如脓毒症早期可能出现脓毒症诱导的凝血异常（sepsis-induced coagulopathy，SIC），后续如果不能及时逆转最终会演变为DIC、器官功能障碍，严重者可能需要ECMO支持，甚至死亡等[8]。临床上有时候容易一叶障目，当处理某一危及生命的症状时，忽略了全局概念。脓毒症并发脑脓肿的患儿昏迷，在竭尽抗感染及脑保护的情况下，血小板（platelet，PLT）突然低到几乎没有，大多医师都会紧急输血小板，而部分医师却延误了DIC的抗凝治疗时机。结果只会适得其反，进一步加重脑损害及各器官功能障碍，使DIC无法逆转。因此，重症感染应第一时间关注凝血功能，对于早期高凝状态，应及时在对因治疗基础上给予肝素钠，尽量减少血管内微小血栓的形成，当然也有少数学者对此存在争议。日本以2B等级推荐脓毒症相关DIC患者（凝血酶原活动度≤70%）使用抗凝血酶，他们认为使用抗凝血酶的益处大于潜在风险。因此，早期识别并处置重症中的凝血失平衡问题，对于重症的预后非常重要。

总之，重症救治中各种稳态的维持，不仅有利于维持正常脑功能，减轻进一步的脑损害，而且对于机体的多器官功能的维持也是十分重要的。

参考文献

［1］ HANNAWI Y，ABERS M S，GEOCADIN R G，et al. Abnormal movements in critical care patients with brain injury：A diagnostic approach［J］. Critical care（London，England），2016（20）：60.

［2］ KALLET R H，BRANSON R D. Should oxygen therapy be tightly regulated to minimize hyperoxia in critically ill patients?［J］. Respiratory care，2016，61（6）：801–817.

［3］ BACHMAN T E，NEWTH C J L，IYER N P，et al. Hypoxemic and hyperoxemic likelihood in pulse oximetry ranges：NICU observational study［J］. Archives of disease in childhood. Fetal and neonatal edition，2019，104（3）：F274–F279.

［4］ VERBALIS J G. Brain volume regulation in response to changes in osmolality［J］. Neuroscience，2010，168（4）：862–870.

［5］ LIAMIS G，FILIPPATOS T D，ELISAF M S. Correction of hypovolemia with crystalloid fluids：Individualizing infusion therapy［J］. Postgraduate medicine，2015，127（4）：405–412.

［6］ VAN DER POLL T，VAN ZOELEN M A D，WIERSINGA W J. Regulation of pro–and anti–inflammatory host responses［J］. Contributions to microbiology，2011（17）：125–136.

［7］ WEI F，LIU S Y，LUO L，et al. Anti–inflammatory mechanism of ulinastatin：Inhibiting the hyperpermeability of vascular endothelial cells induced by TNF–alpha via the RhoA/ROCK signal pathway［J］. International immunopharmacology，2017（46）：220–227.

［8］ GIUSTOZZI M，EHRLINDER H，BONGIOVANNI D，et al. Coagulopathy and sepsis：Pathophysiology，clinical manifestations and treatment［J］. Blood reviews，2021（50）：100864.

广东省医学会儿科学分会发展历程

■ 刘仕杰

（广东省医学会）

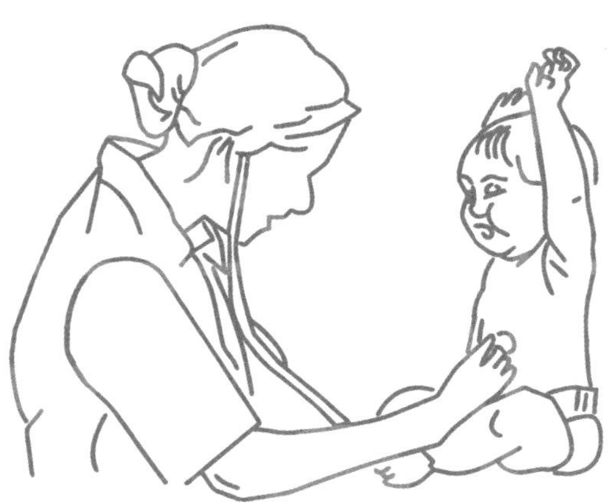

1 概述

1.1 广东省医学会儿科学分会发展简况

广东省医学会（原名“中华医学会广东分会”）儿科学分会委员会于1950年在广州成立，钟世藩任首任主任委员（表12、表13）。2004年儿科成立青年委员会（表14），李文益任首任主任委员。现广东省医学会儿科学分会（以下简称“广东省儿科学会”）共有个16个学组（组织）（表15），分别是新生儿学组、血液与肿瘤学组、心血管学组、呼吸学组、肾脏风湿学组、神经学组、保健学组、内分泌遗传代谢学组、危重症学组、消化营养学组、免疫与过敏学组、发育与行为学组、感染学组、护理学组、数据与智能化学组和基层工作委员会。

广东省儿科学会自成立以来，致力于召开专业学术会议，以及邀请省内外知名专家学者开展学术交流和专题讲座。第一届广东省儿科学学术会议于1963年召开，不久即经历“文革”，儿科学会活动中止，至1981年12月在广州召开第七届广东省儿科学学术会议，并换届（第二至六届实际无召开）。至此，广东省儿科学会才走上发展的轨道。儿科学会定期组织学术会议、临床病例讨论、专题报告等学术活动，并且逐渐走向省内各地，带动当地学术交流。儿科学会还积极与省外同行开展区域性学术交流，先后举办了多届粤港儿科学术交流会、港粤沪渝四地儿科学术会议和中南六省儿科学术会议。广东省儿科学会还分别于2016年和2019年承办了第二十一次、第二十四次中华医学会全国儿科学术大会。一系列的学术交流活动，使儿科医师开阔了视野、拓展了思维、提高了诊疗水平和科研水平，有力地促进了广东省儿科学的发展。

在广东省医学会的领导下，经过历届儿科学分会会员的不懈努力和无私奉献，广东省儿科事业蓬勃发展，取得了丰硕的科研成果，如中山二院儿科的“小儿溶血性贫血的系列研究”获1989年国家教育委员会科学技术进步奖二等奖、南方医院的“轮状病毒研究”成果获

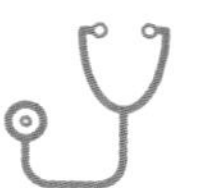

1989年军队科学技术进步奖二等奖、中山二院黄绍良的“脐血造血干细胞移植的基础与临床系列研究”获2003年教育部科学技术进步奖一等奖、2004年广东省科技进步奖二等奖，广东省人民医院和心脏病研究所的“先天性心脏病介入治疗的器械研制”成果获2007年广东省科技进步奖一等奖，深圳市儿童医院的“儿童白血病致病基因及调控因子的筛选与临床研究”获2013年中华医学科技奖二等奖，等等。

一直以来，广东省儿科学会集聚了一批著名的专家教授，他们积极推动临床研究，活跃学术交流，为发展广东儿科事业作出了巨大贡献。目前，广东省儿科学界以张智伟、龚四堂、蒋小云、邹小兵、文飞球、周敦华、陈德晖、孙良忠、罗先琼、任广立、徐翼、王丽娜、林明祥等为代表的一批学科带头人组成了一支在国内儿科学界占有重要学术地位的学科队伍，承担起了学科建设的重任。在儿科分会专家的引领下，广东省儿科专业不断迈上新的台阶。

表12　历任委员会名单

任期	时间	主任委员	副主任委员	秘书
第一至六届	1950—1981年	钟世藩	张梦石、梁琅皓、朱钟昌、甄进稳、邹贵芳、叶彼得	廖学能、朱钟昌、赵美西、甄进稳、沈皆平
第七届	1981—1985年	钟世藩	甄进稳、张梦石、叶彼得、黎炳南、邹贵芳、曾雅荷	吴梓梁、张勉
第八届	1985—1989年	叶彼得	蔡若莲、曾雅荷	冯泽康、李文益
第九届	1989—1993年	官希吉	苏蔼联、张勉、李文益	陈述枚、李文益
第十届	1993—1997年	沈皆平	李文益、谢祥鳌、陈述枚、沈亦逵	庄思齐
第十一届	1997—2000年	陈述枚	李文益、谢衍铭、祝惠华	庄思齐、张宇和
第十二届	2000—2004年	李文益	谢衍铭、庄思齐、曾其毅	方建培、林晓源
第十三届	2004—2009年	李文益	庄思齐、曾其毅、张智伟、李成荣	方建培、林晓源

（续表）

任期	时间	主任委员	副主任委员	秘书
第十四届	2009—2012年	方建培	张智伟、李成荣、龚四堂、邹小兵、陈福雄、黄为民、于力、马恒灏、王波	陈纯、何少茹
第十五届	2012—2016年	方建培	龚四堂、邹小兵、陈福雄、黄为民、于力、马恒灏、王波、何少茹、文飞球	陈纯、林晓源
第十六届	2016—2022年	龚四堂	方建培（前任）、张智伟（候任）、黄为民、王波、于力、邹小兵、何少茹、文飞球、蒋小云、周敦华、陈德晖	孙孙新、徐翼
第十七届	2022—	张智伟	龚四堂（前任）、蒋小云（候任）、邹小兵、文飞球、周敦华、陈德晖、孙良忠、罗先琼、任广立、徐翼、王丽娜、林明祥	郭予雄、张旭、裴瑜馨

表13　广东省儿科专家在中华医学会儿科分会任职情况

时间	姓名	任职
1950—1985年	钟世藩	委员
1985—1993年	叶彼得	常委
1993—2002年	沈皆平	委员
2002—2012年	李文益	常委
2006—2009年	庄思齐	委员
2009—2012年	方建培、龚四堂	委员
2012—	方建培	常委
2012—2015年	龚四堂、张智伟、曾其毅	委员
2015—2022年	龚四堂、张智伟、文飞球	委员
2022—	龚四堂、张智伟、文飞球、蒋小云	已推荐待换届改选

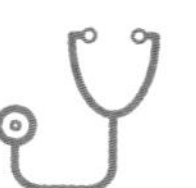

表14 历届青年委员会

任期	届数	主任委员	副主任委员
2004—2009年	第十三届	李文益	蒋小云、陈纯
2009—2012年	第十四届	方建培	蒋小云、陈纯、王斌、谭建新
2012—2016年	第十五届	方建培	孙良忠、马华梅、黎阳、郭海霞、邓红珠、徐翼、张炼、谢育梅、李宁、杨斌让、徐明国
2016—2022年	第十六届	龚四堂	徐明国、徐开寿、张旭、黎阳
2022—	第十七届	张智伟	刘王凯、许吕宏、毕广良、郑贵浪、程旸、邹东方

表15 历届专业学组（组织）组成

任期	届数	各专业学组（组织）组长
1979—1985年	第七届	新生儿（官希吉）、血液（叶彼得）、心血管（胡富济）、呼吸（罗玉桃）、肾脏（无）、神经（杨善存）、保健（张勉）
1985—1989年	第八届	新生儿（官希吉）、血液（叶彼得）、心血管（胡富济）、呼吸（沈皆平）、肾脏（杨子庄顾问、陈述枚组长）神经（杨善存）、保健（张勉）
1989—1993年	第九届	新生儿（官希吉）、血液（沈亦逵）、心血管（李渝芬）、呼吸（沈皆平）、肾脏（陈述枚）、神经（杨善存）、保健（张勉）
1993—1997年	第十届	新生儿（官希吉）、血液（沈亦逵）、心血管（李渝芬）、呼吸（余桂源）、肾脏（陈述枚）、神经（祝惠华）、保健（王淑珍）、内分泌（杜敏联）
1997—2000年	第十一届	新生儿（谢衍铭）、血液（沈亦逵）、心血管（李渝芬）、呼吸（余桂源）、肾脏（陈述枚副组长）、神经（祝惠华）、保健（王淑珍）、内分泌（杜敏联）
2000—2004年	第十二届	新生儿（谢衍铭）、血液（李文益）、心血管（张智伟）、呼吸（封志纯）、肾脏（陈述枚副组长）、神经（祝惠华）、保健（马烈辉）、内分泌（杜敏联）、危重症（曾其毅）
2004—2009年	第十三届	新生儿（庄思齐）、血液（李文益）、心血管（张智伟）、呼吸（邓力）、肾脏（陈述枚顾问）、神经（林晓源）、保健（陈运彬）、内分泌（杜敏联）、危重症（曾其毅）、消化（龚四堂）、免疫（李永柏）、发育行为（邹小兵）

（续表）

任期	届数	各专业学组（组织）组长
2009—2012年	第十四届	新生儿（庄思齐）、血液（方建培）、心血管（张智伟）、呼吸（邓力）、肾脏（蒋小云）、神经（翟琼香）、保健（陈运彬）、内分泌（杜敏联）、危重症（曾其毅）、消化（龚四堂）、免疫（李永柏）、发育行为（邹小兵）
2012—2016年	第十五届	新生儿（何少茹）、血液（方建培）、心血管（张智伟）、呼吸（邓力）、肾脏（蒋小云）、神经（翟琼香）、保健（陈运彬）、内分泌（杜敏联）、危重症（曾其毅）、消化（龚四堂）、免疫（李永柏）、发育与行为（邹小兵）、感染（孙树梅）
2016—2022年	第十六届	新生儿（何少茹）、血液（方建培）、心血管（张智伟）、呼吸（邓力）、肾脏（蒋小云）、神经（廖建湘）、保健（陈运彬）、内分泌和代谢（刘丽）、危重症（杨镒宇）、消化营养（龚四堂）、免疫（杨军）、发育与行为（邹小兵）、感染（孙树梅）、护理（林艳）
2022—	第十七届	新生儿（何少茹）、血液与肿瘤（周敦华）、心血管（王树水）、呼吸（陈德晖）、肾脏风湿（蒋小云）、神经（廖建湘）、保健（吴婕翎）、内分泌遗传代谢（刘丽）、危重症（郭予雄）、消化营养（耿岚岚）、免疫与过敏（杨军）、发育与行为（杨斌让）、感染（徐翼）、护理（林艳）、数据与智能化（梁会营）、基层工作委员会（邓力）

2 广东省医学会儿科学分会专业学组（组织）发展简史

中华人民共和国成立后，随着全国卫生事业的发展，儿科得到了良好的发展机遇。各省级、市级医院均成立儿科，一些较发达的县医院也成立了儿科。儿童保健体系的健全和预防接种的实行，使严重威胁儿童健康的传染病明显减少甚至被消灭。20世纪80年代以后，随着我国经济的腾飞，各级政府对妇儿健康越发重视，广东省儿科事业取得了长足发展，新成立了深圳市儿童医院、广州市妇女儿童医疗中心、广州市南沙区妇幼保健院等专科医院；各地级市、县均成立了妇幼保健院。20世纪90年代后，各三级医院儿科的规模、技术力量、设备都有较大发展；而且除个别山区贫困县以外，各二级医院均有独立

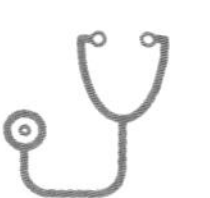

的儿科病房。在儿科学分会的专业组方面，不但原有的专业组（新生儿专业、儿童保健专业、小儿呼吸专业、小儿血液专业、小儿心血管专业、小儿肾脏病专业、小儿神经专业）进一步发展壮大，而且还新成立了小儿消化专业组、小儿内分泌专业组、小儿急救专业组、小儿睡眠呼吸障碍专业组、小儿免疫专业组、小儿发育行为专业组，2012年增加了小儿感染专业组，2019年增加了护理学组，2022年增加了数据与智能化学组，形成专业基本齐全的学科体系。同时，为了促进基层儿科的发展，广东省医学会批准，2022年首次在儿科学分会设立了基层工作委员会。专业组的成立和健全，对儿科的医疗、教学、科研起着重要的促进作用，对省内及周边地区儿童健康水平的提高发挥了重要的作用。

2.1　新生儿专业学组

1981年12月在第七届广东省儿科学学术会议上成立了儿科学分会新生儿专业学组。

20世纪60年代中山大学附属第一医院（简称“中山一院”）设立新生儿科。70年代，中山大学附属第二医院（简称“中山二院”）在国内率先开始应用光疗方法治疗新生儿黄疸；中山一院应用脐血管插管进行换血疗法治疗重症新生儿黄疸。20世纪80年代开始，全省所有三级甲等医院、专科儿童医院或妇儿医院均设立新生儿重症监护病房（neonatal intensive care unit，NICU），心肺复苏方法得到大力推广；中山一院儿科成功救治出生体重560克的早产儿。1993年，中山大学附属第三医院（简称“中山三院”）开展早产儿早期干预研究。1997年，广东省人民医院开展新生儿复杂型先天性心脏病的诊断和治疗。从20世纪90年代后期开始，广州市儿童医院、广东省妇幼保健院、珠江医院、广东省人民医院等相继开展新生儿转运研究，广东省妇幼保健院设定了危重新生儿转运的工作规范等；同期，珠江医院对肺表面活性物质进行深入的研究，广东省妇幼保健院在临床上应用进口肺表面活性物质和吸入一氧化氮治疗技术。

进入21世纪，广东省人民医院应用体外膜肺氧合（extracorporeal

membrane oxygenation，ECMO）技术治疗先天性心脏术后心肺功能衰竭新生儿，珠江医院、深圳市妇幼保健院及暨南大学附属第一医院开展新生儿血液透析治疗。广东省人民医院、广东省妇幼保健院及广州市妇女儿童医疗中心开展新生儿纤维支气管镜技术的研究及应用，广东省人民医院开展无创血流动力学检测技术及新生儿先心病围术期管理，深圳市妇幼保健院开展喉罩在新生儿复苏中的运用研究，暨南大学附属第一医院开展遗传代谢疾病的早期诊断研究，广州市第一人民医院开展胃镜下幽门肌切开术治疗先天性肥厚性幽门狭窄患儿研究，等等。随着新生儿专业的发展，各大医院新生儿专业组也在开展系列研究。

2.2　小儿血液专业学组

1981年12月在第七届广东省儿科学学术会议上成立了小儿血液专业学组。

1958年中山二院成立小儿血液专业并设立儿科血液实验室。20世纪60年代初，中山二院儿科开展血红蛋白电泳和抗碱血红蛋白定量检查研究，并不断发展。同期，广东省人民医院儿科开展红细胞葡萄糖-6-磷酸脱氢酶（glucose 6-phosphate dehydrogenase，G6PD）缺乏的临床研究和脾切除治疗地中海贫血的研究。20世纪70年代，广东省人民医院儿科和中山二院儿科参加成人血液内科的全国血红蛋白发病率调查。20世纪80年代后，广州医科大学附属第一医院（简称“广医一院”）儿科开展红细胞酶缺陷的系列研究，1985年在国际上率先报告中国籍新生儿红细胞丙酮酸激酶的基因频率，相关论文发表在*Blood*上，1992年研制出了筛选红细胞葡萄糖-6-磷酸脱氢酶、丙酮酸激酶（pyruvate kinase，PK）、葡萄糖磷酸异构酶（glucose phosphate isomerase，GPI）及已糖激酶（hexokinase，HK）的试剂盒。广东省人民医院儿科于20世纪80年代后期开展高量输血加除铁灵治疗重型β地中海贫血研究。1983年开始，暨南大学附属第一医院儿科改良荧光斑点法。1983—1985年，广医一院儿科吴梓梁教授在美国发现小儿神经母细胞瘤的标记物GD2，其论文发表在*Lancet*及*Cancer*

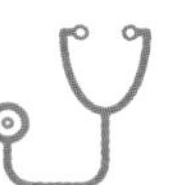

*Research*上。

在急性白血病治疗方面，广东省人民医院儿科于20世纪80年代开展大剂量化疗治疗白血病。1992年，中山三院开展对巨细胞病毒对骨髓造血功能影响的系列研究。2002年开始，以中山二院儿科为组长单位的广州市儿童白血病化疗协作组成立（中山一院、中山三院、中山大学附属肿瘤医院、广东省人民医院、广州市儿童医院、南方医院等医院的儿科参加，顾问单位是香港中文大学威尔斯亲王医院），2008年7月此协作组发展为广东儿童急性淋巴细胞白血病化疗协作组（惠州市中心人民医院和深圳市儿童医院加入，广州市儿童医院、广州市妇婴医院、广州市妇幼保健院、广州市人口和计划生育技术服务指导所合并为广州市妇女儿童医疗中心整体加入）；2016年经重组，调整为2016华南小儿急性淋巴细胞白血病化疗协作组（单位有中山一院、中山二院、中山三院、中山肿瘤医院、珠江医院、深圳市儿童医院、惠州市中心人民医院、惠州市第一人民医院、汕头大学医学院第一附属医院、广西医科大学第一附属医院、柳州市人民医院、湖南省儿童医院、中南大学湘雅二医院、南昌大学第一附属医院等）。

2005年以南方医院为组长单位的地中海贫血协会成立。2010年以中山一院为组长单位的华南地区儿童急性早幼粒细胞白血病治疗协作组成立（中山二院、中山三院、中山肿瘤医院、广东省人民医院、广州市儿童医院、南方医院、广医一院、珠江医院、惠州市中心人民医院、深圳市儿童医院、中南大学湘雅医院、中南大学湘雅二医院、广西医科大学附属第一医院等的儿科参加，顾问单位是香港中文大学威尔斯亲王医院）。

1985年南方医院儿科率先开展小儿骨髓移植治疗小儿血液病研究，至2014年已完成同胞、非亲缘、单倍体等多种来源的造血干细胞移植680余例。2012年造血干细胞移植治疗地中海贫血临床研究论文发表在*Blood*期刊上。

1989年中山二院儿科开始脐带血移植特性的研究，先后获国家自然科学基金、美国中华医学基金会（China Medical Board，CMB）基金等多项基金资助；1998年开始应用脐带血移植治疗重型β地中海贫血并获得成功，随后于1999年应用外周血造血干细胞移植，也获得成功。2000年后，广州市妇婴医院、珠江医院儿科相继开展造血干细胞移植技术。广东省儿科的造血干细胞移植在全国儿科领域处于领先水平。

2.3　小儿心血管专业学组

1981年12月在第七届广东省儿科学学术会议上成立了小儿心血管专业学组。

20世纪50年代中期广东省人民医院建立了小儿心血管专业，并开展心导管检查。20世纪70年代中山一院、中山二院等成立心血管专业。

20世纪80年代初广东省人民医院心脏病研究所儿科开始使用食道调搏术和射频消融术治疗心律失常；开展经皮肺动脉瓣狭窄球囊成型术治疗先天性肺动脉瓣狭窄；1994年起在国内开展了动脉导管未闭多种方法的介入治疗等。随后中山一院、广州市儿童医院、肇庆市第一人民医院儿科等医院相继开展介入方法治疗先天性心脏病。

广东省人民医院心儿科从1989年开始致力于先心介入治疗器械的国产化研究；并制定了国内先心病介入治疗指南。张智伟主任于2008年当选为美国心脏病学院院士（Fellow of American College of Cardiology，FACC），其影响力辐射至印度、越南、巴西、荷兰、俄罗斯、土耳其等国家。2012年获“享受国务院政府特殊津贴专家”荣誉。

广东省人民医院2008—2009年作为组长单位，联合全国11家“三甲”医院开展国内第一个先天性心脏病介入治疗领域第一前瞻性、随机、设有对照组的临床研究（注册号：ChiCTR-TRC-10001111）。研发的新型陶瓷先心封堵器于2013年获国家食品药品监督管理局批准正式上市并应用于临床，该产品远销海外51个国家和地区。

2.4　小儿呼吸专业学组

1981年12月在第七届广东省儿科学学术会议上成立了小儿呼吸专

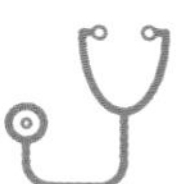

业学组。

广州儿童医院1958年设立病毒实验室，20世纪90年代报告了广州地区不同季节呼吸道合胞病毒发病规律。在20世纪90年代以后的禽流感病毒检测研究及2003年后传染性非典型肺炎（severe acute respiratory syndrome，SARS）的病毒学研究中作出重要的贡献。1997年陈冯富珍（时任WHO总干事）率领WHO的30多位专家检查评估广东省禽流感防治工作时，高度赞扬了该病毒室，并当即指定该病毒室为WHO的禽流感检测点。

20世纪60年代，中山一院、广东省人民医院儿科设立小儿呼吸专科。20世纪70年代中山二院儿科开展肺俞穴位注射治疗支气管炎和支气管肺炎的技术研究。1980年，广东省人民医院儿科开展小儿肺功能检查。1988年，儿科呼吸专业组与全国呼吸学组协作大规模开展0～14岁儿童哮喘流行病学研究；广州市儿童医院呼吸科开展小儿纤维支气管镜检查技术研究。20世纪90年代初，广医一院儿科开展茶碱血浓度与疗效关系的研究。1995年，广州市儿童医院呼吸科开展婴幼儿（0～3岁）肺功能检查。2003年SARS流行期间，广州市儿童医院负责收治全市SARS儿童并取得良好成绩。深圳市儿童医院呼吸科2002年被中华医学会呼吸病学分会授予“健康呼吸中心”称号；2011年被授予“中国哮喘联盟单位”称号。汕头大学医学院第二附属医院小儿呼吸科于2006年开始开展对小儿感染性疾病病毒病原学（主要是呼吸道病毒、脑炎相关病毒、手足口病相关病原学）的研究。广医二院从2007年起，开展白三烯受体拮抗剂治疗儿童腺样体肥大的研究。

2013年广州市妇女儿童医疗中心成为中华医学会儿科学分会呼吸学组的副组长单位和呼吸学组支气管镜协作组的组长单位。原卫生部儿科内镜专家组成员来自广州市妇女儿童医疗中心、广东省人民医院、深圳市儿童医院及广州医科大学第一附属医院等。

2.5 小儿肾脏病专业学组

1978年中山一院、广州军区总医院、广东省人民医院等儿科联合成立了小儿肾脏病协作组，之后又增加了暨南大学附属第一医院儿科、广州市儿童医院等，杨子庄、庄昭勤、柳文鉴教授担任组长。1981年12月在第七届广东省儿科学学术会议上成立了小儿肾脏病专业组。20世纪80年代初，广州军区总医院儿科和中山一院儿科率先开展了小儿肾穿刺活检术，并在陈述枚教授的指导和帮助下其他医院儿科也相继开展了此项技术。1979年，中山一院儿科开展了小儿腹膜透析和血液透析治疗急性肾衰竭的研究。广州市儿童医院也于1980年开展小儿腹膜透析技术研究。广州市儿童医院1997年开展了小儿血液灌流技术研究；2000年开展小儿连续性肾替代治疗、血浆置换和免疫吸附技术等研究，随后该技术在中山一院儿科、暨南大学附属第一医院儿科、广州市第一人民医院儿科、南方医院和珠江医院等开展起来。20世纪90年代后期，中山一院儿科实施IgA和紫癜性肾炎的分级治疗方案，并取得较好效果。2005年中山一院儿科牵头组织了全国小儿原发性IgA肾病的调查研究，主要参加单位有广州市儿童医院、广州市第一人民医院儿科、南方医院和深圳市儿童医院等。2009年广东省小儿肾脏病专业学组参与制定了六项儿童常见肾脏疾病的诊治循证指南。2009年中山大学附属第一医院儿科和器官移植科联合，率先在全国开展小儿肾移植。2011年广州市儿童医院高岩主任牵头制定了广东省小儿血液净化标准操作规程，参与了《儿童血液净化标准操作规程》的编写。2012年中山大学附属第一医院儿科蒋小云主任牵头组织了“我国儿童激素敏感、复发/依赖肾病综合征诊疗现状”的调研，参加单位包括广州市妇女儿童医疗中心、广州市第一人民医院儿科、中山博爱医院儿科、深圳儿童医院儿科等。2012年由广州市第一人民医院儿科于力主任牵头在全省开展了难治性肾脏疾病的基因筛查及二代测序。2013年由中山一院儿科牵头成立了广东省遗尿诊疗中心及建立了微信平台。2014年小儿肾脏病专业组成员蒋小云、刘亚兰、于力、刘玉玲参与了《中国儿童单症状性夜遗尿疾病管理专家共识》的制定。

2.6 小儿神经专业学组

1981年12月在第七届广东省儿科学学术会议上成立了小儿神经专业学组。

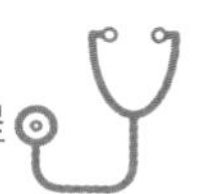

1960年，广州市儿童医院成立小儿神经内科，随后广东省人民医院、中山二院相继成立小儿神经专业。20世纪90年代，深圳市儿童医院设立神经内科。1991年始，广东省人民医院开展了小儿癫痫与影像学研究。2004年开始，广东省人民医院、广州市儿童医院、深圳市儿童医院及各大医院相继开展了动态脑电图及视频脑电图对癫痫患儿的检测。2004年始深圳市儿童医院开展了难治性癫痫的生酮饮食疗法。1993年广东省妇幼保健院成立了康复科，广州市儿童医院、珠江医院、佛山市南海区妇幼保健院等相继也成立了康复科。这些医院应用中西医结合的康复模式，取得很好的效果。佛山市南海区妇幼保健院应用此模式改良并创新了三结合康复治疗。珠江医院作为主要参与者参与了“围产期脑损伤高危儿发育监测早期干预及脑瘫早期综合治疗”等研究。2006年开始，广东省人民医院、广州市儿童医院开展了化脓性脑膜炎药物治疗疗效研究及重症手足口病诊治研究，收到很好的疗效。2004年始中山二院开展了小儿神经疾病与免疫研究，并在省内开展采用间充质干细胞（mesenchymal stem cell，MSC）治疗多发性硬化。

2.7 儿童保健专业学组

1981年12月在第七届广东省儿科学学术会议上成立了儿童保健专业学组。

1951年起逐步建立健全妇幼卫生网，发展至今已形成以广东省妇幼保健院为核心的全省保健网络系统。在卫生行政部门有关法规的指引下，制定儿童保健系统管理规定、管理内容、管理措施，保护儿童健康成长。制定的内容包括小儿传染病防治，推广免费预防接种。1985年，广东省原卫生厅制订了各年龄期儿童保健系统规定，管理内容分别为：新生儿视访、生长发育监测、指导喂养、健康检查、体弱儿童管理。设立儿童保健卡片和新生儿、早产儿管理常规制度。20世纪90年代开始，逐步开展遗传病的产前诊断和新生儿筛查工作。20世纪90年代后期，广东省妇幼保健院和省内各地、市妇幼保健院在儿童智力开发、儿童行为学、统合感觉训练方面开展了大量的研究工作并取得较好成绩。2004年11月，广东省原卫生厅发布了《关于开展广东省儿童心理卫生保健示范单位创建活动通知》，广东省的儿童心理教育工作迅速开展并壮大。

2.8 儿童危重症急救专业学组

2000年在第十二届广东省儿科学学术会议上成立了儿童危重症急救专业学组。

20世纪50年代开始，除广州市儿童医院已有的急诊科外，各三级甲等医院的儿科急诊室也较完整；深圳市儿童医院成立后也设立了急诊科。20世纪80年代后期，各综合医院相继成立新生儿重症监护室和儿童重症监护室（pediatric intensive care unit，PICU）。广州市儿童医院1988年成立儿科重症监护室，1989年成立新生儿重症监护室，1998年广州市卫生局批准在广州市儿童医院建立“广州市危重症儿童救治中心”并成立专职儿童危重症转运队。同年广州市卫生局妇幼处牵头组建广州地区儿童危重病转运网络。1999年广州市儿童医院建立儿科危重病研究室和新生儿疾病研究室，开展相关基础与临床研究。2001年开始带动广州市各区县成立区级重症儿童救治中心，为儿童危重症急救专业学组的成立奠定了基础。

2.9 小儿内分泌专业学组

1988年，中山一院儿科、广州市儿童医院分别开设小儿内分泌专科。1996年成立广东省医学会儿科学分会小儿内分泌遗传代谢病专业组。随后中山二院、中山三院、深圳市儿童医院、佛山市第一人民医院、佛山市妇幼保健院、珠海市妇幼保健院和中山博爱医院等医院也陆续开设小儿内分泌专科。1998年，中山一院儿科成立儿童生长发育中心，在国内应用GnRHa类似物治疗性早熟。中山一院杜敏联主任三次受中华医学会委托主笔撰写《性早熟诊疗指南》，2003年牵头组织了全国儿科内分泌学组的中国城区9万人青春发育调查项目。2012广州市妇儿中心（小儿遗传病研究）实验室被批准为“广东省‘十二五’医学重点实验室”，重点对溶酶体储积症为主的遗传代谢病进行深入研究，黄永兰主任撰写《庞贝病诊治共识》。

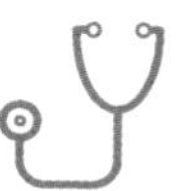

2.10 小儿消化专业学组

2004年在第十三届广东省儿科学学术会议上成立了小儿消化专业学组。2013年更名为广东省医学会儿科学分会消化营养学组。

20世纪80年代中期，南方医院开展轮状病毒的免疫检测研究。1987年，广州市儿童医院成立小儿消化专业。2009年中山市博爱医院成立了小儿消化感染专科。1993年，广州市儿童医院完成轮状病毒在广州地区儿童中流行特征的研究。从2006年开始，广州市妇女儿童医疗中心、中山一院儿科、中山市博爱医院、深圳市儿童医院合作开展儿童食物过敏原检测及食物过敏与疾病的相关性临床研究，制定了诊治流程与规范。中山市博爱医院2006年开始开展对婴儿肝炎综合征、巨细胞性肝炎、小儿食物过敏及相关性疾病的研究。2008年广州市妇女儿童医疗中心作为主要协作者，参与了原卫生部的“我国幽门螺杆菌感染诊断和治疗的规范化研究”课题。

1993年广州市儿童医院开展小儿纤维胃镜检查，并逐渐开展了新生儿胃镜检查。中山市博爱医院、深圳市儿童医院、佛山市妇幼保健院、江门市中心医院、汕头大学附属第一医院等相继开展了小儿胃肠镜诊疗技术。2005年在国内首先开展了内镜下球囊扩张，并进一步在2009年掌握了内镜下全覆膜支架植入术。2005年开展胃镜直视下利用经鼻空肠置管、经皮内镜下胃造瘘，从持续喂养逐渐过渡到间歇喂养，进行胃肠内营养治疗。2009年开展双气囊小肠镜和胶囊内镜，解决了既往消化道检查存在小肠盲区的问题。2009年开展内镜下逆行胰胆管造影（endoscopic retrograde cholangiopancreatography，ERCP）。

1993年在国内开展婴幼儿腹泻病毒病原学研究。

2003年在国内开展小儿营养指标监测及消化道功能评估，建立和发展规范化的全胃肠外营养（total parenteral nutrition，TPN）和疾病营养配方的临床研究。2006年在国内首次用直接法检测了儿童十二指肠4种双糖酶活性水平。

2004年在24 h食管压力与pH监测基础上，开展儿童食管、胃、小肠、结肠和直肠肛管动力监测研究。

2.11 小儿免疫专业学组

20世纪90年代后期，深圳市儿童医院成立小儿免疫专业，开展儿童免疫性疾病的研究。2006年中山一院儿科开展的免疫清除法治疗儿童难治性红斑狼疮获得成功；2013年深圳市儿童医院参与原卫生部重大项目——“儿童原发性免疫缺陷病诊疗研究”。

2004年广东省医学会儿科学分会成立小儿免疫专业学组，目前，深圳儿童医院、广州市妇女儿童医学中心设有小儿免疫专科病区。除此之外，广东省内有中山博爱医院等多家妇女儿童医疗机构开设儿童风湿病专科。

2.12 小儿发育行为专业学组

中山三院儿科于1999年成立发育行为儿科专业，开展各类儿童发育行为障碍性疾病的防治研究，并开设“发育行为儿科学”选修课程。2004年广东省医学会儿科学分会成立了发育行为儿科学学组，先于中华医学会学儿科学分会发育行为儿科学组8年成立。学组对推动广东省各地发育行为儿科学专业的发展起了重要作用。目前已经形成以中山大学附属第三医院儿童发育行为中心、广州市儿童医院、深圳市儿童医院、广东省妇幼保健院为龙头，以珠海市妇幼保健院、深圳市妇幼保健院、江门市妇幼保健院、佛山市妇幼保健院、中山市妇幼保健院等各地专科和综合医院为梯队的结构，构成了较为全面的广东省儿童发育行为障碍防治网。

中山三院儿童发育行为中心通过积极探索，形成了特色的“中山三院发育行为儿科学模式”。邹小兵主任主编了首部由人民卫生出版社出版的《发育行为儿科学》；他还参与撰写了原卫生部颁布的《儿童孤独症诊疗康复指南》；2012年又倡导并组织了“全国孤独症家庭关怀行动之十百千万行动计划”；邹小兵主任于2014年因此获得全国妇女联合会颁发的“中国妇女慈善奖”。

2.13 小儿感染专业学组

2012年正式成立了小儿感染专业学组，汇集儿科感染、血液、新生儿、呼吸、消化等不同专业的有经验的抗感染专家，开展儿童传染

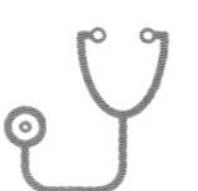

病、移植相关疑难耐药菌感染、结核、EB、CMV病毒相关感染研究工作。

2020年年初新冠肺炎疫情突如其来，感染学组成员单位积极参与新冠肺炎疫情防控工作。孙树梅组长指导新冠肺炎发热门诊建设，设置确诊隔离病区，制定儿童新冠肺炎临床路径及诊疗流程等。在分会主委龚四堂教授带领下，学组组织广东省市各级专家编写《广东省儿童新型冠状病毒感染诊疗专家共识》，指出对于轻症或普通型新型冠状病毒肺炎患儿以重视营养支持治疗、人文关怀和心理疏导为主，避免抗生素药物滥用，提出具有儿童特色的诊疗方案。总结新冠肺炎儿童临床特征，肠道排毒时间及出院病例管控等临床诊治经验，论文在世界顶级杂志*Nature Medicine*以封面文章刊出，为世界提供了儿童新冠肺炎病例诊治的经验。

2.14　护理学组

2019年7月，广东省医学会儿科学学术年会在广东省汕头市召开，正式成立了护理学组。学组组长林艳是广州市妇女儿童医疗中心的护理专家，学组成员由广东省内32家医疗单位的34名护理骨干组成，她们来自PICU、NICU、CCU、肾科、血液、神经、免疫、感染、普外等专业。

广东省医学会儿科学分会护理学组助力广东省儿科护理学术活动的繁荣和发展，2019—2021年这3年的学术活动中共组稿1 452篇，大会交流文章共101篇，涵盖循证实践、护理教育、发明创新、个案护理、类实验研究、问卷调查、护理经验总结等内容，从中组织评审出优秀稿件共34篇。

同时，护理学组的成立助力促进广东儿科护理新业务新技术的普及、推广和运用，增强各医疗单位护理工作的交流和联系，各级医疗单位护理专家加强沟通、分享、共同推动广东省护理事业的发展。

2021年护理学组组织各成员单位向中华医学会投稿共303篇。

2.15　数据与智能化专业学组

2022年在广东省医学会儿科学学术年会上成立了数据与智能化专

业学组，组长是广东省人民医院梁会营主任。在年会上，组长梁主任介绍了学科交叉范式下的医学数据应用新实践，参会者耳目一新。

2.16 儿科基层工作委员会

2022年有广东省医学会儿科学学术年会上成立了儿科基层工作委员会，张智伟教授兼任主任，广州市妇女儿童中心邓力教授任执行主任，另设4名副主任，分别是肖志刚主任、凌曦主任、钟永主任、苏超云主任。成立仪式上，执行主任工作委员会的宗旨是：建立基层儿科常见病、多发病诊断、治疗及常用技术的标准化、规范化体系，建立儿童急危重症早期识别、规范化、标准化适宜技术管理系统，促进分级诊疗工作。儿科基层工作委员会初步的工作计划有：

（1）巡讲：组织各学组在粤东、粤西、粤北其他欠发达地区按季度、按学组安排任务统一规划内容和时间进行线下巡讲，也会根据实际情况采用线上直播形式举行（全省统一安排）。

（2）建立体系：建立以县医院为龙头的儿科常见病、多发病标准化、规范化的诊治体系，按各种常见病的诊治指南、共识做体系建设。比如：儿科呼吸疾病从上气道管理做起，再到支气管炎、支气肺炎规范化诊治。结合已经做了3年多的儿童哮喘诊治体系建设，进一步落实到基层。

（3）加强亚专科建设：①呼吸专科。②儿童保健：特别是康复专科建设。

3 广东省医学会儿科学分会的学术活动

3.1 省级学术活动

1948—1949年，由当时广州中央医院（现为广东省人民医院）院长兼儿科主任钟世藩牵头，在广州市组织儿科学术活动，参加者均为原广州中央医院、原柔济医院（现广州市第二人民医院）、原博济医院（现中山三院）三间医院的儿科医生，每次有10多人，一年之中举办过3次讲课，内容是：柔济医院林传家医师报告“小儿结核病”，博济医院叶彼得医师报告“链霉素的临床应用”，广州中央医院朱

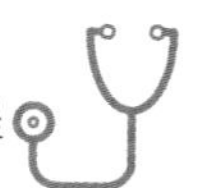

钟昌医师报告“库理氏贫血”，这些是广东省儿科学术交流活动的先驱。

中华人民共和国成立以后，广州地区的儿科学术活动非常活跃，由广东省儿科学会组织的每月一次（20世纪90年代以后改为每季度一次）的学术活动中，有临床病例讨论，有专题报告，有参加学术会议的传达，这些每月一次的学术活动，以前都利用周末举行，自从全国改双休日后，就改在周三下午，除了“文革”期间中断外，其余时间照常进行，至今没有断过，现在改称为“周三活动”栏目，参与者以广州的专家为主，遍布珠海、中山、顺德等地。

1963年12月在广州召开广东省第一届儿科学学术会议，这是中华人民共和国成立后首次儿科学术会议。会议为期6天，广州及广东省内其他7个专区共有206位代表参加。送交会议论文220篇，分11个专题宣读和讨论，并从中选送论文56篇参加在上海召开的上海地区性儿科学会议。

广东省第七届儿科学学术会议于1981年12月召开，参会代表约160人。同时成立了多个专业学组，包括血液组、心血管组、新生儿组、肾脏组、神经组、呼吸组等。此后，每届委员会（任期3～4年）均在换届的同时举行学术会议，会议地点以广州为主。

2005年起，广东省儿科学会坚持每年主办学术年会，并且逐渐走向省内各地，带动当地学术交流，年会地点分别是：2005年汕头市；2006年东莞市；2007年中山市；2008年合并在第七届粤港儿科学术交流会（香港）；2009年广州市；2010年深圳市；2011年江门市；2012年广州市（同时举办十一届中南六省儿科学术会议）；2013年中山市；2014年湛江市；2015年广州市；2016年东莞市；2017年佛山市；2018年韶关市；2019年汕头市；2020年年初新冠肺炎疫情暴发，7月份疫情稍微稳定，10—12日在东莞市召开了年会，该年会可能是当年全国最大的一次儿科学术盛会；2021年原定惠州市，因新冠疫情原因改到广州市；2022年广州市。

3.2 区域性学术交流

3.2.1 粤港儿科学术交流会和港粤沪渝四地儿科学术会议

1996年，由沈皆平教授代表广东省儿科学会和梁乃江副院长代表香港儿科学院共同发起组织第一届粤港儿科学术交流会，并于5月25日在广州举行。香港有29位儿科医生代表参加，其中许多是知名的专家教授。广州地区有近百名儿科医生代表参加，大会宣读论文12篇，壁报交流30多篇。这是粤港两地空前规模的儿科学术交流活动，为两地后续合作开展儿科学术研究奠定了良好的基础。此后，粤港儿科学术会议定期每两年举行一次，至2008年已成功举办了七届；会议地点第一至第四届均在广州，第五届（2004年）和第七届（2008年）在香港，第六届（2006年）在深圳。

2008年起，上海桂永浩主委和重庆李廷玉主委倡议加入。当年在香港举行的学术会议更名为"第七届粤港儿科学术交流会暨第一届粤港沪渝儿科学术会议"，共150人出席会议。会议设壁报交流并评奖是其一大特色。以后每两年轮流举办，2010年在广东深圳，2012年在上海，2014年在重庆，2016年在香港。

3.2.2 中南六省儿科学术会议

由湖南赵祥民等发起，广东、广西、湖南、湖北、河南、海南中南六省的儿科学会共同组织区域性学术交流，每两年一次。

中南六省儿科学术会议地点分是：第一届于1992年在海南海口，第二届于1994年在河南开封，第三届于1996年在湖南张家界，第四届于1998年在广西南宁，第五届于2000年在广东珠海，第六届于2002年在湖北宜昌，第七届于2004年在海南海口，第八届于2006年在河南郑州，第九届于2008年在湖南岳阳，第十届于2010年在广西南宁，第十一届于2012年在广东广州，第十二届于2014年在湖北恩施，第十三届于2016年在海南。

3.3 全国性学术交流

2016年广东省儿科学会承办了中华医学会第二十一次全国儿科学术大会，会议地点在广东珠海。

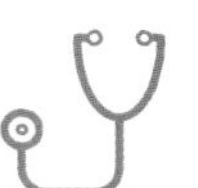

2019年广东省儿科学会承办了中华医学会第二十一次全国儿科学术大会，会议地点在广东珠海。

4 广东省儿科学发展的重要人物

广东省儿科学会内有一批著名的专家教授，积极推动科学及临床研究，活跃学术交流，关心儿科学会工作，发展广东儿科事业，他们是：钟世藩、朱钟昌、许汉光、张梦石、梁琅皓、邹贵芳、赵美西、甄进稳、叶彼得、杨子庄、张肇和、曾雅荷、官希吉、蔡若莲、陈为敏、罗玉桃、朱宝龄、庄昭勤、杨善存、苏蔼联、沈皆平、胡富济、林肖湘、郑念时、吴梓梁、沈亦逵、冯泽康、柳文鉴、黄绍良、陈述枚、谢祥鳌、谢衍铭、张勉、祝惠华、李渝芬、杜敏联、李文益、曾其毅、庄思齐、李成荣、张智伟、方建培、龚四堂、蒋小云、邹小兵、陈福雄、马恒灏、黄为民、于力、王波、何少茹、文飞球等。

钟世藩（1901—1987），1930年毕业于北京协和医学院，之后又取得美国纽约州立大学医学博士学位。1944—1945年考取公费留学，获洛克菲勒基金资助赴美国进修病毒学。回国后曾任南京和贵阳中央医院儿科主任、湘雅医学院儿科教授。1946年任广州中央医院院长兼儿科主任、岭南大学医学院儿科教授。1949年被世界卫生组织聘为医学顾问。1953年院系调整后任中山医学院儿科教授兼主任。曾任中华医学会儿科学分会委员，《中华儿科杂志》编辑委员，广东省第四届政协委员。

钟世藩教授长期从事儿科临床教学和科学研究工作，为早年对肺炎球菌分型的研究作出了贡献，中华人民共和国成立后亲自建立儿科病毒实验室，进行病毒实验研究，并以此作为培养研究生的基地。他学识渊博，医术精湛，医德高尚，言传身教，在儿科界享有崇高威望，培养了大量儿科高级人才，为岭南儿科界的一代宗师。

朱钟昌，任职于广东省人民医院，具体情况不详。

许汉光（1914—2007），1934—1938年就读于北京协和医学院，1938—1941年接受住院医生培训，1941年起她先后出任上海儿童医院总住院医生、中正医学院（现第三军医大学的主要前身之一）儿科教授，在转战行军的过程中，仍然坚持教学和行医。抗战胜利后，许汉光和她的丈夫许天禄应邀出任岭南大学医学院的教授，她同时兼任广州博济医院的儿科主任。1948年，许汉光获美国儿科研究会的资助，赴美从事结核病研究。抵美后的几年中，许汉光先后受训于Cincinnati儿童医院和滨州大学Henry Phipps结核病研究所，师从于著名的结核病研究专家Joseph Aaronson和Florence Seibert。1953年，受Baylor医学院和休斯敦市长的邀请，许汉光欣然受命，主持组建休斯敦市第一家儿童结核病医院。她在非常艰苦的条件下开展工作，其敬业精神感动了石油大亨Bob Smith，并获得了他的慷慨赞助，使医院初具规模，并很快建立了社区防治网，以发现早期感染者。随着第一个结核菌杀菌药异烟肼的面世，许汉光首先提出异烟肼可以杀灭儿童隐性感染者体内的细菌，从而预防成年后结核病的发生。经过30年的连续观察，异烟肼预防获得了空前的成功，为休斯敦的结核病控制起到了决定性作用，她的研究成果发表在美国医学会的官方杂志*JAMA*上，并被翻译成5国文字，异烟肼预防方案已成为世界卫生组织推荐的主要预防措施。专家认为，这项成就的意义甚至超过了心脏移植，因为它拯救了千百万条生命。凭此成就，在1982年“纪念Koch发现结核菌一百周年的国际大会”上，许汉光教授成为4位特约主讲嘉宾之一。1994年，她被美国胸科协会授予“杰出成就奖”，成为获此殊荣的第一位华人，并被录入1995年出版的《100位顶尖旅美华人》中。许汉光教授先后出任休斯敦市卫生局第一位结核病控制官员、得克萨斯州胸科协会主席和美国胸科协会儿科分会主席。

许汉光教授在Baylor医学院任职40余年，兢兢业业，为人师表，可谓桃李满天下。1995年，Baylor校友会授予她“杰出教授”的称号。

2004年在许汉光教授的支持下，Baylor医学院结核病研究中心与中国山东省结核病控制中心建立了合作关系，一个中美合作机构“汉光国际感染性疾病研究中心”在山东成立，目前，“汉光中心”在多

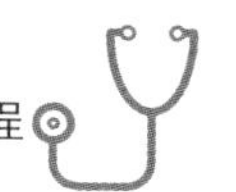

个领域走在了全国的前列，成为中国公共卫生领域的一个典范。根据许教授的遗嘱，她的遗产将捐赠给许汉光基金会，以进一步推动中美之间在公共卫生领域的合作与交流。

张梦石（1907—2001），儿科学家，博士。他曾是第四届、第五届广州市政协常委，第六届广州市政协副主席。曾任中山大学教授、中山医学院院长，广州市儿童医院院长，广州医学院教授、院长，中华医学会广东分会常务理事。

张梦石1933年毕业于中山大学医学院，后留学德国。1937年，张梦石以论文《白喉病血糖的研究》获得德国柏林大学医学院医学博士学位，同年回国。1978年，他提出用顺势疗法治疗小儿中毒性休克型急性坏死性肠炎，疗效显著。

张梦石教授曾高瞻远瞩地提出“在儿科的大方向上细分科”，在国内儿童医院中率先设立小儿神经科。他主张建立医院自己的病毒室和病原室，以展开临床的研究工作。由于认识到尸体解剖对提高诊治水平具有重要意义，他常耐心劝说病人家属签署尸体解剖同意书。在儿科传染病，神经系统疾病，小儿坏死性肠炎的发病机理、病理、诊治和中西医结合治疗小儿麻痹症等方面的研究上他颇有建树。20世纪80年代，张梦石教授对急性坏死性肠炎这一发病重且凶险的疾病开展防治研究工作。张梦石教授亲自奔赴广东多个地区收集病案，实地考察，最后提出该病可能是特异性感染引起的自身免疫反应，对该病所致中毒性休克采取“顺势疗法”，能大幅降低死亡率。该发现在当时医学界产生了很大反响。

叶彼得（？—2007），1946年毕业于华西医学院，获医学博士学位。毕业后留任华西医学院；1948年起一直在中山二院（当时为博济医院）儿科工作，先后担任主任医师、教授，儿科教研室副主任、主任。兼任中华医学会儿科分会常委（1986—1993）；中华医学会广东分会儿科学会副主任委员、主任委员（1985—1989）。是我国著名儿科专家、医学教育名师、享受国务院政府特殊津贴专家。

叶彼得教授作为卫生部规划教材的编委，参加了全国统编教材的编写，所编教材荣获优秀教材奖。

叶彼得教授是广东省小儿血液病专业的奠基人，并于1958年在中山二院率先组建儿科血液病实验室，随后创建了广东省儿科分会小儿血液病专业组学，开展了对小儿贫血，尤其是溶血性贫血的研究，其研究成果于1989年获得原国家教委科技成果二等奖。他曾担任《中国小儿血液与肿瘤杂志》副总编及全国小儿血液研究中心溶血性贫血分中心主任。

官希吉（1927—），女，中山一院儿科教授，新生儿专业。1949年福州协和大学化学系和1953年山东大学齐鲁医学院毕业，获得双学士学位。随后从事新生儿专业临床工作，20世纪60年代，建立新生儿病理实验室，累计开展新生儿病理尸检1 000多例，该实验室成为全国最早开展新生儿病理工作的单位之一，极大地提高了新生儿专科的临床诊断水平。此外，1959年起开展脐血管插管换血治疗重症新生儿高胆红素血症获得成功；同时在新生儿病理性黄疸的诊治以及G6PD缺陷病防治方面进行了深入的研究。1985年被选为中华医学会儿科分会首届新生儿学组组员，并担任新生儿学组华南片的负责人及中华医学会广东省儿科学分会主任委员。

1989年官希吉教授主编出版的《临床新生儿学》，获广东省卫生厅科技进步三等奖；1990年与金汉珍、黄德珉共同主编的《实用新生儿学》（人民卫生出版社出版），一直被公认为我国经典的新生儿学科权威专著，对我国新生儿学科的发展作出了重要的贡献。2014年获首届“中国新生儿科医师奖特别奖”。

沈皆平（1934—　），主任医师。小儿感染及呼吸道疾病专业。1956年中山医学院医学系本科毕业；1962年中山医学院儿科硕士研究生毕业，师从钟世藩教授。1962—1966年作为钟世藩教授助手，在病毒室从事临床病毒学实验研究。1977—1982年在广州市儿童医院从事小儿呼吸道临床病毒实验研究。1985-1987年在美国加州大学洛杉矶分校儿科J.D.Cherry教授实验室从事小儿人类免疫缺陷病毒及单纯疱疹病毒临床试验研究。历任中山一院儿科主任，儿科教研室主任，中

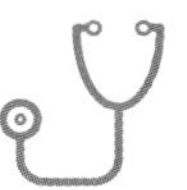

山医科大学学位委员会委员。中华医学会儿科学分会委员，中华医学会广东省儿科学分会主任委员。

吴梓梁（？— ），中山医学院医疗系本科及研究生毕业，在美国加州大学医学院进修3年。擅长于小儿久咳及哮喘，小儿血液病，小儿肿瘤，白血病，小儿长期发热及各种小儿疑难病的诊治。曾任中山医学院及广州医学院儿科主任，广东省医学会儿科学分会委员兼秘书，广州市医学会儿科学分会主任委员。长期从事儿科临床、教学及科研工作，先后主持国家自然科学基金项目、广东省科技攻关项目等多项科研课题，在国内外发表学术论文100余篇，主编及参编医学专著10余部，获卫生部、广东省多项科研成果奖及教学成果奖，并获多种荣誉称号。

吴梓梁教授是《实用临床儿科杂志》《中国小儿血液》的编委和《中华血液学杂志》《新医学》的审稿专家；是广东省首批享受国务院政府特殊津贴专家、广东省有突出贡献专家、广州市优秀专家、广州医学院有突出贡献的老教授，入选《剑桥世界名医录》。

陈述枚（1940—），博士生导师，享受国家特殊津贴专家。曾任中山一院儿科主任、中华医学会儿科学分会肾脏病专业组副组长、广东省儿科学分会主任委员等。从事儿科医疗、教学和科研工作50多年，致力于小儿肾脏病的临床和基础研究，学术成就斐然。策划和参与了多项全国协作调研及儿科肾脏病诊治方案和指南的修订，多次主办学习班和学术讲座。

李文益（1946—），1970年毕业于中山医学院医疗系，1989—1990年作为访问学者赴美国加州大学旧金山医学院研修。现任中山二院儿科主任医师、教授、博士生导师。曾任中华医学会儿科学分会常委，广东省医学会儿科分会主任委员，《中华儿科杂志》第十二届、十三届编委会编委。

李文益教授从事小儿血液病的临床和基础研究，重点研究β地中海贫血病、小儿白血病。对小儿出血性疾病、小儿哮喘、新生儿疾病等也有较深的研究。作为研究生导师，共指导硕士生13人、博士生

7人。

5 重要科研成果

中山二院儿科叶彼德、李鸿汉、林肖湘、郑念时、黄绍良、梁嘉泰等的“小儿溶血性贫血的系列研究”成果获1989年原国家教育委员会科学技术进步奖二等奖。

广东省人民医院和心脏病研究所儿科陈为敏、李愉芬等的“经皮肺动脉瓣狭窄球囊成型术治疗先天性肺动脉瓣狭窄”研究成果获1989年广东省科技进步奖二等奖。

1983—1985年，广州医学院附属第一院儿科吴梓梁发现“小儿神经母细胞瘤的标记物GD2”，获1988年广东省科技成果推广奖二等奖。

1983年，暨南大学华侨医院儿科陈觉凝、伍曼仪、瘳国仪、杨慧敏等的“改良荧光斑点法”获国务院侨办科学进步三等奖。

1985年南方医科大学（原中国人民解放军第一军医大学）南方医院张肇和、宋静澄等在华南地区率先开展小儿骨髓移植并取得成功，该项技术取得的成果分别于1988年和1996年两次获军队科学技术进步奖二等奖。

南方医科大学（原中国人民解放军第一军医大学）南方医院张肇和、谢孟坤等的“轮状病毒研究”成果于1989年获军队科学技术进步奖二等奖。

广州医学院附一院吴梓梁等研制出筛选红细胞葡萄糖-6-磷酸脱氢酶（G6PD）、丙酮酸激酶（PK）、葡萄糖磷酸异物酶（GPI）及己糖激酶（HK）的试剂盒，其成果获1996年广东省自然科学奖三等奖。

广东省人民医院和心脏病研究所儿科陈为敏、曾国洪等的“介入方法治疗先天性心脏病”，该成果获1998年获广东省科技进步奖二等奖。

1998年黄绍良、方建培、陈纯等率先在国内开展“脐带血移植治

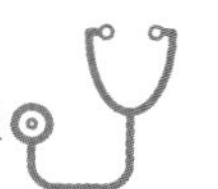

疗地中海贫血”研究，其成果获2003年教育部科技学技术进步一等奖，2004年广东省科技进步奖二等奖。

暨南大学医学院第一附属医院柳文鉴等的“膀胱输尿管返流与返流性肾病肾损害关系系列研究”成果获1999年广东省科技进步奖三等奖。

1999年南方医科大学（原中国人民解放军第一军医大学）南方医院儿科钱新华的“DNA多态标志的PCR–非同位素杂交技术及其鉴定细胞源的应用”获军队科学技术进步奖二等奖。

中山一院儿科杜敏联等的“性早熟诊断和治疗系列研究”成果获2000年广东省科技进步奖三等奖。

广东省妇幼保健院张小庄、陈运彬、杨杰、黄水清、罗先琼等的“新生儿院前急救新模式”研究成果获2005年宋庆龄儿科医学奖和2006年广东省科技进步奖二等奖。

广东省人民医院和广东省心血管病研究所儿科张智伟、曾国洪等的“先天性心脏病介入治疗的器械研制”成果获2007年广东省科技进步奖一等奖。

广东省佛山市南海区妇幼保健院刘振寰等的“综合治疗小儿脑性瘫痪的临床应用研究”成果获2007年广东省科技进步奖二等奖。

中山大学附属第三医院邹小兵主任等人因为“建立儿童孤独症早期诊断干预适宜技术”，并向全国推广，初步改变我国孤独症诊断落后和缺乏干预的现状，获得2008年中国宋庆龄儿科医学奖。

广东省人民医院翟琼香等的“小儿难治性癫痫等各种儿童癫痫的临床与实验研究”成果获2009年广东省科技进步奖二等奖。

广州市第一人民医院于力等的“儿童肾病综合征发病机制与治疗的系列研究”成果获2009年广东省科技进步奖二等奖。

广州市妇女儿童医疗中心高岩的“血液灌流救治儿童急性中毒的系列研究”成果获得2010年广东省科技进步奖二等奖。

汕头大学医学院第二附属医院儿科马廉等的“人脐带华尔通胶和脐带血来源的间充质干细胞分化为神经细胞研究”成果获2011年广东

省科技进步奖二等奖。

中山一院儿科杜敏联、马华梅等的“儿童青春发育现状和性早熟诊断治疗的临床和基础的系列研究”获2013年广东省科技进步奖二等奖。

深圳市儿童医院文飞球等的“儿童白血病致病基因及调控因子的筛选与临床研究”成果获2013年中华医学科技奖医学科学技术奖二等奖。

广州市妇女儿童医疗中心龚四堂等的“儿童新型冠状病毒诊治的临床研究”获2022年第四届广东医学科技奖一等奖。

中山大学附属第一医院蒋小云等的“儿童IgA肾病进展的危险因素和关键机制研究”获2022年第四届广东医学科技奖二等奖。

中山大学孙逸仙纪念医院方建培等的“地中海贫血诊断和治疗体系的优化与应用研究”获2022年第四届广东医学科技奖三等奖。